医务人员综合素质教育研究

黄小云　著

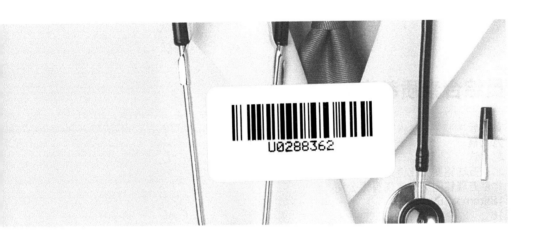

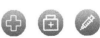

吉林科学技术出版社

图书在版编目（ＣＩＰ）数据

医务人员综合素质教育研究 / 黄小云著. -- 长春 ：
吉林科学技术出版社，2022.8
ISBN 978-7-5578-9390-3

Ⅰ．①医… Ⅱ．①黄… Ⅲ．①医药卫生人员－素质教
育－研究 Ⅳ．①R192

中国版本图书馆CIP数据核字(2022)第113531号

医务人员综合素质教育研究

著	黄小云
出 版 人	宛 霞
责任编辑	赵 沫
封面设计	北京万瑞铭图文化传媒有限公司
制 版	北京万瑞铭图文化传媒有限公司
幅面尺寸	185mm×260mm
开 本	16
字 数	272 千字
印 张	12.75
印 数	1–1500 册
版 次	2022年8月第1版
印 次	2022年8月第1次印刷

出 版	吉林科学技术出版社
发 行	吉林科学技术出版社
地 址	长春市南关区福祉大路5788号出版大厦A座
邮 编	130118
发行部电话/传真	0431-81629529　81629530　81629531
	81629532　81629533　81629534
储运部电话	0431-86059116
编辑部电话	0431-81629510
印 刷	廊坊市印艺阁数字科技有限公司

书 号	ISBN 978-7-5578-9390-3
定 价	49.00 元

《医务人员综合素质教育研究》
编审会

黄小云　　王　军　　赵晓宇

缪卓慧　　谢　娜

前言 PREFACE

职业化已成为 21 世纪的第一竞争力，而对于在本世纪将要面临各种机遇和挑战的中国来说，职业化时代已经来临。

职业是在不同时间与不同单位，从事相似工作活动的一系列工作总称，是参与社会分工，利用专门的知识和技能，为社会创造物质财富和精神财富，获取合理报酬，作为物质生活来源，并满足精神需求的工作。职业具有以下特点：与人类的需求和职业结构相关，强调社会分工；与职业的内在属性相关，强调利用专门的知识和技能；与社会伦理相关，强调创造物质财富和精神财富，获得合理报酬；与个人生活相关，强调物质生活来源，并设法满足精神生活。

随着现代医学模式的推行和医学教育改革的深化，人们对加强医学人文素质教育的重要性与紧迫性的认识已经提高到一个新的高度。人文素质对于医学人才培养具有十分重要的作用。该如何开展医学人文素质教育，培养人文素质和专业素质协调发展的高素质医学专门人才，成为医学教育界探讨的重点和实践的难点，也是社会关注医学教育的焦点。

按照从人文知识、人文素养到人文形态的逻辑顺序，从人文素质的普遍性要求推及医学人文素质的特殊性要求，在书中安排了人文素质概述、医学人文素质教育的基本内涵、医学模式及其人文发展历程、医学教育标准及其人文素质要求、医生角色定位、医学职业道德、医学生哲学素质、心理素质、文学素养、审美素质、人文课程学习、专业课程渗透、校园文化熏陶、课外阅读感悟、社会实践锤炼等论述。在医学科学技术素质培养日趋成熟的当前，医学道德理念精神培养就显得尤为重要。因此，努力构建科学教育与德育教育相融合的人才培养模式，是培养新世纪合格医学人才必然要求。

本书力求体现综合性、针对性、启发性，让读者通过本书的学习，了解医学人文素质的内涵与要求，了解医学人文素质培育的方法与途径，为提升人文素质水平，发挥启迪和指导作用。

目 录 CONTENTS

第一章 医务人员的职业认知

第一节 医生的角色定位

"角色"一词源于戏曲术语。角色是一个社会学概念，指的是对群体或社会中具有某一特定身份的人的行为期待。需要不同社会成员按照某种既定的规范去扮演。

医生的角色就是社会对从事医生职业的人所期待的行为模式，即医生这一职业所要求的行为规范的总和。

（一）医生是国家卫生政策的具体执行者

医生必须密切关注国家对卫生行业的政策导向，该行为直接体现国家对卫生服务的宏观调控。医生与消费者（患者以及健康人群）之间的互动关系在一定大程度上直接体现医疗卫生行业的国家政策和法规。医生直接决定药品、医疗器械、诊疗项目的使用，以及住院时间的长短。医生作为医疗行业各利益相关集团之间的联系纽带，面临着更多与其角色不相容的利益诱惑。医生在日常工作中，应严格执行国家相关政策规定，以自身实际行动将政策信息反馈给广大消费者，以便规范行业行为，帮助人们了解国家对卫生事业和人们健康水平的关注和保护，以此来赢得群众的尊重和信任，营造良好的社会支持环境。

（二）医生是人类健康的维护和促进者

医生作为保护人类健康的社会角色，首先必须是医学专家，要具备扎实、广博的医学基础知识和熟练的操作技能。在为患者诊断和治疗的过程中，要始终保持冷静、稳重、耐心和细致的特质，能够正确诊断和治疗疾病，稳妥处理各种可能发生状况。患者对医生信任与否首先考虑的因素是医生业务水平如何，一名技术高超的医生通常具有很高的社会知名度；同时还要求医生是患者的朋友，要尊重患者，善于与患者沟通，具有了解他们躯体疾患以外的社会心理背景的能力，要表现出热情、富有同情心和责任心，为患者消除心理上的种种顾虑。医生的行为只有达到社会规范对这个职业的期望，才能获得认可，认为他们是符合"医生"这个社会角色的。

（三）医生是学术技术应用和提高的积极参与者

医学是更新最快、需要结合临床实践不断学习和交流的学科。医生应在医学院校学习的理论知识和部分实践知识毕竟有限，需要不断在工作中学习、总结，也离不开与同行的交流和讨论，如撰写并发表科技论文、参与专业组织机构、各种学术研讨和国际交流等。医生要参与各种形式的义诊、志愿医疗队等活动。通过这类慈善性质的组织参与，巩固医疗卫生行业的社会公益形象，提升医疗卫生全行业的社会地位，为医生提供接触基层人群、体现自身社会价值的机会，通过群众的欢迎和满意反馈获得自我实现的成就感，从而增强工作热情和自我发展的动力。

世界卫生组织制定的五星级医生标准为明确医生的角色定位提供参照。五星级医生标准是：

1. 医疗保健提供者为服务对象提供高质量、综合的、持续的和个体化的保健服务；

2. 保健方案决策者要在自己学科和专业范围内对检查、治疗、用药等与保健服务有关的各种方案进行抉择，要能够选择经费效益比好的措施；

3. 健康知识传播者通过有效地解释和劝告，与服务对象及同行进行有效地沟通，开展健康教育、医学教育；

4. 社区健康倡导者满足个体和社区的卫生需求，并代表社区倡导健康促进活动；

5. 健康资源管理者利用卫生资料，在卫生系统内外与个体或组织一起工作，满足患者和社区的要求。

1. 医生角色属于自致角色。作为一种职业角色，医生角色的获得是个体经过自身努力而获得的。在我国，医生角色的承担者们一般都经过五年以上的刻苦学习和实践，通过严格的考试（执业医师资格考试）才能获得医师资格，成为名副其实的医生。

2. 医生角色属于规定性角色。医生角色的扮演有着严格的规定性。一方面，医生诊断、治疗疾病必须严格按照医学科学发展规律的相关知识来进行，另一方面，医生职业行为规范不仅体现在系统的职业道德体系中，也体现在国家的法律层面，医生角色有明确严格的行为模式。

3. 医生角色属于表现性角色。医生角色的主要职能不是为了获得经济效益，医生角色的功能在于通过履行治病救人的职能，体现医学人道主义及社会公平，让患者在获得健康与新生的同时感受到社会公平和社会制度的优越性。医生角色应该表现着社会的主流价值观和道德规范。

4.医生角色是自觉角色。所有的职业角色都应以自觉角色的状态出现为宜，医生角色也不例外。因为这种角色的职能和规范较明确具体，更因为医生角色与人的健康和生命紧密相关，所以，更需要角色扮演者有较强的自觉意识，可以通过自己的表现向周围的观众展示医生职业的人道主义精神。

1.角色行为关乎生命健康。医生角色所掌握并运用的科学技术手段关系到人的生命安危，其行为关乎人的生命，宋代医学家林逋在《省心录·论医》中提出了"无恒德者，不可以作医，人命生死之所系"，即表明医生角色作用的特殊。尤其在现代社会，人们对健康保健的需求从广度和深度上都大幅度提高，使医生职业受到更多的关注。

2.角色扮演准备期长。医生职业的特殊性要求医生必须医术精湛、医德高尚，集医术和医德于一身。但医学技术的知识体系相当复杂，医生不仅需要掌握生物医学知识、公共卫生与预防医学知识、临床医学知识，而且需要掌握众多的医学的分科知识。这需要有相当长时间的技术训练和足够多的实习机会，因此，医学教育的时间比普通高等教育的时间长，即使在学制较短的中国，医学院校的学制也要达到五年或者八年。

3.角色情感理智公正。医患关系中的主体都是人，人与人间都会产生一定的情感，医患角色之间的情感是不对称的，这种不对称性是由医生情感的理智性决定的：不论患者对医生是何种情感（好的或坏的），都不能影响医生对患者的一视同仁和同情关怀。医生角色情感的理智性还表现在医生对特殊患者的超乎寻常的感情和表现应理智对待，否则就会影响治疗，影响正常的医患关系。如对女性患者和精神病患者，医生不能滥用感情，应时刻注意将自己的情感控制在医德情感的范围之中。

4.角色规范明确严格。由于医生职业的特殊，自古以来医生角色的规范和行为模式都很严格、全面、具体，无论是西方的《希波克拉底誓言》还是我国的《大医精诚论》、《医家十要五戒》等，都详细规定了医生角色的行为规范。进入现代社会以来，医生的行为规范更是越来越多地上升到法律层面，如我国刑法中便增加了"医疗责任事故罪"，这些变化无疑使医生的角色规范更加严格、更加明确。

《中华人民共和国执业医师法》第21条，对医师的法律权利规定为：

1.在注册的执业范围内，进行医学检查、疾病检查、医学处置、出具相应的医学证明文件，选择合理的医疗、预防、保健方案；

2.按照国务院卫生行政部门规定的标准，获得与本人执业活动相当的医疗设备的基本条件；

3. 从事医学研究、学术交流、参加专业学术团体；

4. 参加专业培训，接受继续医学教育；

5. 在执业活动中，人格尊严、人身安全不受侵犯；

6. 获得工资报酬和津贴，享受国家规定的福利待遇；

7. 对所在机构的医疗、预防、保健工作和卫生行政部门的工作提出建议，依法参与所在机构的民主管理。

医生享有这些权利具有以下三个特点。

一是对疾病诊治的自主性及权威性。医生在诊疗过程中行使的诊断、治疗权力，是不受他人或任何组织、宗教、党派、团体或个人的干涉和指使，是完全自主的。医生的诊治活动是权威性的，是医生职业地位所决定的。医生掌握着治病救人的科学技术手段，患者面对医学科学的无知，医生的权威性表现得尤为突出和重要。这种权力是医学科学性质和医生职业所决定的。面对把生命交给医生的患者，医生必须端正态度，"人命至重，贵如千金"，审慎负责，积极救治患者，才能体现出医生特殊的权利特点。

二是对疾病的判断权。为了诊治疾病，医生需询问病史、了解病情、作出诊断，医生必须获得患者的一切疾病资料，这是医生特殊职业权利的体现。同时，医生也有义务向患者告知有关疾病的诊断、治疗、康复等信息。医生的这些权利应该受到法律的保护。

三是对患者的特殊干涉权及隐瞒权。由于患者的千差万别，在医生行使医疗权中，会遇到许多特殊的情况。如精神患者、自杀者、不遵守医嘱者，对此，医生要有特殊的干涉权。在对一些疾病情况的处理时，医生也要有一些特殊的隐瞒权，保守某些有利于患者治疗的秘密等，这就是医生的一些特殊权利。

医师的职业义务就是为患者治病，减轻患者痛苦，维护患者身心健康。医生一切活动行为，都要有利于患者利益，不能找各种借口或理由，推脱为患者诊断、治疗的责任。医师的责任就是利用自己所掌握的医学科学技术知识，为患者解除疾苦，维护患者的身心健康。《中华人民共和国执业医师法》第22条规定了医师的义务：

1. 遵守法律、法规，遵守技术操作规范；

2. 树立敬业精神，遵守职业道德，履行医师职责为患者服务；

3. 关心、爱护、尊重患者，保护患者隐私；

4. 努力钻研业务，更新知识，提高专业技术水平；

5. 宣传卫生保健知识，对患者进行健康教育。

同时在第24、26、27、28、29条中还规定了医师的其他相应义务，如：不得拒绝急救处置；对患者交代病情时注意避免对患者产生不利后果；不得利用职务之便获取不当利益；遇有灾情疫情等威胁人民生命健康的紧急情况时，应服从卫生行政部门的调遣和及时向有关部门上报；如实向患者说明病情；并为某些患者保密；解答医疗咨询和告知医疗风险；持续钻研医术等。医务人员的义务也是多方面的，在患者面前可以说是全方位的。

第二节 医学职业道德的含义

职业道德是指人们在长期职业生活实践中逐渐形成的比较稳定的道德观念和行为规范。职业道德具有以下特征。

1.稳定性与继承性。任何一种职业道德都是在继承某一职业特有的道德传统和道德习惯的基础上发展起来的。

2.多样性与适用性。各行各业都有自己的职业道德规范，有多少种职业，就有多少种职业道德。

3.针对性与特殊性。不同的职业有不同的道德要求，任何一种职业道德都只是针对本行业起作用，对不属于本职业的人或本职业人员在该职业之外行为活动往往起不到调节和约束作用。

4.职业化与成熟化。职业道德主要表现在实际从事一定职业的人群中间，即表现在成人的意识和行为中。它是家庭教育、学校教育、社会教育初步形成的道德品质的进一步发展，标志着个体的道德品质已走向成熟阶段。

职业道德具有一定的社会作用，调节职业活动中的人与人的关系；维护职业活动中各方的利益；使人们认识自己对社会、对他人的道德责任及道德关系；教育、激励人们，使人们有良好的道德素质。

医学道德是指医务人员在长期的医疗实践中逐步形成的比较稳定的职业心理素质、职业习惯和传统，是用来调整医务人员与患者之间、医务人员之间，医务人员与国家、社会、集体之间关系的行为准则和规范总和。

（一）医学道德的基本原则

医学道德的基本原则是指在医学实践中调节医务人员人际关系以及医务人员、医学团体与社会关系的最根本指导准则，也是医务人员选择行为或解决伦理问题的伦理辩护依据。

1.尊重原则是指在医护实践中，对能够自主的患者的自主性尊重。患者的自主性是指对有关自己的医护问题，经过深思熟虑所作出的合乎理性的决定并据以采取的行动，如知情同意、知情选择、要求保守秘密和隐私等，均是患者自主性的体现。

2.有利原则又称有益原则，该原则有狭义和广义之分：狭义有利原则是指医务人员履行对患者有利的德行；广义的有利原则不仅对患者有利，而且医务人员的行为有利于医学事业和医学科学的发展，有利于促进人类的健康。

为了使医务人员的行为对患者确有助益，要求医务人员的行为要与解除患者的痛苦有关，而且能解除患者的痛苦；医务人员的行为与患者利害共存时，应使行为给患者带来最大的益处和最小的危害；医务人员的行为使患者受益而不会给他人带来太大的伤害等。

3.不伤害原则 不伤害是指在诊治、护理过程中，不使患者的身心受到损伤。因此，凡是在医疗、护理上是必须的或者属于适应症范围的。所实施的诊治、护理手段是符合不伤害原则的。但是，不伤害原则不是绝对的，任何诊治、护理都有正面与负面效应。

为了预防对患者的蓄意伤害或使难免的伤害降低到最低限度，要求医务人员具有为患者利益和健康着想的动机和意向；尽力提供最佳的诊治、护理手段；对有危险或有伤害的医护措施要进行评价，选择利益大于危险或伤害的行为。

临床上可能对患者造成伤害的情况包括：①医务人员的知识和技能水平低下；②对患者的呼叫或提问置之不理；③歧视、侮辱、谩骂患者或其家属；④强迫患者接受某项检查或治疗措施；⑤施行不必要的检查或治疗；⑥医务人员的行为疏忽、粗枝大叶；⑦不适当地限制、约束患者的自由；⑧威胁或打骂患者；⑨拒绝对某些患者提供医疗照护；⑩拖延或拒绝对急诊患者进行抢救。

4.公正原则 包括公正的形式原则和内容原则。前者指分配负担与收益时，相同的人同样对待，不同的人不同对待。后者是指根据哪些方面去分配负担与收益，如根据患者的需要、个人的能力、对社会的贡献、在家庭中的角色地位、科研价值等。

公正原则要求医务人员公正地分配卫生资源，尽力实现患者基本医疗和护理的平等；不仅在卫生资源分配上，而且在态度上能够公正地对待患者，特别是弱势群体的患者；在医患纠纷、医护差错事故处理中，要坚持实事求是，站在公正的立场。

（二）医学道德的基本规范

医德规范是在医德基本原则指导下制定的具体行为准则。社会主义医德规范包括：

1.医心赤诚，尽职尽责 一切从患者利益出发，具有为医学事业献身的精神。对工作极端负责，对患者竭诚相待，时刻想到患者的痛苦与安危。

2.平等待人，一视同仁 尊重患者人格、权利，满腔热忱地为患者服务。不论患者职位高低、恩怨亲疏，都应一视同仁。

3.刻苦钻研，医术精湛 技术上精益求精，不断学习新理论、新技术。培养实事求是的精神和严谨的科学态度。

4.作风正派，廉洁奉公 做到不徇私情，不谋私利，奉公守法，坚持原则。不收受患者的礼品，更不能用处方权、手术刀谋取财物，化公为私。

5.尊重同行，团结互助 医务人员之间应相互尊重，相互支持，做到谦虚谨慎，诚实正直。

6.慎言守密，尊重患者 严格为患者保守躯体或内心秘密。对危重患者注意保护性医疗，稳定患者的情绪，增强其战胜疾病的信心。

7. 医行庄重，语言亲切做到文明行医、礼貌待人、仪表端庄、温文乐雅，并创造安静舒适的病区环境。

（三）医学道德的基本范畴

医学道德范畴是反映医德关系和行为普遍本质的基本概念，也是调节医务人员与患者、医务人员之间以及医务人员与集体、国家之间的行为关系规范总和，它对提高医疗质量、改进科学管理、发展医学、培养人才都有积极的影响。

1. 医师的道德权利。从某种意义上说，法律权利也是道德权利。1999 年公布实施的《中华人民共和国执业医师法》第 21 条规定，医师在执业活动中享有下列权利：①在注册的执业范围内，进行医学检查、疾病调查、医学处置、出具相应的医学证明文件，选择合理的医疗、预防、保健方案；②按照国务院卫生行政部门规定的标准，获得与本人执业活动相当的医疗设备基本条件；③从事医学研究、学术交流，参加专业学术团体；④参加专业培训，接受继续医学教育；⑤在执业活动中，人格尊严、人身安全不受侵犯；⑥获取工资报酬和津贴，享受国家规定的福利待遇；⑦对所在机构的医疗、预防、保健工作和卫生行政部门的工作提出建议，依法参与所在机构的民主管理。医师行使权利时具有三个显著特点：①自主性；②权威性；③特殊性。

医师享有的道德权利更为广泛。其中，最主要的是特殊的医疗干涉权，即医师在特殊情况下限制患者某些自主权利，以确保患者自身、他人和社会的更为重要的权益不受到损害。医疗干涉权行使的基本依据：只有当患者自主性与生命价值原则、有利原则、公正原则以及社会公益原则发生矛盾时，使用这种权利才是正确的。医疗干涉权合理运用的范围：①精神病、自杀未遂等患者拒绝治疗或者患者想要或正在自杀时，可强迫治疗或采取约束措施控制其行为；②对需要进行隔离的传染病患者的隔离；③在进行人体试验性治疗时，虽然患者已知情同意，但在出现高度危险的情况时，医师必须中止试验以保护患者利益；④危重病患者要求了解自己疾病的真相，但当了解后很可能不利于诊治或产生不良影响时，医师有权隐瞒真相。

2. 医生的道德义务。医师的法律义务，同时是其基本的道德义务。《中华人民共和国执业医师法》第 22 条规定了五项义务：①遵守法律、法规，遵守技术操作规范；②树立敬业精神，遵守职业道德，履行医师职责，尽职尽责为患者服务；③关心、爱护、尊重患者，保护患者的隐私；④努力钻研业务，更新知识，提高专业技术水平；⑤宣传卫生保健知识，对患者进行健康教育。另外，第 24、26、27、28、29 条款还规定：医师不得拒绝急救处置；对患者交代病情时避免引起对患者的精神压力、产生不利的后果；不得利用职务之便获取不当利益；遇有灾情疫情等威胁人民生命健康的紧急情况时，应服从卫生行政部门的调遣和及时向有关部门上报等。

3. 医德情感。情感是指在一定社会条件下，人们根据某种社会观念和行为准则对待自己和他人的一种态度和体验。医德情感是指医务人员在医疗活动中对自己和他人行为之间关系的内心体验的极其自然流露。医德情感的实质是医德情感与医德义务紧密联系在一起的，它是建立在对患者健康高度负责的基础之上的，不以医务人员个人利益和需要的满足为前提。医德情感的内容包括同情感、责任感和事业感。同情感是医务人员最基本的医德情感，其感性因素居主导地位，是服务患者的原始动力。责任感是起主导作用的医德情感，其理性因素居主导地位，是一种自觉的道德意识，可弥补同情感的不足，使医务人员的行为具有稳定性，并能真正履行对患者的道德责任。事业感是责任感的升华，是更高层次的医德情感，即把事业看得比个人利益、生命还重要。强烈的事业感能激励医务人员为医学事业的发展发愤图强，不计较个人得失，并能为患者的利益承担风险，真正实现全心全意为人民健康服务的道德原则。医德情感与医德理智是辩证统一的，即情感需要理智的导向、规范，理智需要情感的激活、支持。从某种意义上说，医德情感具有理智性。医务人员热爱患者的情感并不是盲目冲动，而是建立在医学科学基础之上的，必须在医学科学允许的范围内去满足患者及其家属的要求。

4. 医德良心。良心是人们对他人和社会履行义务的道德责任感和自我评价能力，是人们对其所负道德责任的自觉意识。医德良心是医德情感的深化，是在医疗活动中存在于医务人员意识中、发自内心深处的对患者和社会的强烈的道德责任感和自我评价能力。医德良心具有能动作用：①在行为前，医德良心也对符合道德要求的行为动机给予肯定，对不符合道德要求的行为动机给予抑制或否定；②在行为中，医德良心对医学行为起着监督作用，对符合道德要求的情感、意志、信念以及行为方式和手段予以激励和强化，对不符合道德要求的情感、欲望、冲动及其行为方式等则予以纠正、克服；③在行为后，医德良心对行为的后果和影响有评价作用。医德良心的作用主要表现为：医务人员对履行了医德义务并产生了善的效果的行为给予自我肯定性评价，即感到满意、欣慰和自豪；反之，则给予自我否定性评价，即感到羞愧、悔恨、谴责和内疚。

5. 医德审慎。审慎是一个人对人对事详查细究、慎重从事的一种道德品质和处世态度。在本质上，审慎是智慧的表现，建立在知识、技能和冷静客观分析的基础上。医德审慎是指，医师在行为之前的周密思考和行为过程中的小心谨慎、细心操作。医德审慎的内容包括：在医疗活动的各个环节中慎言、慎行，自觉地按操作规程办事，做到认真负责、谨慎小心、兢兢业业、一丝不苟，在业务能力和技术水平上做到精益求精。医德审慎具有的作用是：①有利于提高医疗质量，防止发生医疗差错、事故；②有利于医务人员更新知识和提高技术水平；③有利于培养良好的医德。

6. 保守医疗秘密。保密是指保守机密，不泄露机密。保密通常与隐私有关，但隐私一般只涉及个人的生理、心理和行为等，保密则可能与多人的行为有关。只要不危及他人或社会的利益，在当事人提出合理要求的情况下，保密是应当的。保守医疗秘密是指，医务人员保守在医疗活动中获得的患者的医疗秘密。它通常包括患者及其家庭隐私、患者独特的体征或畸形、患者不愿让别人知晓的病情（不良诊断和预后等）以及其他任何事情。它是医学伦理学中最古老、也是最有生命力的医德范畴。从希波克拉底誓言到日内瓦宣言、患者权利法案等，保守医疗秘密都是非常重要的道德要求。保守医疗秘密的主要内容有：①为患者保密，即询问病史、查体从疾病诊断的需要出发，不有意探听患者隐私，不泄露在诊疗中知晓的患者隐私；②对患者保密，即对于某些可能给患者带来沉重精神打击的诊断和预后，不应该直接告知患者，但应该及时告知患者家属。保守医疗秘密的重要作用是：①从理论上说，保守医疗秘密是医务人员尊重患者的体现；②从实践上说，医务人员若随意泄露医疗秘密，会导致对患者的歧视，造成患者的痛苦，也可能使患者对医方产生信任危机。

（四）我国重要的医学道德规范

1988年12月15日国家卫生部颁布《医务人员医德规范及其实施办法》中提出了七条医学道德规范。分别是：

1. 救死扶伤，实行社会主义的人道主义，时刻为患者着想，千方百计为患者解除病痛；

2. 尊重患者的人格与权利，对待患者，不分民族、性别、职业、地位、财产状况，都应一视同仁；

3. 文明礼貌服务。举止端庄，语言文明，态度和蔼，同情、关心与体贴患者；

4. 廉洁奉公。自觉遵纪守法，不以医谋私；

5. 为患者保守医密，实行保护性医疗，不泄露患者隐私与秘密；

6. 互学互尊，团结协作。正确处理同行间的关系；

7. 严谨求实，奋发进取，钻研医术，精益求精。收集不断更新知识，提高技术水平。

2008年9月，由中国医师协会道德建设委员会起草、经中国医师协会常务理事会通过了《中国医师宣言》。《中国医师宣言》的提出，不仅是对医师职业行为的规范，更是以此唤起医生的社会责任和职业荣誉感。它势必会对改善医患关系，深化医疗卫生体制改革起到积极的促进作用。《中国医师宣言》指出：健康是人全面发展的基础。作为健康的守护者，医师应遵循患者利益至上的基本原则，弘扬人道主义的职业精神，恪守预防为主和救死扶伤的社会责任。

（1）平等仁爱。坚守医乃仁术的宗旨和济世救人的使命。关爱患者，无论患者民族、性别、贫富、宗教信仰和社会地位如何，一视同仁。

（2）患者至上。尊重患者的权利，维护患者的利益。尊重患者及其家属在充分知情条件下对诊疗决策的决定权。

（3）真诚守信。诚实正直，实事求是，敢于担当救治风险。有效沟通，使患者知晓医疗风险，不因其他因素隐瞒或诱导患者，保守患者私密。

（4）精进审慎。积极创新，探索促进健康与防治疾病的理论和方法。宽厚包容，博采众长，发扬协作与团队精神。严格遵循临床诊疗规范，审慎行医，避免疏忽和草率。

（5）廉洁公正。保持清正廉洁，勿用非礼之心，不取不义之财。正确处理各种利益关系，努力消除不利于医疗公平的各种障碍。充分利用有限的医疗资源，为患者提供有效适宜的医疗保健服务。

（6）终生学习。持续追踪现代医学进展，不断更新医学知识和理念，努力提高医疗质量。保证医学知识的科学性和医疗技术应用合理性，反对伪科学，积极向社会传播正确的健康知识。

（五）医疗实践中的医学道德要求

1.诊断中的医学道德要求。询问病史应态度和蔼，评议亲切，耐心倾听，正确诱导。体格检查做到动作轻柔，注意保暖，认真负责，按正规顺序检查。并根据病情需要，有计划有目的地进行辅助检查。

2.治疗中的医学道德要求。严格掌握用药适应证，注意剂量、疗程及个体差异，防止药物副作用及毒性反应。重视心理治疗，解除患者心理障碍，注意保护性医疗制度，防止医源性疾病。安慰剂的应用以不损害患者利益为前提。

3.危重患者抢救中的医学道德。要求突出一个"急"字，树立时间就是生命的观念。极端负责，精心医治，努力使危重患者脱离险境。各有关科室的医务人员应做到团结协作，紧密配合，力争抢救达到最佳效果。对不可逆转的垂危患者也要尽可能地给予支持疗法。

4.手术治疗中的医学道德要求。手术前应严格掌握手术适应证，并充分做好各种术前准备。手术时尽量做到损失小，疗效好。不允许爱病不爱人，单纯为练技术而手术的不良作风。术后观察应是手术治疗过程的一部分，必须细心观察和护理，绝不能掉以轻心。

5.护理中的医学道德要求

（1）忠诚护理事业。护理人员要提高对护理工作意义的认识，做到自尊、自重、自爱、自强。

（2）体贴同情患者。做到以和蔼可亲的态度安慰患者，增强患者战胜疾病的信心。

（3）严守规章制度，严格操作规程。做到各项护理及时、准确、审慎无误。

（4）技术精益求精，不断提高护理基础理论水平，学会新的护理操作技术。重视对医学伦理学、护理心理学学习。

第三节　医生的思想道德素质

思想道德素质是人们在一定社会阶级的思想体系指导下，按照一定的言行规范行动时，集中表现在个体身上的相对稳定的心理特点、思想倾向和行为习惯的总和。思想道德素质，在人才素质结构中占主导地位，是根本性素质。《中共中央关于进一步加强和改进学校德育工作的若干意见》中明确地将人才的思想道德素质与21世纪中国的面貌和坚持党的基本路线一百年不动摇紧密联系起来。

医学生是大学生的重要组成部分。医学生作为一名大学生必须提高自身的思想道德素质，就是要树立科学的世界观、确立正确的政治方向和立场、增强政治敏锐性和鉴别力；培养坚定的共产主义信念、全心全意为人民服务的思想、高尚的道德情操、诚挚的爱国主义情感、强烈的主人翁意识和法制观念，尤其要培育和践行社会主义核心价值观，自觉追求和做到"爱国、敬业、诚信、友善"，坚持道路自信、理论自信和制度自信。

（一）树立科学的世界观

世界观是指人们对整个世界总的认识与根本看法。人类在谋求物质生活资源以维持自身生存和不断改善自身生活条件的长期劳动实践中，本着实践提出的需要和提供的可能，不断探索着物质世界的种种奥秘，不断发掘着人类自身的多方面潜能，这不仅日益扩大和加深了对纷繁复杂的事物、现象的认识，形成了分门别类的具体科学，而且还在经验和知识的基础上，形成了对整个周围世界的总的看法，升华为一定的世界观。世界观来源于客观现实，但它一经形成后又反过来指导人的实践，也就是说，人们的一切言论和行为都要受一定的世界观支配。一个人的世界观正确与否，决定着他对自然、社会和人生的态度，决定着他的素质发展方向与水平。一个大学生树立科学的世界观就是要明确我国走社会主义道路的必然性，要坚信社会主义的优越性，要坚定共产主义信念，坚信全心全意为人民服务的思想。

（二）坚持正确的政治方向

政治方向是指人们实现本阶级根本利益而必须遵循的政治要求，是指导人们行动、贯穿人们活动的基本政治原则。它对人们健康成长起着重要的思想导向和政治影响作用。一个人只有方向明确，才能在大是大非面前始终保持清醒的头脑，少走弯路；才能树立明确的目标，并产生为实现这一目标奋斗的动力。因此，确立正确的政治方向是大学生思想道德素质的重要内容之一。我国是共产党领导的社会主义国家。中国共产党从诞生那天起，就以争取人民的翻身解放，进而建设社会主义，最终实现共产主义作为自己的奋斗目标。因此，作为社会主义现代化事业建设者和接班人的大学生，要把坚持社会主义方向作为自己的政治方向。

（三）确立正确的政治立场

政治立场是每个人在观察和处理问题时所处的政治地位和所坚持的政治态度。辩证唯物主义认为：一定的立场决定着一定的观点。在中国，坚持正确的政治立场就是坚持党在社会主义初级阶段的基本路线一百年不动摇。这一基本路线是我们全党全国各族人民新时期团结奋斗的政治基础，是指导中华民族振兴和发展"胜利线"，它对我国今后各项工作都将有长远的指导意义。

（四）增强政治敏锐性和鉴别力

政治敏锐性即当某一事物刚刚萌芽时，善于从政治上去观察分析问题，并据此确定正确的态度和对策。政治鉴别力即善于明辨政治是非的能力。政治敏锐性和政治鉴别力是思想道德素质的重要内容。大学生要增强政治敏锐性和鉴别力，就要善于运用马克思主义的政治眼光，洞察和鉴别各种社会思潮和社会现象，时刻保持清醒的政治头脑，做一名信仰坚定、是非分明、头脑清醒的社会主义现代化事业的建设者与接班人。

（五）树立坚定的共产主义信念

共产主义信念，是人们运用辩证唯物主义和历史唯物主义的科学原理，在正确认识和把握人类社会发展规律的基础上对共产主义必定实现的崇高理想所持有的一种确信态度和坚定决心。它是建立在人们的认识和情感基础上的思想意识，是决定人们政治行为的精神力量，也是培养良好思想道德素质的思想基础。共产主义是人类最理想的社会制度，也是人类社会发展的最高形态。实现共产主义是全世界无产阶级及其政党奋斗的最终目的。大学生作为社会主义现代化事业的建设者和接班人，理应把坚定的共产主义信念作为思想道德素质的重要内容，作为自己追求的最高目标。

（六）提高道德的知行统一

在社会主义市场经济条件下，对大学生道德行为、道德规范、道德标准也提出了新的要求：加强职业道德、奉献精神、民主意识、基础文明和人格力量等基本道德原则的教育和培养，从而为社会主义现代化造就出"健康"、"独立"、"道德"的全面发展的人。

医学生由于专业的特殊性，决定了其思想道德素质在达到一般大学生要求基础上还应当体现自身的特点。

（一）以科学理论为指导的思想政治素质

坚定正确的政治立场和政治方向，用科学的理论武装头脑，是思想政治素质的核心内容。在社会主义市场经济条件下，经济成分的多元化必然导致人们思想的多元性。改革开放在促进生产力发展的同时，也带来了西方不良社会思潮的侵袭，还有封建腐朽思想的影响等，都可能会使人们的思想观念、政治立场产生动摇。首先，必须坚定不移地坚持建设有中国特色社会主义的共同理想。做到思想端正、头脑清醒、立场坚定、旗帜鲜明，拥护党的"一个中心、两个基本点"的基本路线。其次，具有较高的思想觉悟和境界，超前的思想观念。思想政治素质的中心内容是树立正确的世界观、人生观、价值观。运用辩证唯物主义和历史唯物主义的基本原理分析问题、解决问题。正确认识社会主义和资本主义的发展历程，对有中国特色社会主义伟大事业充满信心。理解人的本质、人的社会性、人生理想、价值信念和态度等方面的理论，并付诸实践。

（二）以全心全意为人民服务为核心的道德素质

全心全意为人民服务是社会主义道德建设的核心，是当代人才道德素质的集中体现。道德是有层次的，医务人员的道德品质应是高层次的，既具有高尚的公民道德，又具有良好的职业道德。

1.高尚的公民道德。社会主义道德建设必须坚持以"为人民服务"为核心，以集体主义为原则，以爱祖国、爱人民、爱劳动、爱科学、爱社会主义为基本要求，以社会公德、职业道德、家庭美德为着力点。中共中央颁布的《公民道德建设实施纲要》提出了二十字公民基本道德规范："爱国守法、明礼诚信、团结友善、勤俭自强、敬业奉献"。医务人员要同所有公民一样，遵守公民道德。要提倡和发扬集体主义精神，尊重人、关心人，热爱集体、热爱公益，扶贫帮困，为人民、为社会多做实事，反对和抵制拜金主义、享乐主义、个人主义；做到对社会负责，对人民负责，正确处理国家、集体和个人利益的关系，反对小团体主义、本位主义，反对损公肥私、损人利己；大力倡导文明礼仪、助人为乐、爱护公物、保护环境；做到诚实守信、办事公道、服务群众、奉献社会；践行尊老爱幼、男女平等、夫妻和睦、勤俭持家、邻里团结的家庭美德；学法、懂法、守法，依法办事。

2. 良好的职业道德。首先，坚持全心全意为人民身心健康服务的理念。全心全意为人民身心健康服务，是对医务人员的基本要求。医务人员应当坚持"救死扶伤，实行革命人道主义，全心全意为人民身心健康服务"的医德原则，做到以患者的生命和健康利益为重，想患者之所想、急患者之所急、帮患者之所需、为患者之所求，不计报酬、不图名利，积极为人民的身心健康服务。其次，要有高度的责任感。医务人员应该牢记自己解除患者病痛，保障人民身心健康的职责。在为患者诊治疾病的过程中，小心谨慎、极端负责、一丝不苟，使患者得到及时、准确的治疗。只有树立起责任感，才能自觉地把患者的健康和利益放在高于一切的位置，才能把抢救患者视为神圣的使命和义不容辞的光荣职责，才能为抢救患者的生命和维护患者的健康不分白天与黑夜、上班与下班、分内与分外、有无报酬都能自觉自愿地、无条件地奉献出自己的全部心血。其三，要有爱心和同情心。一个人有爱心和同情心，才能尽心尽力地去帮助他人。人在社会生活中，总会遇到挫折、困难和不幸，包括疾病的困扰，这时候最渴望来自他人和社会的关心与帮助。医务人员应该有爱患者和同情患者之心。在医疗活动中，要关心、同情患者的痛苦、处境和命运，时时、事事、处处把解除患者的痛苦和维护患者的利益放在第一位。古人把医学称为"仁学"，把医者之心称为"父母心"、"恻隐之心"，认为医务人员应具有爱心和同情心。医务人员的爱心和同情心是正确处理医患关系的基础。医务人员有了爱心和同情心，就能主动地爱护、关心和帮助患者，给患者送去温暖，就会全力以赴地施以救治，就会彻底摒弃漠不关心、唯利是图的不道德行为。其四，培育"慎独"境界。医疗活动中要想到这是自己的职业，是应尽之责；要正确处理好义与利的关系，时刻想到维护患者的健康和利益；要设身处地地为患者着想。著名外科专家周礼荣曾经这样说过："自己老是想着，自己处在患者的情况下怎么办？在任何情况下，都要从患者的角度去考虑问题，不能从个人的角度去考虑问题。"只有能设身处地地为患者着想，形成"慎独"境界，才会成为一名高尚的医生。

良好的思想道德素质是医务人员整体素质的基础。医学史上流芳百世的名医无不是集"医术"与"医德"于一身的"仁者"，如张仲景、华佗、孙思邈、伊姆霍泰普、希波克拉底等。医疗工作关系着人的生老病死和家庭的悲欢离合，对医务人员的道德品质的要求与对医务人员医疗技术水平要求同等重要。

随着我国医疗体制改革的不断深入，医生的职业道德日益成为全社会关注的焦点问题。加强对医学生的思想道德教育，培养具有良好医风医德的医务工作者，已成为社会对医学院校的期望。在这种情况下，全面推进素质教育，尤其是加强对医学生的思想道德教育，无论是对医学生本身健全人格的发展，还是对推进我国社会经济文化发展，满足人民群众需求，都有不可替代重要意义。

（一）加强思想道德素质教育对医学生的重要性

当今世界，一方面科学技术飞速发展和急剧变革，呈现出既高度专业化又高度综合化的总体趋势；另一方面，我国加入世界贸易组织，与世界的融合越来越紧密。发达国家对高等医学教育的专业培养目标进行了认真的研究与探索，以期建立适应社会需求的动态发展目标；我国的医学教育专业培养目标从新中国成立至今，始终以国家的教育方针为指导，面对世界范围各种思想文化的相互激荡，我们既要立足国内，面向世界，又要自觉抵制来自西方敌对势力对我国进行意识形态的渗透。同时，我们必须坚持马列主义、毛泽东思想和邓小平理论在意识形态领域的主导地位，用"三个代表"重要思想、科学发展观统领社会主义文化建设，结合我国医学院校的特点，把弘扬和培育民族精神作为思想道德素质教育的重点，对医学生进行爱国主义、集体主义和社会主义教育，形成与时代相一致的政治观和民族观。这就要求医学生充分认识思想道德素质教育的重要性，充分认识思想道德素质教育对医学生树立正确的世界观、人生观、价值观起到至关重要的导向作用，只有这样，才能深化医学生对客观世界和社会政治生活的认识，使其面对纷繁复杂的现实世界，能够冷静、客观、公正、全面地做出判断和评价，始终保持个人和社会的和谐统一，并始终朝着正确的方向和社会主义的要求前进。

（二）加强医学生思想道德素质教育对现代社会的重要性

随着全球经济一体化、医学科学的飞速发展和人们对医疗服务要求的提高，社会对医学毕业生的整体素质的要求也越来越高。这不仅意味着增加了医学生素质教育的内容，也增加了医学生素质教育的难度。所以，医学院校医学生的综合素质教育问题遇到了前所未有的挑战。素质是相对持久地影响和左右着人对外界和自身的态度。素质教育以面向全体学生、以全面提高学生的基本素质为根本目的，强调人格的不断健全和完善，使人的思想道德素质、文化素质、业务素质和自身心理素质得到全面提高，其中又以提高思想道德素质为根本。提高文化素质为基础，教育学生如何学习，如何思维，如何做人，如何做事，而不是片面地追求社会功利和个人功利。在国家和民族的发展中，人文素质是民族精神、民族凝聚力的根基。因此，加强医学生思想道德素质教育既是推进素质教育的根本，也是现代社会对医学生素质教育要求。

（三）加强医学生思想道德素质教育对实现医学模式转变的重要性

传统的单纯生物医学模式正在发生着深刻的变化，正逐步向生物—心理—社会医学模式转变，为了适应医学模式的这一转变，就必须改革现有的医学人才培养模式。而且，新的医学模式要求医学研究从生物学、心理学、社会学等诸方面综合考察人类的健康和疾病，认识医学的功能和潜能，这就决定了医学在其固有的自然科学属性之外，还带有一定的人文学科的特征。所以，必须首先打破单纯灌输医学基本理论知识的传统教育模式，注重培养学生的自学能力、获取信息的能力及与患者交流的能力；加强医学生的人文科学和社会知识的教育，使学生对心理学、伦理学、行为科学和自然科学发展史等各个领域都有一定程度的了解。其次，加强医学生思想道德素质教育，使医学生在业务素质提高的同时，思想道德素质也得到提高。由此可见，现代社会对医学人才的这一要求，使得我们必须改革现有知识结构较为单一的培养模式，全面推进素质教育，尤其是加强医学生的思想道德素质、心理素质以及科学文化素质的培养，使之在信息时代的各个方面都具有较强的业务能力和实际应用能力。

第四节　医生的道德责任

医生是一种神圣的职业，是救死扶伤、实行人道主义的神圣事业。医生职业的特殊性表现在：

第一，医生主要职责就是救死扶伤，防病治病。医生是一种角色和职业，其职责是预防疾病和治疗疾病。显然，医生是患者健康利益的实际维护者，医生的道德直接与患者的健康利益相关。大约成书于春秋战国时期的《素问》中就指出：天覆地载，万物悉备，莫贵于人，人命之贵，一失不可复得。所以作为决定人生死的医生，在诊治中必须认真负责，一丝不苟，决不可粗枝大叶或敷衍塞责。白求恩同志说过，一个医生的责任，就是使我们的患者快乐，帮助他们恢复健康，恢复力量。

第二，医生的职业对象是患者。医生的概念与患者的概念是一对相互依存的概念。顾名思义，患者就是指生理和心理上不健康的人。治病行为就是当一个人感到生病时，为了达到确认疾病存在和寻求减轻疾病痛苦的目的而主动采取的行动。患者求医就是把自己的病痛疾患交给了医生，要求医生解除他们的疾病痛苦，因此医生就要对患者的寻求健康承担责任。古人云："行医如临深渊，如履薄冰"，患者把最宝贵的生命交给了医院，医务人员在诊治中稍有粗心大意，就有可能致人伤残，甚至危及生命，所以医务工作者不能有半点马虎和轻率。医生是患者的希望，是生命的守护神；医生是患者值得信赖的朋友，是患者的知心人。患者希望从医生那里得到战胜疾病的信心，得到关心和爱护。没有美德、责任心则不能叫做医生。

责任，这个概念有着双重含义，其一是指社会对个体的要求，这也是个体的外在责任；其二是个体对自我的要求，即个体内在的责任。但从本质上讲，内在责任是根源于外在责任并由外在责任转化而来的。因为个体生活于社会之中。马克思、恩格斯指出："作为确定的人、现实的人，你就有规定，就有使命，就有任务；至于你是否意识到这一点，那都是无所谓的。这个任务是由于你的需要及其与现存世界的联系而产生的。"

道德责任并不是主体主观意识的任意产物，而是社会生活的客观需要。如果社会对个体没有责任的要求，个体可以为满足自己的欲望、需求而为所欲为，则人类社会就不可能正常地维系下去。因此，任何社会都必须通过一定的道德规则和法律法规来约束和规范人的行为，以使社会能够正常地维系下去。从这个意义上分析，责任对个体来说是一种外在的社会压力，作为一种环境因素来影响或施压于个体，以迫使个体的行为选择能符合社会的某些基本需要。这种责任表现为道德上的他律。

内在责任是个体对自我行为的道德要求，它表现为个体自我的道德观念和自我道德约束，即自律。内在责任意味着个体随时通过主动学习来改善和提高自我的道德认知和道德修养，使之能够形成个体在道德生活中的自律。

医生应有强烈的责任意识，指的就是医生应同时具有内外责任。医生的道德责任就是医务人员在职业工作和日常生活中，不忘社会与他人的整体利益，积极履行法定的责任，自觉承担应尽的义务。

医生是个包含较多道德义务的角色。这种角色义务的履行，需要医务人员以高度自觉的态度来践行医德规范和行为准则。这种遵守道德规范的自觉性的培养和形成，恰恰是以人的责任心为前提的。任何高尚的德行，都是以某种责任心来支撑的，任何道德规范都是相应责任的体现。医生只有具有了强烈的责任意识，才能爱岗敬业，始终把个人对社会的责任和贡献放在第一位，甘愿服从服务于人民卫生事业。人的责任心是整个道德大厦赖以建立的基石。

（一）道德责任的他律性培养

1. 全社会形成一个民主的社会氛围。在民主的社会氛围中，人们才能真正地形成一种认真负责的风气。道德责任最本质的就是一种自觉自愿、主动承担对社会、祖国和他人的责任。因此，道德责任感实质上也就是主人翁的责任感。要增强主人翁的责任感，从社会的角度看还需充分发扬社会主义民主，形成相互尊重、民主、平等的社会氛围。医生是社会中的一份子，民主的伦理氛围必然会影响到他们。每个人从降生开始，就接受着社会和他人的种种服务。在成长并具有一定能力后，理应对社会和他人有所回报。这体现了社会、他人与个人之间相互承担责任的双向反馈关系，即道德责任的相互传递、循环；在这种氛围中每个人都会加强责任感的培养，当然也包括医生在内。医生在行医的过程中，就会自觉地对患者负责，且患者也会自觉的尊重医生。在这种氛围中，患者就会详细地叙述自己的病史，而医生就可以获取详细的资料以便做出正确的诊断，最终达到医生对患者负责，患者对自己身体负责的效果。

2.制度保证。培育和强化医务人员的责任意识，既靠教育引导，也靠法规约束。要充分发挥体制、机制、制度在医德建设中的作用，可以通过制定职责标准、健全规章制度、建立监督机制、加强行政制约。在市场经济条件下，个人利益凸现。把人的价值目标确立到正确的方向上来，把人的利益期望引导到正确的轨道上来，是新形势下强化责任意识及防范和避免不负责任、不道德行为的根本措施。要坚持科学的分配原则和合理的奖惩机制，按照知识的价值和医务人员劳动的价值，使他们劳有所得。因此，强调责、权、利的统一，无疑是有利于增强医生的道德责任感，有利于提高他们的积极性和创造性。尽管各种形式的责任制的运行具有强制性，责任内容具有功利性，但其具有道德调控功能是不容置疑的。责任制中包含着对履行责任行为的肯定和不履行责任行为的否定，这种肯定和否定中蕴涵着社会价值导向，可以成为人们认识责任的基础。因此，建立和健全各种形式的责任制度，并辅以相应的赏罚机制，也是增强人们责任感的不可缺少的环节。

（二）道德责任的自律性培养

要提高医生对道德责任的理性自觉，即把道德责任的理念完全内化为自己内心的绝对命令。

1.医生把承担道德责任作为自己在社会中生存的必要条件。一个人只有深刻地认识和体验到个人的生存和发展依靠着社会的发展和别人的劳动，以及社会的发展也离不开每个人的共同努力，才能增强道德责任感，自觉承担起对社会和他人的道德责任。

2.医生把承担道德责任作为自我完善发展的需要。所谓自我完善，是指个人为实现自身全面发展所采取的自我教育和自我修养的步骤、方式、方法和过程。从这一角度讲，自我完善的中心问题是实现个人的全面发展。道德责任感是实现人的内在统一，完善其自身社会规定性的一种重要机制。同时，个人的内在统一是通过外在的个人同社会的统一而实现的，就个人而言，个人同社会的统一就是个体不断地履行道德责任的过程。

道德责任感作为一种基本的道德感情是建立在理性和理解的基础上，责任感就是在一定责任认识的理性指导下，去完成这种责任，并由此得到相关的内心情感体验。它是知、行、情相统一的过程。而这一过程即外在道德责任转化为医生的内在道德责任的过程。医生内在责任是其对社会道德价值的一种主动认识的产物，即医生不仅被动地吸收和接受外部世界的各种道德价值，而且也总是在不断地通过自己的理性认识外部世界从而理解、选择、形成和修正自我的道德价值。因此强调医生内在责任，就意味着提醒他们随时通过主动学习来改善和提高自我的道德认知和道德修养，使之能够形成在道德生活中的自律。

第二章 医务人员的职业精神与职业责任

第一节 职业精神与仁爱精神

任何职业都有相应的职业精神，医生职业更是如此。医生和医院担负着防病治病、救死扶伤的重任，关系到人的健康和生命安危，属于人们特别关注的特殊职业。医生的职业精神是医生在诊疗活动和科研活动中应当具有的医学科学精神与医学人文精神的统一。其中，医学科学精神是医生求真务实、推崇理性、勇于创新、积极向上、规范学术追求医疗技术卓越的精神；医学人文精神是医生向善、求美、利他，以及关注服务对象情感体验和内心关怀的精神。中国传统医学"医乃仁术"、"大医精诚"，古希腊希波克拉底提出的"爱人与爱技术是平行的"等，都是上述两种精神在医生职业生涯和执业活动中相统一的体现。

随着社会的发展、法规的健全，人们的思想、意识也随之发生了很大变化。人们的参与意识、自我保护意识越来越强烈，特别是与自己健康密切相关的医疗行业，人们不再满足以前"唯医命是从"、"治病救人"的状况，对医疗行业提出了更高的要求。在诸多医疗纠纷和医疗事故中，很多都是相关人员责任心不强导致的。

医学职业精神是指从医者表现在医学行为中的、精彩的主观世界，是在医学实践中创立和发展，并为整个医学界乃至全社会、全人类所肯定和倡导的基本从业理念、价值取向、职业人格及其职业准则、职业风尚的总和。医学职业精神是科学精神与人文精神的统一、群体性与个体性的统一、实然性与应然性的统一，是医务人员集求真扬善于一体的职业价值追求，是从医学成为独立职业时就开始形成，并传承、发展至今的。医师职业精神的三项基本原则是：将患者利益放在首位的原则；患者自主原则；社会公平原则。新世纪的医师十大职业精神是：提高业务能力的责任；对患者诚实的责任；为患者保密的责任；和患者保持适当关系的责任；提高医疗质量的责任；促进享有医疗的责任；对有限的资源进行公平分配的责任；并对传播科学知识负有责任；

通过解决利益冲突而维护信任的责任；对职责负有责任。

医生职业精神是由多种要素构成的，其从职业认识开始到职业作风的养成是一个逐渐完善的过程，明确职业精神要素和职业精神的形成过程为医生职业精神的培育提供了指南和方向。

（1）职业认识和职业态度：医生的职业认识是指医生对医疗卫生保健这一职业的性质、地位和作用等的认知、理解和接受程度；医生的职业态度是建立在职业认识基础之上的，对从事医疗卫生保健职业的主观态度和客观的职业实践状况，而主观态度又直接影响客观的职业实践。当然，医生的职业态度除了与职业认识有关外，也与社会制度、单位的环境和条件，特别是与个人的价值观有关。医生的职业认识和职业态度是医生职业精神最初的、首要的体现和构成要素。

（2）职业情感和职业责任：医生的职业情感是指医生对医疗卫生保健事业和服务对象、对自身的职业实践状况的内心体验和自然流露；医生的职业责任是建立在职业情感之上的、对医疗卫生保健事业和服务对象承担的责任或义务。只有对医疗卫生保健事业和服务对象抱有真挚的情感和真诚的关爱，才能产生职业的责任感或义务感，否则将成为一种负担和形式。医生的职业情感是职业认识和职业态度的升华，而职业情感又是承担职业责任的基础。缺乏职业情感和职业责任的医生，既不可能有良好的职业精神，也不可能有充实的职业生涯。

（3）职业理想和职业意志：医生的职业理想是指医生建立在职业实践现实基础上对自身职业未来发展的构思和设计，并以此作为自己的奋斗目标；医生的职业意志是指医生在履行职业责任或义务，以及在为职业理想奋斗过程中克服困难和障碍的毅力和决心。医生的职业理想是职业意志产生的动力和目标，而职业意志又是医生实现职业理想的基础。缺乏职业理想和职业意志的医生，其职业精神容易波动。职业理想应该与职业生涯紧密联系在一起，职业理想是目标，职业生涯是过程。

（4）职业良心和职业荣誉：医生的职业良心是指医生对职业责任的自觉认识，并依据职业责任或义务的要求，对自身职业实践活动中的行为动机、状况和效果进行的自我检查、监督和评价；医生的职业荣誉，既是社会、他人对其履行职业责任或义务的赞赏和评价，也是医生对职业责任、职业良心的价值尺度。职业良心是职业情感的升华和凝练，而职业荣誉也是职业良心中的知耻心、自尊心和自爱心的体现和表达。职业良心是医生职业精神的稳定因素，而职业荣誉是职业精神的评价和激励因素。

（5）职业作风和职业信念：医生的职业作风是指在职业生涯和执业活动中所表现出来的一贯态度，也是一种习惯性表现；医生的职业信念则是在职业认识、职业情感、职业意志等基础上确立起来的，它是对职业理想或目标坚定不移的信仰与追求。医生良好职业作风的养成，依靠职业信念的支撑和滋润；医生职业理想的实现有赖于职业信念的确立和职业作风的养成。总之，医生的职业作风和职业信念是职业精神的高层次体现。

医学职业精神是与人们的健康相关联的、医务工作者需要承担保护公众健康的价值责任，是所有医务工作者在具体医疗活动中应当确立的理想和信仰。在临床医学教育过程中，我们应该拓宽医务人员诚信教育的内容，深化职业精神的内涵建设，涵盖医务人员学习工作、日常生活、人际交往、社会活动等各个层面，包括忠诚正直教育、道德责任教育、规则法制教育和爱岗敬业教育。应当教育医务人员恪守忠于患者利益的专业标准，"医患利益统一、患者利益居先"；应当教育医务人员具有高尚的道德情操、健全的身心，勇于承担救死扶伤的责任；应当教育医务人员的行为要符合规则的约束、法制的监督，同时诚信行为也应受到法制规则的保护；应当提倡医务人员以诚信的态度忠于自己的学业和事业，并精于自己的学业和事业。

仁爱精神的内涵包括以下几个方面：①从内心真正地关爱、同情他人，即对人施以好心，善心，尽可能地帮助他人、宽以待人；②仁爱是一种出于公心，而不是出于偏心的爱；③仁爱具有利他性。爱人和同情人不仅是一种心情，而且还要有实际的效果，要对他人有利；④仁爱是一种生生之德、一种富有生命力性质的灵魂；⑤仁爱者反省自身、严于律己。

仁爱精神作为一种民族精神具有永恒价值，它正是塑造中华民族健康道德心理、提升国人道德境界的根本生长点，也是形成中华民族克己为人、见义勇为、当仁不让，遵从各种社会规范，积极维护社会生活准则的独特个性的心理基础。遗憾的是，这些优秀的道德传统正在离我们远去。现代科技的飞速发展带来了物质文明的快速飞跃，然而人们的道德伦理却在这"飞跃"中渐渐丧失：一切是以"我"为中心，一切以"利"为中心，公民道德离开我们很远了，仁爱之心离开我们很久了。仁爱是一种修养方法，也是一种精神境界，既是维护人与人之间真诚性的一座桥梁，也是构建社会主义社会医患和谐不可缺少的一部分。"仁爱"思想中所包含的积极因素对当代医务人员仁爱精神的培养和道德素质的全面提升具有重要价值，悟仁爱之道，传仁爱之神，兴仁爱之举，要用仁爱美德引领医务人员树立正确的人生观、价值观和世界观。医务人员应该学仁爱、讲仁爱、兴仁爱、行仁爱。

"仁"和"爱"是分不开的，"仁"字自身就包含着爱的意思，不仅指爱己，更是要爱人。医，其实本身的过程就是爱人、为病人解除身心痛苦、挽救病人生命，这就是大爱的体现。内心始终怀有"仁爱"之心，是无愧于医生称号的基本前提和先决条件。医生有无爱心，其结果可以是使濒临死亡的病人得救，也可以使原本可以救治的病人致死致残。医生缺乏爱心所酿成的苦果不仅严重危害了病人，也会使医生自己悔恨终生。在内心深处形成仁慈的品质，形成悲天悯人的品格，是医护人员首要的、必要的条件。现代医学条件下，医学仁爱精神表现为：尊重和关爱个体生命，对病人尤其是对重危、疑难病人要尽一切可能解决他们的病痛，关注患者的生存状态，同情患者的境遇，理解患者的内心感受，关注情感差异，认真负责，尊重患者的个人隐私等。医生可分为三级：一级医生就病论病，见病看病，头痛医头，脚痛医脚，只治病不治人，其结果常常是病看好了，人却死了；二级医生分析病因，解释病情，心理咨询，关注控制危险因素，治病治人，其结果常常是病看好了，人健康了，医患关系也好了；三级医生防治危险因素，关注平时健康，给患者以健康指导，治病用心，其结果常常是病看好了，人少生病了，又与患者交上朋友。

医务人员应当从仪态言辞中体现出"仁爱"的医德修养，应当心怀仁爱，从点滴做起，从一言一行做起，要言语亲切，语调温和，切莫因语言不当而损伤病人自尊心。只有从点点滴滴、一言一行中体现出关爱，才能真正建立良好的医患关系。医护人员要拥有仁爱之心，要有救人于水火之心，具备了仁爱之心和仁爱之德之后，最关键的就是付诸实践，即仁爱之举。仁爱之心和仁爱之德是仁爱之举的先导，而仁爱之举是仁爱之心与仁爱之德的具体体现。仁爱之举包括一个真切的问候、一个善意的微笑、一次认真的早间或晚间查房等。

医学哲学事业的价值在于发现并弘扬医学的基本精神。"精诚合一"是医学亘古不变的基本精神。当代医学哲学研究的任务是揭示医学的"精诚合一"特征及其深刻内涵，注重"精"与"诚"的有机结合，批判现实医疗活动和理论研究在"精""诚"问题上的片面性，弘扬医学的基本精神。

循证医学正是在医学实践不断冲破思维定势、研究新问题、总结新经验、实现自我完善的背景下产生和发展的。因此，循证医学在本质上体现了医学的探索精神，体现了医学家对医术精益求精、对病人高度负责的精神。

第二节　实干精神与奉献精神

医疗工作所具有的高技术，高风险、高责任的性质，决定了医生职业的高负荷、高压力，高奉献、高付出的特征，而社会和患者对医疗过程和医疗结果则往往赋予过高的期望，这使医院和医生更加处于风口浪尖。如今，确有极少数医生缺乏责任心，甚至玩忽职守，造成对患者的人身损害。但绝大多数医生都在兢兢业业、任劳任怨地工作，他们对诊疗方案反复推敲，对患者安危牵肠挂肚，对治疗失败久难释怀，对手术过程精心准备，对临床工作全身心投入。对于这种奉献和付出，全社会应当尊重医生，尊重医生的劳动，尊重医学实践。医生职业精神的构建是一项复杂而庞大的系统工程，需要经过一个长期而艰苦的过程。如果仅靠内部环境的建设，包括医生执业者的自律和行业自治，行政部门的道德教化，而忽视社会、体制和法律等外部环境对其的影响作用和保障作用，显然是不够的。只有在政府、社会、法律、医院及医师的共同努力下，医生职业精神才能不断得到弘扬，医患关系才能最终走向和谐。

医院是社会的组成部分，社会上各种矛盾在医院内部都会有所体现，医生也会受到各种问题的困扰。在生理上，医生在诊疗过程中的体力与脑力消耗很大，每天要分析、处理大量的信息并做出决策，常处于高度疲劳状态；在心理上，医生要面对各类患者的病痛，既需要同情心，同理心，又需要一份耐心、一份细心；在意志力上，医生需要有执著的敬业精神和奉献精神，还需要不断补充、更新自己的知识体系，提高技术和学术水平。这些都易使医生产生职业倦怠感，削弱从医的信心和信念。医生职业精神构建需要一个宽松而有序的社会环境，需要对医学保持职业兴趣和激情，同时，医务人员要加强抗压和抗风险能力的培养。作为高风险、高压力和高技术性的医疗行业，医生为患者解除病痛而努力工作，理应受到社会和病人的尊重和理解，并获得合理的薪酬。只有在医生自身的正当利益得到基本保障、医生劳动付出得到充分肯定的情况下，才有可能引导医生去追求职业精神。

奉献精神就是无论在什么情况下，都无条件地以国家利益为先，当个人利益与国家利益发生冲突时，勇于牺牲个人利益，并以此为荣。奉献精神是一种高尚的思想品格。虽然奉献精神不是每个人都具备的，但是，人们非常尊重和认可具备奉献精神的人，社会大环境也极力颂扬、褒奖和推崇奉献精神。奉献精神是人类思想和心灵深处一种积极的认同。奉献精神的基础是爱国主义和集体主义。奉献精神不否定人们在日常生活中正当的个人利益需要。奉献精神是经由历史的炉火锤炼、凝聚而成的优良传统，是一个民族生存和发展的精神脊梁，是鼓舞人们走向未来的精神动力。在当前发展社会主义市场经济的过程中，大力倡导奉献精神是十分必要的。

（1）以白求恩为榜样，学习白求恩精神。学习白求恩精神，就是要学习他救死扶伤、不怕牺牲的精神，兢兢业业，做一名甘于奉献的白衣战士；学习白求恩精神，就是要求我们在工作中关心、关爱、呵护每一位病人；学习白求恩精神，就是要求我们转变观念，建立全新的医患关系，以人性化的服务和精湛的技术赢得病人及其家属的满意；学习白求恩精神，就是要求我们要将创新理念运用于实际工作中，紧跟现代医疗发展的步伐，做到思维创新，服务创新、技术创新，成为医疗行业的生力军。毛泽东同志在《纪念白求恩》一文中号召学习白求恩同志的国际主义精神和毫不利己、专门利人的无私奉献精神，学习他对技术精益求精的精神。要以白求恩同志为榜样，以国家和人民的利益为重，克服个人主义和私利，多为他人着想，多为病人着想，多为祖国的医药卫生事业的发展和人民的健康尽心尽力。特别是面对当前社会上流行的享乐主义、拜金观念等不正之风，在医务人员中大力开展学习白求恩精神大有裨益，可以让医务人员明辨是非，分清正误，增强对社会不正之风的抵抗力，把学到的技术无私地奉献给病人群众。

（2）培养医务人员的敬业精神。敬业精神是指热爱所从事的专业，尊重所从事的职业，处处维护专业所具有的基本要求，把自己的全部生命和力量都投入到专业活动中去，使专业充满生命力、充满这一职业的神圣光彩。敬业精神体现在个人对职业的态度上，体现在处理业务活动中的人际关系上，体现在职业所要求的各项任务上。个人对所从事的职业是否热爱，有没有浓厚的兴趣，对职业所要求的各种知识、操作和规范是否竭尽全力去掌握和实现，对自身的角色要求是否感到神圣和光荣，有没有使命感，这些都是敬业精神必须具备的内涵。医务人员在医疗实践中应热爱服务对象，体现"视病人如亲人，急病人所急，想病人所想，以病人为中心"的医疗作风和服务作风，贯彻全心全意为人民健康服务的宗旨。

（3）培养医务人员的求知欲，拓宽知识面，培养人文精神。传统医学模式正在向生物—心理—社会—环境（生态）医学模式转变，医学所要解决的问题在许多方面已经超出医学知识和医学技术所能解决的范围。作为医务人员，在获得本专业知识技能的基础上，还应了解和掌握其他学科的知识，尤其是人文知识。知识是形成创造力的前提，没有丰富的知识就不可能提出问题，也不可能形成新的概念和思想，更谈不上创造和奉献。作为医务人员，必须始终保持对新事物、新知识的浓厚兴趣和强烈的求知欲。这样才能不断从求知中汲取营养，拓宽知识面，改善知识结构，开阔视野，从学习中获得动力，才能不断激发自己的创新精神。

（4）培养医务人员的创新能力。创新就是拼搏，拼搏则是奉献。创新是一个民族进步的灵魂，是一个国家兴旺发达的动力。创新能力是运用知识和理论，在科学、艺术，技术和各种实践活动中不断提供具有经济价值、社会价值、生态价值的新思想、新理论、新方法和新发明的能力。当今社会的竞争，与其说是人才的竞争，还不如说是人的创造力的竞争。医务人员要对人类生命健康做出贡献，先必须要提高自身的思想道德素质，做一个有高尚精神的人、有敬业精神的人、有真才实学的人、有开拓创新的人。

第三节　科学精神与人文精神

人文是舵，技术是桨，没有人文的指引，技术就是瞎子。哲学把握和指明医学的方向，人文柔化和修复医学的创伤。

"科技既可开启天堂之门，也可开启地狱之门，究竟打开哪扇门，则有赖于人文指导。""科技是把双刃剑，可造福于人，也可毁灭人类。人文是导向、引领，也是调节、制约。"人文精神是一种普遍的人类自我关怀，表现为对人的尊严、价值、命运的维护、追求和关切。医学是人文滋养的科学，是人性牵引的技术。科技只回答"能不能"，求的是"真"；人文才告知"该不该"，求的是"善"和"美"。"技术再发达，病人仍然需要医生那种给人以希望的温柔触摸，那种无所不包的从容长谈。医学的五大层次是培育健康生活方式；控制疾病危险因素；常见病防治与照顾；疑难病治疗与攻关；临终治疗与临终关怀。医学技术的目的是看病，注意的是躯体；医学人文的目的是看好病，注重的是心理。一个优秀的医生应该是"看得好的病尽心尽力把病看好；看不好的病好好给病人说清楚"。好的人文素质不仅引领医生的价值取向，还可提升其思维、创新、灵感、操作等临床实际工作能力，促进医生服务水平的提高，减少缺陷的发生。一位医师的专业精深，并不代表其具备了正确科学的价值观、职业化的服务态度、良好的沟通能力、医疗工作的管理能力，以及医疗团队的合作精神和心理适应、抗压能力，而这些能力的强弱，不仅关系到年轻医生的个人成长和发展，更关系到患者的治疗效果及医院的整体发展。

医学科学精神强调尊重临床的客观事实和医学规律，依据循证医学的方法，遵循操作规范和程序等，指导临床进行有效的疾病防治与差错事故预防。同时，它也是医学科学技术创新和进步的源泉，从而不断地丰富和提高医生的职业手段和方法，推动防治技术和手段的进步。而医学人文精神强调以病人为中心，关爱和尊重病人，并把病人的利益置于个人利益之上，它是指导医生开展防病治病和进行医学科学创新的道德基础和精神支柱，使医生更好地运用防治技术并推动医学科学的进步。因此，医学科学精神和医学人文精神，既具有相对的独立性，又是相辅相成的。科学精神是求真的，人文精神是扬善的；科学精神是人文精神的基础，人文精神是科学精神的提升。医学科学精神可以净化思想、美化心灵、塑造灵魂、铸造性格。所以，医学科学精神也是医学人文精神的有机组成部分，而医学人文精神也可以成为医学科学精神的动力，驱动医生对医学科学知识和技术的追求，促使其向科学技术的高峰攀登。因此，医学人文精神可以渗透到医学科学精神之中，医生的医学科学精神和医学人文精神又是密切关联的，并可以互相转化。

医学科学精神要求医务人员在求学和临床实践过程中不但要掌握全面的医学知识，而且还要有熟练的技术操作能力和丰富的临床经验。诊疗工作是否及时、正确和全面，医务人员是否具有诚信修养的自觉性，直接影响医疗质量的优劣和医疗安全的保障，影响医院的信任度、知名度和美誉度。医务人员以真诚之心换取患者的信任，赢得患者的理解和支持，是医学诚信的根本体现。医疗行业要赢得良好信誉，缓解当前紧张的医患关系，除了提高医疗技术水平与诊治效果外，还应当高度重视医务人员人文精神的提升。诚信是医学人文精神形成的基础，是为患者最大利益服务的专业忠诚标准。只有本着对患者诚信的原则，牢固树立"患者无小事、患者利益无小事"的理念，切切实实把患者的利益放在首位，才能持续改善医患关系，取得患者的信任，逐步消除患者与医生之间的冲突，构建和谐的医患关系。

人文精神是人对自身命运的理解和把握，是对人类存在的思考，是对人的价值、人的生存意义的关注，是对人类命运、人类痛苦与解脱的思考与探索。人文精神虽然不是由医学工作者提出的，但溯源科学技术的产生与目的，无不是为了整体社会的进步与全人类的发展。医学起源于对他人的关怀、人类的需要，与人文有着天然的、不可分割的联系。医学的目的是治病救人，是以对人类机体和生理的不断剖析为研究起点，以观察和实验的成果为方法和手段，反作用于人体的实践活动。同时，医学又是维护人类健康、预防疾病、促进机体康复的知识体系。在"以人为本"的和谐社会里，坚持医学科学目的与人文精神指向之间的同一性是十分重要的。化学、生物和物理等科学的发展、高技术含量仪器的制造，丰富医学科学的内涵与外延，使得患病的躯体有机会恢复生机勃勃的活力和激情，使挣扎在痛苦之中的心灵有所依托和承载。以关爱生命为核心的医学和医疗技术为拯救生命、维护人体健康和安全、促进自我完善和发展做出了巨大贡献。

人文精神主要具有以下三个特点：①处处体现"以人为中心、以人为尺度"的原则；②在肯定理性作用的前提下，重视人的精神在社会实践活动中的作用；③人文的对象有禁区，受到社会规范伦理道德、意识形态、利益分配、价值评价、民族习俗和宗教信仰等许多因素的制约。

现今医学人文精神的缺失可造成非常严重的后果主要包括以下几个方面：

（1）医疗质量下降。医疗服务如果缺乏人文精神，尽管也能治愈病人生理上的某一疾病，但治愈的效果却因心理影响而大打折扣，病人仍没有得到完全的身心健康。

（2）医德医风滑坡。如果没有人文精神的调节和柔化，医疗服务的商业属性和商业价值将可能被恶性放大，导致医德医风滑坡。

（3）医患冲突增加。少数医务人员对患者情感上的冷漠，引发了很多医患矛盾和医患纠纷。

无论是时代的需要，还是医务人员自身素质的需求，将医学与人文融为一体是医学和社会向前发展的客观必然。医学教育必须实现科学精神和人文精神的统一，人文精神是医务人员素质全面发展的基础。当今的医学服务模式正在发生着以下变化：从医院内服务扩展到医院外服务；从个体服务扩展到群体服务；从生理服务扩展到心理服务；从治疗服务扩展到预防服务；从技术服务扩展到知识服务。这些深刻的变化体现了"生物—心理—社会—环境（生态）医学模式"的全新要求。世界卫生组织提出了"五星级医生"的标准，即未来医生应具有五个方面的职能：卫生保健提供者；决策者；健康教育者；社区领导者；服务管理者。《爱丁堡宣言》更进一步指出，医生应当同时是优秀的卫生工作管理人才，病人和社区的代言人，出色的外交家，有创见的思想家，信息专家，掌握社会科学和行为科学知识的专业医师和努力终身学习的学者。显然，这一切都需要人文社会科学和人文精神的支撑。医者人文素质的提高，依赖于人文精神的内化，因为人文精神是人类文化创造的价值与理想，是指向人的主体生命层面的终极关怀，而学习传统文化是将人文精神引入人脑的最好方法。

由于疾病与健康总是受制于一定的社会、文化环境因素，医生在诊疗过程中必须考虑人文社会因素的作用，在治疗方案中也要涉及对病人，社会及心理因素的调控；随着贫困、环境污染、生态平衡破坏等问题对人类的威胁日益严重，人们认识到医学必须与人文社会科学携起手来，探索人类生存与发展的道路；在当今，医疗领域中大量高新技术的应用更加暴露了医学技术主义的弊端，从而加速了医学向人文社会科学的回归。医学面对的是有思想、有感情的人，它应该是一门自然科学与人文科学相融合渗透的综合科学，因而医生必须是一个人性丰满的人、一个善于与病人进行情感交流的人，不仅要从生理上，而且要从心理上解除患者的痛苦与恐惧。医学教育必须实现科学精神与人文精神的统一，医学教育思想与体制必须向素质教育的方向转变，而实现这个统一和转变的基础在于人文精神的回归。"无论科学可能变得多么抽象，它的起源和发展的本质却是人性的。""大医者，非仁爱之士不可托也，非聪明理达不可任也，非廉洁淳良不可信也。"重建医学的人文精神，必须以人的整体理念为基础，关注病人及其家属的情感、意愿和痛苦，正确处理病人与高新技术、仪器设备的关系，强化身心健康的和谐统一和完整性。"健康所系，性命相托"，重建医学的人文精神，必须加强医生的人文素质教育，使其保持良好的心态和持续的工作激情。作为"普救含灵之苦"的"医"，"大医精诚"是医者一生追求的崇高境界和理想。

"医乃仁术"，医生为"仁爱之士"。人文关怀是医学的本质特征，也是医学的核心理念。长期以来，医生受生物医学模式的支配，且随着临床医学分科的细化，形成了一个医生只面对一个系统乃至一个器官的局面。医学技术的飞速发展导致技术至上主义的滋长，从而削弱了医生对患者的人文关怀。因此，执业医师要重塑和提升人文素质，高扬人文精神的旗帜，积极开展人文关怀，使医学沿着健康的方向发展。临床医生要对患者实施人文关怀，应该具备一定的医学人文素质，在此基础上逐渐培养医学人文精神的理念和开展医学人文关怀的实践；应该学习和丰富自己的医学人文知识，如医学与哲学、医学伦理学、医学心理学、医学社会学、医学史、医学美学、卫生法学等医学与人文科学相互交融、结合与统一的学科，以提高医学人文素质；应该树立医学人文精神的理念，即对患者健康和生命权利的敬畏，关爱患者的生命价值，尊重患者的人格和尊严，维护患者的自主性；应该进行医学人文关怀的实践，树立生物—心理—社会—环境（生态）的整体医学模式；应该以病人为中心，时刻把患者的健康和生命利益放在首位，当患者的利益需要服从社会利益时，也要使患者利益的损失减低到最小限度；应该提供热诚、负责的最优化服务，即在当时的医学科学发展水平和客观条件下痛苦最小，耗费最少、效果最好和安全度最高的方案。

第四节　职业责任与社会责任

责任，就是"承诺"，是社会成员对社会任务的自觉确认与承诺。医务人员的责任就是对"防病治病，救死扶伤"这个社会任务的自觉确认与承诺，它产生于与患者有关的行为和互动中。责任心是一个人对其所属群体的共同活动、行为规范，以及其所承担任务的自觉态度，包括两方面的内容：①自己的行为必须对他人和社会负责；②对自己的行为必须承担相应的责任。责任心意味着个人对国家，社会、他人至整个人类社会的负责态度和奉献精神，体现了一个人的心理特征和人格倾向，具有重要的人格意义和社会意义。作为一种极其重要的非智力因素，责任心不仅影响人的学习成效、工作效率、智力开发和学术成绩，而且也是一个人立足于社会、获得事业成功和家庭幸福的重要人格品质和基本保障。

一个人具有对己，对人，对集体，对社会的责任心，良好的行为才能稳定持久，进而形成受益终生的良好习惯。性格决定行为，行为决定习惯，习惯决定命运。责任心在个人的素质修养中处于重要的基础地位。责任心的强弱，反映一个人品德的优劣，反映一个人事业的成败，反映一个人生活的幸福与否。高度的责任心是高尚品德和良好人格的重要标志。一个具有高度责任心的医务人员，才有可能真正成为一个医德高尚的、合格满意的医务人员，才有可能真正做到"医者父母心"。

医生是一种特殊的职业，因为医生直接服务的对象是人，且是有病痛的社会人。医生应当有一种特殊的社会责任感，即对病人负责、对社会负责。医学教育必须对医学生和医务人员进行社会责任感教育，培养他们强烈的社会责任意识，将来担负救死扶伤的重任。若没有强烈的社会责任感，就不可能做到全心全意为人民服务，也不可能成为一个合格的医务工作者。培养医务人员的社会责任感，是新时期所赋予的历史重任。责任心是自觉的执行力，是社会良性运行的保证，是社会发展的动力。具体到医生这个行业，直接关系到每个社会成员的健康。高度的责任心不仅是对患者负责，更是对社会、对国家负责。医务人员的责任心不仅能救治患者，而且能成就自己。为工作而负起责任，就是主动承担更多；就是满腔热情地做事；就是尽自己最大努力履行自己的职责。对医学事业忠诚会让工作变得更加有意义，对医学事业忠诚能赋予人工作的热情，忠诚的人常常感觉工作是一种享受。只有对事业忠诚，员工才能将自己的能力发挥到极致；只有对团队忠诚、员工才能在集体的怀抱里健康成长。"忠诚不谈条件，忠诚不讲回报。忠诚是一种义务，忠诚是一种责任，忠诚是一种操守。忠诚是人生最重要的品质。"忠诚是一种职业精神，也只有忠诚的员工才会敬业。敬业是工作的灵魂，就是孔子的"执事敬"，就是朱熹的"专心致志，以事其业"。

社会责任感是指社会群体或者个人在一定社会历史条件下所形成的、为了建立美好社会而承担相应责任、履行各种义务的自律意识和人格素质。就其内容而言，社会责任感的实质内容随社会历史条件的不同而有所不同；就其主体而言，它可以分为：社会群体（医院、企业、社区、政党、民族、国家乃至全世界）的社会责任感与个人的社会责任感，而社会群体的社会责任感最终只有转化为个人的社会责任感才能现实地发挥其作用。个人的社会责任感是个人对自己所应承担社会责任的自我意识，即"自我意识是道德和道义责任的必要前提"；同时，它也是一种自律意识，是个人对自己所提出的要求与对自身行为的约束。

社会责任是一个国家或一个组织文化和价值的体现，同时也是国家或组织软实力的体现。社会责任与精神世界的建设是构建一个国家或组织软实力不可忽视的一个方面。只有在社会责任感的基础上，一个社会才能和谐，才能长期发展，才能繁荣，医学的仁爱之心，就是要有社会责任感，有为社会服务的意识。选择了医生这一职业就是选择了奉献，而这种奉献意识的培养，即从进入医学院校的第一天就开始的，这就要求学校在进行专业文化知识传授的过程中，注重培养其正确的世界观，培养其特殊的道德品质，让医学生了解学医的艰苦性和医生职业的崇高性，激发医学生的学习热情、敬业精神，树立正确的价值观、人生观，同时培养其热爱医学事业，对病人要有真挚的爱心和强烈的社会责任感。

医生的责任关系重大，其内涵包括：

（1）对医术的责任：医术是医生从事诊疗活动的基本条件，是医生发挥自身价值的内在条件。一位合格的临床医生应当熟练掌握专业知识和技能并达到运用自如的程度，并努力做到有所发展创新。

（2）对患者的责任：救死扶伤是医生的天职，这也是医生对患者最重要的责任。如果医生都能以谨慎、赤诚之心对待病人，那就很少会有医患矛盾、医患纠纷了。解决医学难题是医生义不容辞的责任，也是医生对患者应负的责任。负起对患者的责任，应当是所有医务工作者毕生的重任。

（3）对国家的责任：医学技术在不断向前发展，在不断更新换代，唯有站在技术和学术的制高点，国家的医学事业才能真正发展。年轻医生应当摒弃浮躁心态，树立良好的学风，抓住机遇，勇于开拓创新，踏踏实实地搞研究、做临床，不辜负祖国和人民的培育和期望。作为医学科技工作者，只有将个人的理想融入国家发展、民族复兴的伟大事业中，才能在为人民服务、为社会尽责的过程中实现自己的科学追求和人生价值，以自己的知识和能力服务于国家和人民，这才是人生最美好的享受。

医务人员社会责任感的现状是：社会主人翁意识淡化，重个人前途，轻社会利益；缺乏人生奋斗目标，重自我价值，轻社会价值；以"自我"为中心，重个人利益，轻社会利益；思想观念发生偏颇，功利意识和权利意识得到强调；重治疗，轻预防，不愿主动承担社会责任；缺乏清醒的自我认识。所以，要用传统医学文化、爱国情怀、民族精神来激发医生的社会责任感；要用崇高信念远大理想来培养社会责任感；要用集体观念、团队精神来增强社会责任感；要用诚实做人，守信做事来树立社会责任感。医生的责任心，就是医院的防火墙。员工的责任心体现在细微处，具体来讲，体现在三个阶段：第一阶段是做事情之前，此阶段执行者要目标明确、顾及后果、信心十足、有实现目标的激情；第二阶段是做事情的过程中，在这个阶段，执行者在整个执行过程中，要注重每一个细节，尽职尽责，尽量控制事情向好的方向发展，防止坏的结果出现；第三阶段是事情出了问题后，要勇于积极承担责任，这不仅是一个人的勇气问题，而且也标志着一个人的内心是否自信，是否光明磊落，是否恐惧未来，是否敢于负责。责任感是一个人健全人格的重要组成部分，是我们立身处世、获取成功并成为对社会有用之才所不可或缺的基本素质。只有拥有责任的人才会去关心爱护别人，才会成为对社会有用的人才，才会在以后的人生道路上不至于迷失方向。没有责任感的医生不是优秀的员工，没有责任感的国民不是一个好公民。托尔斯泰说过："一个人若没有热情，他将一事无成，而热情的基点正是责任心。"责任是一种认真的态度，一种自律的品格；责任是一种使命，一种对完美的追求。有能力又愿意承担责任的人，既能很好地履行自己的职责，又能创造工作的奇迹，获得永远的成功。

医生要牢记自己所要履行的义务，包括：

（1）承担诊治的义务，不得以任何政治的、社会的等非医疗理由来推托为患者治病的义务。医生要以其所掌握的全部医学知识和治疗手段，尽最大努力为患者治病。

（2）解除痛苦的义务，包括躯体上的和精神上的痛苦及负担。医生不仅要用药物、手术等医疗手段努力控制患者躯体上的痛苦，还要以同情之心，理解、体贴、关心患者，做好心理疏导工作，解除患者心理上的痛苦。

（3）解释说明的义务，医生应当及时向患者说明病情、诊断、治疗、预后等有关医疗情况，这不仅是为了争取患者的合作，使其接受医生的治疗，更为重要的是尊重患者的自主权利。

（4）保密的义务，医生不仅有为患者保守秘密、隐私的义务，而且还有艺术性地对患者保密的义务，尽最大可能减少对患者的刺激。

（5）对社会尽义务，如宣传、普及医学科学知识，发展医学科学等。这对患者和对社会尽义务是统一的，但有时也会发生矛盾和冲突，此时，医生必须首先考虑社会利益，并尽量说服患者，使患者利益服从于社会利益，使两者的利益统一起来。

医生在诊疗过程中要主张自己的权利，包括不受外界干扰的、独立的、自主的行医权利，在特定情况下，特别是当患者自主原则与生命价值原则、有利原则、无伤原则、社会公益原则发生矛盾时，医生还有特殊干涉的权利。医生的职责是神圣的，即救死扶伤；医生的精神是崇高的，即人道主义。医生在治疗病人疾病、增进病人健康的同时，还必须承担对他人，对社会的责任，尽自己的最大努力促进公众的健康和社会的发展。

第五节　预防与治未病

预防医学是从医学科学体系中分化出来的，是研究预防和消灭病害，讲究卫生，增强体质，改善和创造有利于健康的生存环境和生活条件的科学。《黄帝内经》中"上医医未病之病，中医医欲病之病，下医医已病之病"的论述充分体现了"预防为主"的保健思想和"防重于治"的重要性。"未病先防，既病防变"等千古名言无疑是祖国医学的精髓。在中国，100万元钱中有99%用于治疗，只有1%用于预防，但国外的比例是7：3。

"治未病"是指采取预防或治疗手段，防止疾病发生、发展的方法，是中医学的基本原则，是中医学的核心理念之一，也是中医预防保健的重要理论基础和准则。"治未病"要求人们不但要治病，而且要防病，不但要防病，而且要注意阻挡病变发生、发展的趋势，并在病变未产生之前就想好能够采用的救急方法，这样才能掌握防治疾病的主动权，达到"治病十全"的"上工之术"治未病包含三种含义：一是防病于未然，强调摄生，预防疾病的发生；二是既病之后防其转变，强调早期诊断和早期治疗，及时控制疾病的发展演变；三是预后，防止疾病的复发及治愈后遗症。

"治未病"包括"未病先防，既病防变、愈后防复"三大主题：

（1）未病先防，治在未病之先。提倡"饮食有节，起居有常，不妄作劳"和"精神内守，病安从来"的养生之道。要求人们"顺应天时，天人合一"，积极消除致病因素，避免或减少它对人体的侵害，就可保证不发病、少发病或虽病亦不重。未病先防包括调养精神、体格锻炼、合理饮食、适时养生，科学用药等内容。

（2）既病防变，治在发病之初。在患病以后，要积极采取措施预防疾病加重。在防治疾病的过程中，必须掌握疾病的发生、发展规律及其转变途径，做到早期诊断，有效治疗，治在疾病发作加重之先。

（3）除邪务尽，病愈防复。所谓"愈后防复"，是指在病愈或病情稳定之后，要注意预防复发，时刻掌握健康的主动权。

"治未病"的基本原则包括：①定期体检，见微知著，建立完善的体检资料数据库，动态观察、规范管理居民的健康档案，定期开展随访和健康教育；②重视先兆，早期发现、早期诊断及早期治疗，截断进展恶化的通路，提高患者的生命质量并延长生命；③安其未病，防其所传，早期及时治疗，可以阻止其进一步发展，甚至可使其逆转；④掌握规律，先时而治，"冬病夏治"，"春病冬防"，预防为主，事半功倍；⑤因人、因地、因时制宜，各司法度，"同中存异"、"异中存同"。

医学大家吴英恺教授2000年为《心脑血管病防治》杂志撰写的创刊词，值得我们思考：

（1）把"科普"放在"科研"的前边，至少也应两者并重，重科研、轻科普的老习惯必须改正过来。

（2）要向教育界呼吁，把预防控制心脑血管病的基本道理和行动指导写进小学教科书中，以达到人人早预防、早控制心脑血管病。

（3）要把防治控制工作的重点放在农村和城镇社区，有条件的地区和单位要送医送药到老百姓家中和工厂、学校、机关，切实方便广大群众。

（4）诊断治疗坚持"简廉有效，杜绝浪费"，当然复杂病情要按需处理，千方百计减轻国家和人民的负担。

（5）在调查研究和资料收集方面要采用计算机联网方式，保持可靠的统计分析，每年定期评价。

（6）高血压可能是首要查控目标，可从35岁开始普查，确诊者治疗，波动者观察；

同时也要查治糖尿病、冠心病等有关心脑血管病，加强康复措施，保障生活及生产能力。

临床医生应当更人性化、理性化、规范化地使用各种先进技术，要重走长征路，转变观念和思路，"变由心生，推动转折"：从疾病终末期救治走向疾病早期预防；从经验医学走向循证医学；从以大医院为中心走向以社区农村为中心，从单学科独行走向多学科联合；从针对疾病走向重视健康。临床医生要把健康的四大基石告诉百姓，即合理膳食，适量运动，戒烟限酒、心态平和。医学和医务人员要做到三个回归，即"回归人文、回归临床、回归基本功"。

临床医生要高举"公益、规范、预防和创新"这四面旗帜。要积极构建预防心血管病的五条防线，即防发病：一级预防，防患于未然；防事件：保持动脉粥样硬化斑块稳定，预防血栓形成，预防急性冠状动脉综合征和脑卒中等可能致残、致死的严重事件；防后果：发生急性冠状动脉综合征等严重事件后，要及早识别和预防，挽救心肌和生命；防复发：二级预防，亡羊补牢，为时未晚；防治心力衰竭：要用最小的代价、最高的服务质量去挽救更多的生命，让重病患者回归社会、回归家庭。临床医生要重视"未病防病，已病防变"的理念。10个心肌梗死，有9个可以被预测；6个心肌梗死，有5个可以被预防。要积极创造条件，让医务人员走出医院大门，参加各种医学社会实践，如医疗咨询服务、送医下乡活动、去贫困地区义诊等。医院要像学堂一样，传授老百姓一些健康保健知识，承担社会责任，促进百姓健康，尽最大努力，做好预防工作。医患双方的充分沟通和以诚信为基础构建的医患关系能激励患者树立与疾病作斗争的信心，有利于疾病的康复；能在医生和患者之间构建诚信—合作—互谅的理想医患关系。

第三章 医务人员的核心价值观培养

第一节 社会主义核心价值观与医务人员核心价值观的关系

在实行医学专业教育的同时，还要不断开展医学生的医德教育。因此，必须充分发挥社会主义核心价值观对医学生核心价值观的引领作用，使社会主义核心价值观内化为医学生的自觉追求，外化为医学生的行为准则。

（一）信仰指向的引领

价值观是受信仰支配的，什么样的信仰决定什么样的价值观。马克思主义树立了科学的世界观、人生观、价值观，为人们认清纷繁复杂的社会现象指明了方向，免于受到形形色色的错误思潮的影响和侵袭。

坚持指导思想的引领，首要的是要用马克思主义武装医学生头脑。一是要用马克思主义的基本原理、立场、观点和方法认真分析和解答现实问题，引导医学生科学把握人类社会发展的基本规律，准确判断社会发展趋势；二是要与时俱进，用发展着的马克思主义指导实践，尤其要用邓小平理论、"三个代表"重要思想和科学发展观教育医学生，深入开展党的基本理论，基本路线、基本纲领和基本经验教育，坚定医学生对马克思主义的信念。

当前，要深入学习党的十六大以来，尤其是党的十八大和十八届三中全会精神，这些都是马克思主义中国化的最新理论成果引导着医学生为实现"中国梦"做出积极贡献。

（二）奋斗目标的引领

理想寄托人们对未来的追求与向往，是人们奋斗的目标与动力。中国特色社会主义的共同理想是全党和全国各族人民共同选择并为之奋斗的目标，这是社会主义核心价值观的主题。当前，中国特色社会主义的共同理想就是要实现中华民族伟大复兴的"中国梦"。

要引导医学生确立为实现"中国梦"而奋斗的远大理想，同时，要积极引导他们坚持共同理想与个人理想的辩证统一。一方面，要教育医学生将个体追求融入共同理想之中，实现自身价值与服务祖国人民的统一，要引导他们认识到"中国梦"是国家民族的梦，也是每个中国人的梦；另一方面，要教育医学生实现树立远大理想与进行艰苦奋斗的统一，从小事做起，从点滴做起，善于把远大理想与日常工作结合起来，努力学习、锤炼品格、提升综合素质，坚定心中的奋斗目标。

（三）精神追求的引领

支撑人们一系列意志行为的基础则是精神追求。对于一个民族来说，使得他们赖以生存和不断发展的精神支撑和追求，主要就是民族精神，民族精神是民族文化中最本质、最集中、最持久的精神力量，当然这也是激励一代又一代的青年奋力拼搏的一面旗帜。

要以爱国主义为核心的民族精神和以改革创新为核心的时代精神来引领医学生的精神追求，就必须合理地对几千年的中华民族发展史中所形成的团结统一，爱好和平、勤劳勇敢、自强不息的民族精神进行传承，增强爱国主义情怀；就必须做到坚持爱国主义教育与社会主义教育的有机统一。

（四）行为规范的引领

组成医学生价值观教育的重要部分则是文明修身，以"八荣八耻"为主要内容的社会主义荣辱观是与社会主义市场经济相适应，与法律法规相协调的基本道德规范，旗帜鲜明地回答了坚持什么、反对什么、提倡什么、抵制什么，具有很强的针对性和操作性，是医学生文明修身的行为规范。对于社会主义核心价值观的"二十四"字表述，不仅要求个人层面上做到"爱国，敬业、诚信、友善"，与此同时也是公民个人奋斗的目标与执著的追求。

医学生内在的核心价值观受到社会主义核心价值观的影响并受到相应的指导。从一定程度上来说，医学生对于自身的行动准则取决于他们对社会主义核心价值观的理解和认识程度。医学生核心价值观的价值主体，指的是广义上未来的医务人员，其中有医师、药师、护士、医技科室人员、医院管理人员与后勤人员，他们也是社会主义核心价值观价值主体的组成部分之一。

社会主义核心价值观在对医学生核心价值观发挥引领、指导作用同时，医学生核心价值观的内涵变得更加丰富与深刻。医学生核心价值观中既有社会主义核心价值观个人层面的思想——爱国、敬业、诚信、友善；而且，医学生核心价值观中又将这一思想与医学生的实际相结合，赋予社会主义核心价值观在医学领域的特色表达，凸显了医学生核心价值观的特色。因此，医学生核心价值观是对社会主义核心价值观的具体化，对医学生的健康成长，成才、成功也更加具有指导意义。

第二节　医务人员核心价值观的内容

　　医学生是一个特殊群体，他们的核心价值观也比较独特，当然，形成这些带有鲜明医疗卫生行业特色的核心价值观的基础是来自于社会核心价值观。

　　对医学生进行相关的核心价值观的培育，其不论是对他们的健康发展，还是日后成为合格的义务工作者都有着非比寻常的意义。作为一个体系来说，医学生的核心价值观内容应该非常的宽广，但就其出发点和归宿点而言，一切的工作都应该以人民群众的生命安全和身心健康为主要核心。

　　"敬生命"："敬"，敬畏、尊敬、尊重；"敬生命"是对一切生命都必须保持敬畏的态度。保持生命，促进生命，就是善；毁灭生命，压制生命，就是恶，这是道德的根本法则。

　　敬畏生命，就是要尊重生命，不能有所懈怠。茫茫宇宙之中，地球承载着千姿百态、丰富多样的生命，大到恐龙，鲸鱼以及大象，小到蚂蚁以及花花草草。

　　正是这多彩的生命，构成了我们赖以生存的环境，形成了这样一个美丽的星球。每一种生命我们都不能随意践踏。根据当前医学生生存状况和生命教育实际，"敬生命"具体内涵不仅包括珍重自己的生命，还包括尊重同类的生命以及爱惜他类生命。

　　在作为"四书五经"之首的《大学》一篇里开宗明义，并提出"大学之道，在明明德，在亲民，在止于至善……古之欲明明德于天下者，先治其国，欲治其国者，先齐其家；欲齐其家者，先修其身……"。可见，《大学》的宗旨就在于弘扬人性中光明正大的品德，使人达到最完善的一种境界，逐步地实现"修身—齐家—治国—平天下"的理想。

　　"修明德"："修"，即修身，提高自身品德修养；"明德"，具有光明正大高尚的品德。"修明德"就是通过不断提高自身的修养，并逐渐具备光明正大的品德。

通过"修明德"，可以不断加强道德的自我完善，发掘、弘扬自己本性中的善根，而摒弃邪恶的诱感。因此，这就要求医生必须是一个具有高尚的道德情操和娴熟技艺的人。在当前我国创建社会主义和谐社会的环境下，"修明德"的内涵具体表现在医德高尚的医生要具有"五心"，即爱心、热心，诚心，实心，耐心。

医生是一种特殊的职业，需要具有广博的知识、精湛的医术和丰富的经验。所谓的医术，是指医务人员对病人的医治方法、医疗技术。要想做一名合格的医生，需要得到社会的承认，不仅仅是通过为病人诊断治疗疾病来作为自己的社会生存方式和立身之本，同时他的职业生活也要以诊治疾病为核心展开，进而为病人诊断，做有效的治疗。

"精医术"：精，即精通、精湛；医术，即医务人员对病人医治方法、医疗技术。"精医术"就是对于各种疾病的治疗，手到病除，关键是明辨病因和病情。过硬的医疗技术是医生救死扶伤的根本，这是医生这一职业区别于其他职业的根本之所在。因此，"精医术"不仅需要有精湛的医学知识，还需要有丰富的临床经验以及处理各种医学问题的能力。

医学倡导兼济天下、博爱济众的人生理想，同样中国医学精神也追求这种"济世救人""济天下"的高尚情怀，这是医生源于对医学事业及社会责任的认识。

"济天下"："济"，接济、救济；"天下"，普天之下，引申为天下需要帮助的人。

"济天下"就是接济、救助天下需要帮助之人，以天下为己任。对于医学生而言，实质就是帮助别人，报效祖国，服务人民，服务社会，献身医学事业。这是一种崇高的社会责任感的体现。医学生是医学中的特殊群体，他们肩负着我国医疗事业的未来，承担着民族振兴的重要使命，更直接承担着医疗卫生事业建设水平的重要职责。因此，培养医学生的"济世救人""兼济天下"的职业目标具有重要的意义。具体来说，医学生"济天下"的社会责任感内涵不仅包括对他人的责任，还包括对社会的责任以及国家的责任。

医学生具有关爱他人、服务社会、救死扶伤的社会责任感，归根结底源于他们心中的"大爱"精神，医者仁心、大爱无疆。具有强烈社会责任感的医学生，能够从内心明确学习的重要意义，并坚定为人民服务的理念，也会更加努力地学习。医学生具有强烈的社会责任感，也在很大程度上提高了对患者的服务水平。医务工作者之所以被称为"白衣天使"，其原因不仅是他们具有精湛的医术，更在于他们具有无私奉献的精神，可以更好地为社会服务。

第三节 医务人员核心价值观的确立

医学生核心价值观的培育工作是贯彻落实社会主义核心价值观培育工程的具体体现，同时也是培养医学生职业素质以及适应当前医疗环境的客观要求。

因此，在对医学生核心价值观解读的过程中，尤其要始终把握住医学生核心价值观培育的指导思想及基本思路，即医学生核心价值观是在社会主义核心价值观尤其是把社会主义核心价值观个人层面的基本内容——"爱国、敬业、诚信、友善"，融入医学生核心价值观中，找准社会主义核心价值观与医学生价值观培育的交汇点，既从普遍意义上对社会主义核心价值观进行教育，又能够很好地结合医学生特点，突出医学生价值观特色，赋予社会主义核心价值观在医学院校的特色表达与解读。在此基础上，最终形成了医学生核心价值观的基本内涵。

对于医药卫生事业的未来工作者来说，构建社会主义和谐社会，更应该树立正确的生命观。孙思邈在《千金要方》中说到"人命至重，有贵千金"，指出了医生在对病人进行诊治时，都应有恻隐之心。相关的医德教育，这对于医学生形成爱己、爱人的和谐生命观都有着重要的意义。和谐的生命观不仅仅针对自身，还应该拓及他人和社会，在与病人沟通交流的过程中，解决病人的疾苦，还要抚慰病人的精神方面。

"敬生命"符合社会主义核心价值观的要求，具体体现在以下方面。

（一）符合马克思主义指导思想的要求

马克思主义理论是紧紧围绕人而展开的，而人自由自觉的活动是其出发点，归宿是人的解放。对于人和人类的生存与发展，不论是在马克思主义的哲学、政治经济学中还是科学社会主义中，它们都在深刻地关注着。敬生命，正是马克思主义以人为本的观念在医疗行业的一个最好体现。

（二）符合中国特色社会主义共同理想的要求

始终做到坚持走中国特色社会主义的道路，坚定实现中华民族的伟大复兴，是中国特色社会主义的伟大理想。对于现阶段来说，就是通过相应的努力去打造、建设富强、民主、文明、和谐的社会主义现代化国家。

这一努力不只是空口白话，而是需要实际行动，需要全体人民在各自的岗位上尽职尽责，为实现各行业的目标而付出努力，落实到医疗卫生事业这一部分，就是以人民群众的安危以及生命健康为重点，努力的发展医疗事业。

（三）符合民族精神和时代精神的要求

对于民族精神和时代精神而言，爱国主义是民族精神的核心，热爱我们的人民又是爱国主义的一个基本内容。"医乃仁术"是我国自古以来就一直强调的信念，古代的医学界一直信奉这个信念，同时也是古代的医者进行施药救人的高尚理想，是爱国主义在医学界的展现。

在古代如此，今天也是依旧。"医乃仁术"直到今天依然是指导我们的相关医务工作人员恪守职业道德的精神坐标。在当代中国，时代精神的主流是科学发展，而科学发展的核心是以人为本。对医务工作者来说，人民群众的生命安全和身心健康都是第一位的。

"修明德"即要求医生要有高尚的医德，医德是医学职业的灵魂，也是医疗实践中应贯彻始终的指导思想和行为准则。其中，修明德与精医术两者是相辅相成的关系，"大医精诚""仁术"就深刻地体现出了明德与医术统一的关系。此外，培养医学生具有高尚的医德，除了为精医术提供保障外，还有利于正确处理和协调医患关系，而且还是医疗卫生事业发展的必然要求。

（一）精医术的保障

明德作为医学职业的灵魂，不仅仅是医疗实践中应贯彻始终的指导思想和行为准则，也是对医学的人文性、社会性的最好体现。没有医德的医术就像无本之木、无源之水。如果具有精湛医术的医生借助自己的一技之长去谋取私利，对没有支付能力的患者弃之不顾，为了提高自身的医术而进行有违伦理道德的医学实验等，那么这种没有医德的医术就算是再高明，不能为患者解决病痛的折磨，也是无济于事，到头来还可能变为害人的利器。

因此，只有在明德的正确引导下，医术才能发挥它本该发挥的作用，这为病人的健康带来福祉。

（二）正确处理和协调医患关系的重要条件

根据医学的发展历程逐一来看，无不体现着高尚的职业道德和献身医学事业的精神。例如，从西方的先哲——希波克拉底到东方的大医——孙思邈，从远渡重洋、不远万里来到中国的白求恩到当代医生的楷模林巧稚，都是模范典例。

在大力倡导"自由、平等、公正、法治"的今天，大部分的医务工作者都是本着奉公廉洁、全心全意为人民服务的宗旨，为人民解除病痛。当然，有也少部分的缺乏道德修养的医务工作人员，对医患冷，硬，借助行医作为谋私利的手段，"红包"现象频发，损害了患者的利益，导致病人产生意见不满的现象。

因此，具有高尚医德的医生对患者不仅在生理上进行治疗，对他们的精神、心理也应进行及时的关注，对于医患关系紧张的当下，具有明德的医生是正确处理和协调医患关系的重要条件。

（三）医疗卫生事业发展的必然要求

社会主义医德宗旨是："救死扶伤，防病治病，实行社会主义的人道主义，全心全意为人民的身心健康服务。"它反映了社会主义条件下医务人员及其服务对象的根本利益，是衡量个人行为和思想品质的最高道德标准。

随着社会主义市场经济体制改革的逐步深入，人们的思想意识和承受能力将受到很大影响，医患之间及其他利益实体之间的利益也将会重新调整。但是，一切医疗活动，必须坚持以人民的利益为重。通过强化医德医风的建设可以影响和约束医患各方人员的行为，保障正常的医疗秩序，维护和谐的医疗人际关系和病人的健康利益。因此，对于医学生进行明德教育培养工作，是医疗卫生事业发展一个必然要求。

治病救人是医院的基本职能，病人去医院就诊，诊断疾病、去除自己的病痛是根本的目的。因此，病人在就医时选择医院的重要依据，首先是考虑医院的医疗技术、诊治水平，其次考虑医院的收费以及服务环境等因素。在接受了诊治后，对医院的各方面评价，也是以医疗技术和诊治质量作为重点来评判的。

（一）以修明德为前提

医术，可以说是从事医学职业过程中必须具备的一项良好技艺，科学性和技术性是对医术的最好呈现，医术是顺利完成医学职业各项工作的基本能力。当前很多医术高超的医务人员一切向钱看，只认钱不认人，医德低下。一个医生行医的基本前提和必要条件是高尚的医德，当然，在高尚的医德基础之上，精湛的医术是少不了的。对于一个具有高超医术的医生来说，没有高尚的医德，就算有再好的愿望，也不可能治好任何一个病人。缺乏医术的医德，如同空中楼阁一样，空有一番热情，却毫无实际效果。因此，高超的医术，是对医德的最好体现。

（二）正确处理和协调医患关系的基础

随着社会经济的发展以及科学技术的发展，人民的生活水平逐渐提高，同时对自身健康的要求也越来越高。科学技术的发展从一定程度上提高了患者治疗的成功率。但是，由于多方面的原因，患者的治愈率乃至诊病失误率仍然存在，在很大程度上，医患之间的关系仍然存在着紧张的现象。每一位医生面对的都是人的生命，不掌握过硬的医学科学技术，怎能履行自己的神圣职责。

医生任重而道远，医生过硬的医疗技术水平是解决医患关系的基础。

（三）救死扶伤的根本

为病人进行相关的诊断和治疗，是一个医生作为自己的社会生存方式和立身之本应该具有的。医生的职业生活核心必须紧紧围绕诊治疾病展开，并为病人进行明确、有效的诊疗和治疗，得到社会的承认，最终成为一名合格的医生。医生救死扶伤的根本，则是过硬的医疗技术，这也是医生行业与其他行业的区别所在。

医学是一门特殊的学科，它所针对的服务对象是具体的、社会的人，同时融合了自然科学与人文科学于一身。

对于医学生来说，作为未来医疗职业的后备军，是否具备"济天下"的这种高度社会责任感，树立起真正服务于社会、服务于人民的理念，关乎社会主义核心价值观的实现以及社会主义医疗事业发展和医学生的自身发展。因此，在对医学生的核心价值观进行培育的过程中，适当加强对医学生"济天下"社会责任感的教育，有着深刻的意义。

（一）社会主义核心价值观的根本要求

对于医学生社会责任感的培养，党和政府是非常重视的，从党的十六届六中全会通过的《中共中央关于构建社会主义和谐社会若干重大问题的决定》中，第一次明确提出了"建设社会主义核心价值体系"这个重大命题和战略任务。党的十七大报告明确要求：切实把社会主义核心价值体系融入国民教育和精神文明建设全过程，以增强诚信意识为重点，加强社会公德、职业道德、家庭美德、个人品德建设，发挥道德模范榜样作用，引导人们自觉履行法定义务、社会责任、家庭责任。

这与中国特色社会主义发展要求相契合，与中华优秀传统文化和人类文明优秀成果相承接，是我们党凝聚全党全社会价值共识做出的重要论断。富强、民主、文明、和谐、自由、平等、公正、法治、爱国、敬业、诚信、友善，这24个字是社会主义核心价值观的基本内容，为培育和践行社会主义核心价值观提供了基本遵循标准。

由此可见，对包含医学生群体在内的医学生们来说，社会主义核心价值观，针对思想道德追求方面提出了新的更高要求。责任感是道德的内核，具有责任感的人，会自觉地遵守法律，服从各种道德规范，认真负责，妥善处理好不同利益主体之间的关系。所以，对于医学生而言，培养他们胸怀天下，济世救人的社会责任感，除了是医学教育的目的，也是社会主义核心价值观的根本要求。

（二）社会主义医疗事业发展的必然要求

《中共中央国务院关于深化医药卫生体制改革的意见》中明确提出："构建健康和谐的医患关系，大力弘扬救死扶伤精神，调整高等医学教育结构和规模，加大医学教育投入，大力发展面向农村、社区的高等医学本专科教育，采取定向免费培养等多种方式，为贫困地区农村培养实用的医疗卫生人才，造就大批扎根农村，服务农民的合格医生。"对于当前新的历史发展时期来说，国家医药卫生体制改革伴随医学回归社会、回归人文的思潮，社会对医疗服务需求不断在提高，未来的职业特点对医学生的要求更高，医学生需要以高度的社会责任感担负起维护人类健康、开拓生命科学的特殊使命。因此，使医学生加强"济天下"的社会责任感，也是符合当前社会主义医疗事业发展的必然要求的。

（三）医学生自身发展的内在要求

当我们步入神圣医学学府的时刻，谨庄严宣誓："我志愿献身医学，热爱祖国，忠于人民，恪守医德，尊师守纪，刻苦钻研，孜孜不倦，精益求精，全面发展。"从医学生的字字誓言中，我们可以发现，医学生都应具备"济天下"的社会责任感，这也为医学生自身发展的同时更加明确了方向。对于医学生来说，光掌握渊博的知识和精湛的医术，是远远不够的，还需要具有高尚的医德，且这种"济天下"的社会责任感就是医德修养的核心力量。

第四节　医务人员核心价值观的培育

医学生是未来的医务工作者，是人类健康的守护者。在当前社会矛盾突出，医患关系紧张的情况下，医学生如何将核心价值观内化于心显得至关重要。

（一）生命神圣，心存敬畏

生命是神圣的。医学是和生命打交道的科学，医学生首先必须了解生命，认识到生命的神圣与可贵。同时也应懂得生命是大自然所赋予的，它具有巨大的力量，且生命如宝石般宝贵。作为医学生，只有感悟到生命的神圣与可贵，方能对生命产生敬畏之心。敬畏生命也是医学生必须要有的一种态度，是检验医学生是否合格的第一道考题。

敬畏即敬重，畏惧，敬重生命就是要大家用心体会医学中生命的意义，对生命心存感恩，从心底敬重、关怀、善待每一个生命；畏惧生命不是要大家恐慌、害怕，而是要认识到生命神圣不可侵犯，不可有亵渎愚弄之心，必须具有高度的责任心，每一句话、每一个行为都要慎之又慎。那么如何做到敬畏生命呢？

1.感悟生命，热爱生命

《易经》中说："天地之大德曰生"。天地自然最大的特性就是生生不息。万物都有其自身的意义和价值。没有人可以随意剥夺他人的生命。只有感悟到生命的神圣，才能产生畏惧之心。而每一个生命都不是单个的、简单的生命，每一个生命体的生实际上关系到任何一个生命的生，而且是以其他任何一个生命的生为条件的，这种我要生，还得关注他生，即是并生，即是爱。因此，医学生又要理解生命的意义，热爱每一个生命。

2.敬重生命，善待生命

有了对生命的爱，我们才会有对生命的敬。有了对生命的敬，才会对生命的畏。

正因为如此，我们要善待生命，不仅善待自己的生命，更要善待他人的生命。只有从心里真正产生对生命的敬重，畏惧之心，才能焕发起我们面对生命的责任心。

台湾花莲慈济大学模拟医学中心的曾国藩教授曾讲到在慈济大学称遗体为"无语良师"，又称"大体老师"，这是对遗体捐赠者的敬称。每一个医学生，在走进医学殿堂的那一刹那，要做到的就是领悟生命，敬重生命，要用心体会生命的神圣，心存敬畏之心。

（二）生命可贵，心存仁爱

人最宝贵的是生命。当我们认识到生命的神圣与可贵，除了心存敬畏，还要心存仁爱。唐代名医孙思邈提出："人命至重，有贵千金，一方济之，德逾于此"。也就是说，天地万物中，人的生命是最宝贵的，为医者要认识到生命的可贵，把挽救病人的生命，看作是医生最宝贵的财富。由此，孙思邈强调为医者必须"先发大慈恻隐之心誓愿普救含灵之苦"。这所说的就是仁爱之心。

"仁"是我国儒家思想的核心，孔子提出"仁者爱人"的观点，强调应尊重、同情、关心他人，孟子提出人皆有恻隐之心，把关心、爱护他人看作是人的天性。医术往往也被称为仁术，本身就是救人性命、使人活命的，为医之人必须具备仁爱之心，才能真正做到治病救人，帮助患者解除痛苦。晋代医家杨泉主张："夫医者，非仁爱之士不可托也"。可见，没有仁爱之心，就不能是一个合格的医务人员。如何做到仁爱呢？

1. 要有仁心

怎么才能做到仁呢？子张曾问孔子怎样才能做到仁，孔子曰："能行五者于天下，为仁矣。" "恭、宽、信、敏、惠。恭则不侮，宽则得众，信则人任焉，敏则有功，惠则足以使人。"意思是说："能够将五种品德施行于天下，便是仁了。"这五种品德就是"庄重、宽厚、守信用、勤快、施惠"。孔子之五德，今天依然是值得我们传承的美德。庄重，是受人尊重的基本条件；宽厚，是与人相处的基本品格；守信用，是做人做事的基本准则；勤快，是职业生涯的基本要求；施惠，则是调动积极性的方法之一，也是对人关爱的表现之一。

2. 要去爱人

爱人就要推己及人，关心他人，设身处地为他人着想；爱人还要爱由亲始、由近及远，从爱自己的亲人开始，在家孝敬父母，友爱兄弟，然后把这种爱扩大，在外尊敬别人的父母，友爱别人的兄弟，即把他人也当成亲人。

我们经常说"医者父母心"，说的就是仁爱之心。父母对孩子是充满关爱的，医生对病人也要如此，视病人如亲人，才能获得病人的信任。裘法祖说"医学不是一门完美的科学，但必须要有人的温度"，他时时用自己的经历提醒学生，一定要做一个合格医生，首先要有仁爱之心。

（三）生命短暂　做好关怀

人的生命神圣而可贵，但人的生命又是短暂的，医者在救生的同时又不得不经常面对死亡。医学不是万能的，不是所有的生命都能挽救。但为医者必须对生命有一个正确的态度。拥有关怀之心便是所需，它不仅包括对病人，还包括对病人家属的关怀。

尤其是对于那些饱受疾病痛苦，渴望得到帮助的病人，对其及其家属给予更多的关怀同样是我们的责任。

1. 要求我们时刻体会病人感受

一些医务人员日复一日地重复着同样的工作，心理已经麻木，疾病和死亡在他们眼里不算什么。但是对于病人，一谈到疾病或死亡心中往往会充满恐惧，因此医务人员必须时刻注意病人的心理变化，做好心理关怀。当我们面对病人时，不仅关注他的病，更要关注人。当病人忧郁、悲观时，及时给予鼓励、慰藉；当病人愤怒、不配合时，及时给予理解、安抚；当病人有身体或心理需求时，及时给予帮助。不仅如此，病人的家属也应是我们的关注对象。

2. 要求我们全心全意关心病人家属

病人患病，最着急的就是家属。当病人在忍受病痛时，家属同样会产生抑郁、悲伤等不良心理，甚至出现过激情绪和行为。对此医务人员要设身处地为病人及家属着想，给予理解、安慰。家属有疑问时，尽心给予解释；家属提出要求时，尽力给予满足。

厦门大学医学院院长林延龄先生曾说：我追求的不是赞美，也不是崇拜，而是"誓把良心还民间"，是一个拥有人文关怀的医疗环境，是在中国，能够成长出一批具有人道主义精神和慈悲胸怀的年轻医生，因为他们，将会成为中国医学的明天。医学本身就是注重关怀的，人文关怀应与医学技术同在。

（一）培养情感

医学不是冷冰冰的东西，医学是需要倾注情感的一项技术。

医学生在学习医术的同时必须注重培养自己的医德情感。

1. 要培养对他人尤其是对患者的同情情感

孟子说"恻隐之心，人皆有之"，恻隐之心就是我们的一种同情心。同情心是道德的源头，只要有同情心在，人与人就会感受到温情，社会就有希望。所以，医务人员做好医疗工作的前提是富有同情心。当看到别人遭遇不幸、遭受病痛折磨时，自己感同身受，在情感上产生共鸣。从而在工作中能设身处地为病人着想，急病人之所急，不怕脏、不怕累，想方设法帮助病人解除痛苦。

2. 要培养对患者的责任情感

责任情感是建立在同情情感基础之上的，是同情情感的升华。从对患者的同情出发，医务人员感受到自身的神圣职责，把挽救病人生命、维护病人健康看作是自己义不容辞的责任。在工作中把病人的利益看得高于一切。为了病人，其可以不分昼夜、不计得失、尽职尽责、严谨细致，做到一切从病人出发，一切为了病人。"作为一个医生，一举一动都要为病人负责。作为一个护士，一言一行都要从病人的利益出发。"林巧稚这句话正是这种情感的写照。

3.要培养崇高的事业情感

事业情感来源于对医学的热爱，来源于不断去攻克疾病的探索精神，这是一种高层次的情感。很多医学大家之所以能够不断攻克一个又一个医学难题，在医学上做出巨大贡献，就是因为他们对医疗事业都有着深厚的热爱之情。因此，每一个医学生在学习医学知识的同时就要培养起自己对医学事业的热爱之情，并认识到自己所从事的事业的崇高性，充满职业的自豪感，以高度的事业心和责任心投入到学习和工作当中。

4.要培养对病人的亲人情感

亲人情感要求我们视病人如亲人。作为医生，护士，就应该有一颗母亲的心，即在工作中给予病人无微不至的关心，体贴和照顾，它体现着全心全意为人民服务的道德要求。

（二）谦敬处事

谦敬是我国优良的道德传统，它是个人自身修养的美德，这也是为人处事的道德要求。谦与敬是有着紧密联系的。一个人要想从内心真正尊敬他人，首先要自谦。那么究竟要如何做到自谦呢？自谦要虚以处己，人生要虚心，虚心不是心虚，而是对别人要尊敬、自己要谦虚。其次就要求人们做到礼。礼是促进自身成长和建立良好人际关系不可或缺的一种重要品质。

想要做到谦敬并不容易，首先要求我们要能做一个谦虚的人，不骄傲，不自满。其次要求我们能善于发现他人的优点和长处，能发自内心地悦纳他人，真诚地与他人相处，向他人学习。最后就要求我们把这种内在的敬落实到外在的行动上。从每一句话、每一个表情、每一个行为都让人能感受到我们内心的真诚与尊敬。

很多医学名家正是因为具备了谦敬的品质，医术才不断进步，为医学事业做出巨大贡献。如清代名医叶天士出身医学世家，自幼学习医学，医技精湛，年仅十多岁，前来看病之人就每天不断。但他并未因此就满足，而是不断拜访名医，不管对方是有名气还是没名气的，只要听说谁有高于自己的地方必然要去拜师。十年内他先后拜了十七位老师，医术日益提高，也受到同行的称赞。

同时，做到谦敬也可以帮助我们获得良好的医患关系。对待患者，医务人员不是抱着权威的心态高高在上，而是从内心去尊敬每一个患者，微笑待人，彬彬有礼，这样同样也会受到患者的欢迎。在当前医患关系较为紧张的形势之下，我们用谦敬来修养自己是非常有必要的。

（三）诚信待患

诚信自古以来就被看作是自身修养及人与人交往所必须具备的一种品质。人无诚信，不可以在社会中立足，没有人愿意和不讲诚信的人做朋友，因此诚信也是我们医务人员必须具备的品质，也是医疗行业健康发展的基石。

"健康所系，性命相托"，这是每一个为医者都时刻牢记的医学誓言，同时其也道出了医务人员与患者之间的信托关系。患者生病只能求助于医务人员，出于信任把生命交给了医务人员，而医务人员有什么理由不去用诚信对待患者呢？

诚信是医患之间最基本的道德关系，医患之间也本应是互相信任的和谐关系。但在现实中可以看到医务人员备受诟病，医患之间缺乏信任，关系较为紧张。要想改变这种状况，医务人员必须从自身做起，诚信待患，用真诚和行动重新赢得患者的信任。

1. 真诚对待每一个患者和家属

有诚才会有信。真诚体现在患者就诊的每一个环节。从患者挂号、就诊，检查、住院到出院等每一项医疗服务，我们都以真诚相待，同情关爱患者，设身处地为患者着想，必然会赢得患者的信任。

2. 对内要诚于己

喜欢伪装欺骗的人，谁会肯把性命托付给你！医务人员任何不诚实的表现，即使是与治病或病人完全无关的欺骗行为，都会损害白衣天使的形象与威信。这就需要医务人员必须具备良好的沟通能力和应变能力。但不管是如实相告还是采取保护性医疗，出发点和目的必须都是为了患者，确保患者的利益。

对内诚于己要求我们必须做到"言必信，行必果"。医务人员还必须谨言，不轻易许诺，为自己的言语负责。在和病人沟通时不能敷衍了事，也不能为给病人带来暂时的安慰说些不切实际的话。对待孩子同样如此，必须做到言而有信。不能为了让患儿配合医疗活动而一时哄骗孩子，这很容易对患儿良好道德品质的形成造成影响。

总之，医务人员必须本着一切为了患者的原则，时时注意自己的言行，做到真诚无欺，认真负责，才能担负起患者的生命之托。

（一）博极医源，勤于实践

医学是与生命和健康打交道的科学，生命与健康对一个人来讲是最宝贵的东西，而且往往失去了就无法再次拥有。这就决定了医学必须是一门精益求精的学问，容不得半点"不求甚解"。此外，医学是实践性极强的学科，在学好理论的同时又要高度重视实践。

所谓勤于实践就是让我们能把理论学习与临床实践相结合，在实践中不断提高医疗技术水平。明朝裴一中在《言医·序》中说："学不贯今古，识不通天人，才不近仙，心不近佛者，宁耕田织布取衣食耳，断不可作医以误世！医，故神圣之业，非后世读书未成，生计未就；择术而居之具也。是必慧有夙因，念有专习，穷致天人之理，精思竭虑于古今之书，而后可言医。"

知道了医务人员必须要博极医源，勤于实践，那么医学生应该怎么做呢？中国古代的苍生大医们为医学生做出了很好的榜样。

在中国漫长的医学史上可以说名医荟萃，涌现了许多伟大的医学家，这些人中无论是先秦时代的扁鹊，还是汉代的张仲景，三国的华佗，及后来的孙思邈、刘完素、朱丹溪、李时珍等，他们被世人称道、为人民爱戴，自然是因为他们凭借高超的医术悬壶济世，造福苍生。但高超的医术绝不是天生而来，而是靠后天的博极医源，辛勤实践。孙思邈有许多重要的医学成就，但对后世影响最深远的还是他的《大医精诚》。

《大医精诚》论述了有关医德的两个问题：第一是精，亦即要求医者要有精湛的医术，认为医道是"至精至微之事"，习医之人必须"博极医源，精勤不倦"。第二是诚，亦即要求医者要有高尚的品德修养。由此可见为医者既要有悲天悯人的情怀作为思想基础，又要有对医学技能的深刻认知作为能力基础，且二者缺一不可。

（二）思维活跃，善于创新

人的身体和疾病是非常复杂的，这决定了医学对疾病的认知是一个不断深入的过程。医学的进步正是不断推陈出新、继承发展的结果。在这里勇于创新是医学能够源源不断发展进步的根本动力和源泉。要做到"精医术"，就离不开解放思维、大胆创新。医学生作为医学事业的继承者，应该从学生阶段就培养思维活跃，善于创新的品质。那么如何做到这一点呢？

1.医学生要解放思想

解放思想就是思想不受禁锢，特别是传统观念和主观偏见的禁锢。一般而言，教科书上的知识是前人理论研究和临床经验的总结，是医学的宝贵财富，医学生应该高度重视并认真学习，但教科书上的知识并不是终极真理，随着医学的发展，有些理论可能会更新，甚至会被发现是错误的。医学生在学习书本知识的时候，既要认真学习，又要避免当作金科玉律，要有一定的批判态度。

2.医学生要求真务实

求真务实是实事求是的必然要求，就是要一切从实际出发，不唯书、不唯上，只唯实。医学是非常复杂的，疾病的具体表现形态千差万别，即使同一种病在不同患者身上可能也会有较大的症状差异。因此要透过现象看本质，并从表象中找出内在的机理。

3.医学生要有创新学习的态度

对医学生，在学习中不仅要认真学习，善于思考、掌握、加工、消化已有知识，还要敢于突破陈旧的思维定式，勇于开拓，不断激发自己的创新意识，培养创造性思维，为将来创造性工作打下基础。要意识到医学的创新是造福千万苍生伟大事业。

（一）热爱医学，承担使命

医学生进入医学院校之后，都会接触到医学生誓言。誓言里那句"我志愿献身医学，热爱祖国，忠于人民"是那么的神圣。的确，医学也正因为捍卫人类生命而神圣。医学专业和医学职业都是非常受社会尊重的。医学生应该为自己的选择感到自豪，也应该对自己选择的医学事业始终充满热爱。那么医学生应该怎样保持对医学的热爱呢？

1.医学生应对医学充满兴趣

爱因斯坦讲过兴趣是最好的老师。医学除了神圣之外，还博大精深、浩如烟海。在这种情况下，保持对医学的热爱便十分重要。医学研究的是人体和疾病，是要以科学的态度和方法了解人体、驱除疾病。医学里具有非常科学的知识，值得去探讨和追寻。

古罗马医学家盖伦把医学称作"伟大的艺术"，正验证了兼具科学性和人道性的医学非常值得热爱。

2. 医学生应有强烈的使命感和责任感

在保持对医学的热爱的同时，医学生还应清楚自身的使命。医学是专业性非常强的职业，必须要有受过专门训练的人才能够从事。因为医学生将来肩负的是人民的生命健康，所以要自觉肩负起这种担当，将医术发扬光大。李时珍之所以能写出《本草纲目》，就是源自强烈的责任心。李时珍发现以往的医书内容不完整，还有不少错误，才下决心写一部完整准确的医书。李时珍的成功，多源自对医学的热爱和担当。

（二）公平正直，淡泊名利

医学是崇高的，它需要从医者以内心的高尚来捍卫。病人难免会有职位财富上的高低贵贱，但在医者眼里应该一视同仁。医生从医时也难免会遇到功名利禄的诱惑，这时也应做到淡泊名利、宁静致远。要做到这一点，应向古代医家学习。

孙思邈作为一个被历代医家所推崇的"精诚大医"，他十分重视道德的自律和修养。隋唐两帝曾多次召其做官，他拒而不受，终身为民除疾治病。他为解除麻风病人的痛苦，竟带 600 余名患者同住深山老林，不怕传染，亲自看护，精心医治，详细记录病情变化和治疗过程，对病人"莫不一一亲自扶养"，共治愈了 60 多人。他德高望重，被人称为"孙真人"和"药王"。

医学又被称作"杏林"，这背后有一个动人的典故。传说三国时期江西名医董奉隐居庐山，居山不种田，为人治病，但董奉给人治病从不取钱，病人非要感谢，董奉便让人去庐山脚下种杏树。重病者种五株，轻者一株，结果几年后庐山脚下出现一片大杏林。每年所收之杏，董奉又用来资助求医的穷人。这个典故由此被称作"杏林春暖"，医界也因此被称作杏林。这个典故代表了我国古代医生淡泊名利的道德观。

（三）胆大心细，救治苍生

医学是风险非常高的职业，这要求从医者必须做到审慎。但临床中遇到的很多情况又要求医务人员处置要果断，否则可能会贻误病人治疗。这就要求医学生要具备心细与胆大辩证统一的处事品质。胆大心细看似矛盾，其实是有机统一的。那么如何做到胆大心细呢？

1. 要正确理解胆大和心细

胆大是要求处置果断，判断力准确，不要贻误时机。心细是指处置要细心，要严格遵守操作规程，避免出现不该有的失误，并尽最大可能把对病人的不可避免的伤害降至最低。孙思邈所讲的"胆欲大而心欲小"其实就是对胆大心细的最好诠释。胆子要大，要敢放开手脚；同时也要有"如临深渊、如履薄冰"的审慎。

2. 要有扎实的理论功底和丰富的临床经验

俗话说"艺高人胆大"，就是说人的功夫到家了自然处理问题就能有条不紊、拿捏得当。临床上很多年轻医务人员羡慕前辈医生护士处理问题的技术，实际上这来自于扎实的理论功底和多年的临床经验，即见多识广。医学生在学校期间就要多读书，打好理论基础；走上临床后要多实践，功底自然也会有。

医学是治病救人的事业，医生的价值在于病人身上。从医者应该把救治苍生作为基本职责。中医鼻祖扁鹊原名秦越人，一生都在周游列国；为民治病，可以说是名副其实的苍生大医。而当代人从医条件比以前好了许多，就更应该以人民健康为念，想病人所想。如此正如孙思邈所言："凡大医治病，必当安神定志，无欲无求，先发大慈恻隐之心，誓愿普救含灵之苦。若有疾厄来求救者，不得问其贵贱贫富，长幼妍媸，怨亲善友，华夷愚智，普同一等，皆如至亲之想。亦不得瞻前顾后，自虑吉凶，护惜身命。如此为苍生大医，反此则含灵巨贼。"

第四章 医务人员医患沟通能力的培养

第一节 医患沟通的含义

（一）医患沟通内涵

医患沟通主要是指在医疗卫生和保健工作中，医患双方围绕伤病、诊疗、健康及相关因素等主题，以医方为主导，通过各种有特征的全方位信息的多途径交流，科学地指引诊疗患者的伤病，使医患双方形成共识并建立信任合作关系，达到维护人类健康、促进医学发展和社会进步的目的。广义的医患沟通是指医护人员、卫生管理人员及各种医疗卫生及教育机构，围绕医疗卫生和健康服务的法律法规、政策制度、道德与规范、医疗技术与服务标准、医学人才培养等方面，以各种方式与社会进行的沟通交流，改善公众对医疗卫生行业的认识，促进医患双方的信任与合作，推动医学发展和社会进步。

（二）医患沟通要素

医患沟通是医疗过程中信息传递、理解和反馈的过程。通常借助于语言、表情、电话、网络和书信等方式在事实、思想、意见、情感等信息方面的交流，达到双方对信息的共同理解和认识，取得相互之间的了解和信任，形成良好的合作关系，从而实现对行为的调节。

人际沟通的最基本要素是：信息的发出者、接受者、信息、沟通的渠道和载体及反映或反馈。医患沟通是一般人际沟通的特殊形式，其主要包括三方面的要素：第一是信息的传递，包括语言信息和非语言信息如身体语言，如果信息未能传递到既定对象，则无沟通可言。第二是双方准确地理解信息的意义。如果沟通双方存在利益、价值观、背景等差异，信息的传递并不能保证双方对信息有共同和准确的理解。第三是双向的、互动的信息传递和反馈过程。沟通要产生预期的结果，需要沟通双方积极参与，共同努力。如果信息接受者对发出的信息不作出适时的反馈，沟通的有效性将会受到阻碍。

医患在进行沟通前必须进行准备，需要在自己丰富的记忆里依据明确的沟通目的选择试图沟通的信息。医患沟通的信息不仅包括患者的伤病信息和医者的诊疗信息，还包括与之相关的价值信念、伦理观念、经济利益、法律规章、文化习俗、情感意志等。这些复杂的信息交织在一起，相互影响，使医患沟通既包含了一般人际沟通的共性，又具有其特殊性，并通过语言、行为及环境以多途径多形式进行传递。

医生和患者所面对的共同敌人是疾病，共同的目标是战胜疾病。双方必须互相信赖与默契配合才能很好地达到共同的目标。而建立起这种信赖与合作的关系，在很大程度上需要有效的医患沟通。

（一）医患沟通的意义

1.医学科学发展的需要

医学的发展是医生为患者进行诊疗实践的经验积累过程。人体也是一个极为复杂的系统，在某一特定时刻对生命现象某些指标的观察和取得，总带有一定的局限性，要通过医患之间的相互协调的观察和验证，以及相互交流才能一步一步地去获得。对于医学理论与医学概念的理解，依赖于医患之间共同构成的、以心理空间和背景空间等要素为基础的"理解语境"。医学科学是一门实践性强、风险性高的学科，许多疾病还有很多没有被人类完全认识；有的虽已认识，但也没有行之有效的治疗方法，对疾病的认识和治疗，需要广大医务工作者的不断探索，同时也需要广大患者及其家属的理解和配合。医疗服务是以专业知识和技术为主的高科技服务，医患之间的认知交往存在于诊疗过程的始终，医疗活动必须由医患双方共同参与完成，人类对疾病和健康的知识才能不断的进步和完善。医学体现人类对生命的崇高敬意，治愈疾病、保持健康是医学科学发展的目的，也是人类发展的需要，良好的医患沟通是医学科学发展的基本前提。

2.医疗活动的前提

医疗服务是以专业知识和技术为主的高科技服务，医患认知交往存在于诊疗过程的始终。医疗活动必须由医患双方共同参与完成，服务的有效和高质量，必须建立在良好的医患沟通的基础上。疾病诊断的前提是对患者疾病起因、发展过程的了解，病史采集和体格检查就是与患者沟通和交流的过程，这一过程的质量，决定了病史采集的可靠程度和体格检查的可信度。英国著名学者汉普顿等人的实践表明：一般医院

82.5%的医生仅凭采集病史，就可以做出诊断；需要体检帮助诊断的只有8.75%；需要进一步辅助检查帮助诊断的也只有8.75%。可见医患沟通对患者疾病诊断的重要性。医生在进行医疗服务时，带有个人医学体验和认识，有义务将自己对疾病的看法以及治疗中的要求等信息传输给患者，患者将对这种医疗信号的理解、治疗过程中的心理感受和生理反应反馈给医生，这种信息传输与反馈循环贯穿于整个医疗活动。

医学专家们发现，现代医学越来越需要患者的主动参与和配合，医患双方越来越需要有共同的思维和语言，只有这样，才能战胜疾病。医患沟通将研究怎样调动患者及其家属的积极性，把心理和社会因素转化为积极的手段与方法，融合进现代医学诊治疾病和维护健康的技术之中，这有利于加强医学实践中的人文精神，也是现代医学模式所必需的。

3.医学人文精神的体现

医学面对的是人与人的问题，所以医学的本质是"人学"。首先，表现为人性中对生命平等、健康公平、医学公平的渴望与医学现实之间的矛盾。其次，理论上生命的宝贵与现实中人的生命的无助与脆弱在医学中形成强烈反差。遗憾的是，长期以来临床上注重以"治病"为中心的医疗技术的发展和应用，而普遍疏忽了从医学诞生最初的"人性关怀、安慰"的责任。医患沟通体现了医疗活动中的人文精神，有助于避免医患关系的单纯技术化和医学目的和价值的功利化，可有效保证人与人之间的平等、医疗服务的公正性和公平性，最大程度地满足患者的需求。相当多的医患冲突不是由医疗技术服务的原因引起的，而往往是由于医患之间的沟通不畅或是交流质量不高造成的。由于医患相互交流不足和沟通不够，致使患者对医疗服务内容与方式的理解与医务人员不一致，进而信任感下降，导致医疗纠纷。

加强医患沟通，既能有效地了解患者的需求，又是心理疏导的一种有效手段，解惑释疑，减少医患间不必要的误会。只有通过医患沟通，才能体现以人为本，在疾病诊治的过程中，医生才能以理智感、医德情感、美感来满足患者健康的愿望和社会心理需求，从而实现医治疾病、减轻痛苦、促进康复，提高人的生命质量和健康素质，展示医学科学的价值；才能维护医疗活动中的技术责任，保障医疗活动中医患双方个性得到发展，才有可能构建和谐的医患关系。

（二）医患沟通的作用

1.良好的医患沟通有助于提高医疗效果

高质量的医患沟通可以帮助建立医患信任关系，对治疗有积极的作用。好的医生会用简短的问候，友好的微笑及关切的声音，给患者传递温暖与关爱，让患者觉得其可以信赖。当患者对医生感到信任时，也会相应地向其表露更多更准确的信息，这对病情诊断及治疗方案的选择都是极其重要的。

有效的医患沟通对治疗效果的作用可以体现在很多方面，包括减缓症状，改善生理功能，控制病痛，甚至提高心理健康。例如，在手术前与乳腺癌患者真诚、仔细地讨论手术方案，帮助患者在心理上接受手术，会明显减缓其对手术的担心与焦虑。良好的医患沟通还有助于患者严格遵照医嘱，很好地执行医疗计划。优秀的医生把患者当作伙伴，鼓励患者参与医疗方案的制订，让患者感到最后确定的医疗计划则是他与医生一起制订的，从而更容易接受与配合医生执行治疗计划。

2.良好的医患沟通会增加医生对工作的满意度

接诊患者并与患者沟通是医生的重要工作环节，如果总是感到与患者很难沟通，甚至因患者沟通的问题而发生医患纠纷，则会对医生造成很大的精神压力。具有良好的与患者沟通的能力的医生能够显得更自信，并能更有效地应对愤怒与怀有敌意的患者。其实，良好的沟通能力对医生个人的益处远远超出临床工作的范围，具有良好的沟通能力会有助于婚姻的稳定与家庭的幸福，沟通能力是任何工作都十分需要的一种技能。

3.良好的医患沟通会增加患者的满意度

首先，良好的医患沟通能让患者更满意是因为它对于患者的病情诊断、治疗与康复有显著的促进作用。其次，与患者进行沟通能够有助于满足患者心理需要。患者对医生的期望远远超出医生的单纯的医学技术范畴，他们希望医生还能对他们表现出应有的尊重，愿意倾听他们的诉说，同情他们的遭遇与身心痛苦，同时给予他们适当的精神支持。

4.良好的医患沟通有助于降低医患纠纷

良好的医患沟通能提高诊断的准确率、降低发生错误的可能，从而相应地降低因误诊引起的投诉，能让患者及其家属对治疗效果有比较现实的预期。即使最后的治疗结果不太理想时，患者或其家属也较能够接受，也不会简单地怪罪于医生。

第二节　医患沟通的影响因素

古希腊名医希波克拉底说过："了解什么样的人得了病比了解一个人得了什么病更重要。"良好的医患关系可使双方保持积极的情绪状态，增强患者对医生的信任以及对医嘱的依从性，减少消极情绪状态对疾病的不良影响，有利于患者疾病的治疗和康复，也有利于医生以积极的情绪状态从事临床医疗工作。因此，我们需要分析和了解医患关系的影响因素，利用其中的积极因素，能够减少和避免消极因素的不良影响。医患关系及其医患沟通的影响因素是多方面的，既有社会文化因素，也有医患双方的个人因素。

首先，在我国传统的医生教育培训体系方面，对人文医学的重视不够，只注重疾病的生物学方面，而忽略了医学的社会学与心理学方面，很少培养学生如何有效与患者沟通的能力。其次，我国的医疗机构体制方面存在一些缺陷，使一些医疗机构及个人过于注重经济利益，一定程度上必然鼓励医生在有限的时间内尽可能多地接诊患者，而不愿花太多时间与患者沟通。有些医疗机构甚至从考核与奖惩制度上不鼓励医生与患者沟通。另外医疗资源分配不合理，大医院容易获得更多的资源，而边远地区及社区医院在资源分配上往往遭受不公，导致许多患者都涌到大医院看病，造成这些医院的医疗人员超负荷工作，医生即使想与患者好好沟通，但也力不从心。

医生角色是一种社会角色，社会对于医生角色的界定和期待通常包括以下几个方面：诊断和治疗的责任，这种责任不仅对于个体，也针对整个群体；预防和保健的责任，强调的是应对各种可能发生的疾病，提前作出防御性反应；为社会提供安全感，这是这一行业存在的重要价值之一，医院以及医生的存在就是为现实中的群体健康提供生理、心理上的安全保证。

医生职业的心理特征，包括医生的心理需要、医生个体的人格特点及医疗环境中常见的应激源都会影响医生与患者的沟通和交流。

（一）医生的心理需要

1.生存需要

医生也像其他行业一样，通过临床医疗工作，给予患者诊断和治疗而获得相应的报酬，从而满足自己的生存需要，但人的生命价值和社会对医生角色的期望使得医生在实际工作中往往需要具备更强的责任感，付出更多的精力，敢冒更多的风险。现代社会不仅要求医生能够提供高质量的临床诊疗技术，还要求医生关注患者及家属的心理问题，能够提供高质量的心理支持，因而医生需要努力把自己锻炼成为高素质、高技术、高情商的专业技术人员，这样才能满足当今社会的需要。

医生作为一种职业是以特殊的劳动形式服务于社会的，这种劳动形式往往风险与责任同在，辛勤与尊重并存。医生在给患者解除病痛的同时承担相应的风险，疾病能够激发医生挑战的勇气与探索的兴趣，患者寄希望于医生，要求医生能够承担相应的责任，缺乏进取精神和害怕承担责任的医生就缺乏生存能力。

2.接纳与尊重的需要

医生在医疗行为中，一是需要同行的接纳和尊重，二是需要患者的接纳与尊重。前者主要是指需要同行对自己的接受以及对自己医疗水平的认可。此外，在医疗行为中，医生间相互嫉妒和诋毁，有的下级医生不愿听取上级医生的正确意见，或对于自己所出现的差错采取回避的态度，除了职业道德、行为规范等多因素以外，希望被同行接纳与尊重的需要也是重要的原因之一。

3.自我实现的需要

任何人均有自我实现的需要，医生也不例外。自我实现主要是指个体需要体现自己的存在对于别人、对于社会的价值。医生的自我实现的需要当然主要体现在通过治好患者来证明自己存在的价值，正是由于这种需要，促使医务人员不断地从医疗实践中去探索，不断地积累经验，使医疗水平不断提高。这本来是很自然的事情，但在某些情况下也可能会出现偏差，如为了追求治疗某种疾病成功的体验而忽略患者的感受，或者忽略患者的综合情况，或无视患者的权利等，最终可能会危及患者的利益和健康。

（二）医生职业的常见心理特征

1. 优越感

医生在患者及其家属面前的优越感来自两个方面：一是健康人对患者的优越感，往往会从和患者及家属的交流中不经意地流露出来，可明显地影响患者的心态；二是作为专业人员的优越感，医生提供了患者所急需的医疗服务，而这种服务对于患者来说是一种强制或被迫的需要，容易使医方有一种高于患方的感觉。在这种感觉的影响下，即使患者是以对等的方式与医方交流，也会使医生产生不好的感受，只有在患者自觉将自己降到从属地位的时候，医方才容易与患者接近。

2. 主宰欲和控制欲

医生的主宰欲和控制欲是以自身的优越感作为基础的，主要表现在医疗行为中希望自己有绝对的权威，希望患者及其亲属完全服从自己。当患者没有按照或者没有完全按照自己的指令行事，或根据自己所了解的医学知识提出疑问和看法的时候，有的医生，特别是颇有名望的医生会非常恼火，甚至非常愤怒，出现训斥患者及亲属或扬言不再为该患者进行诊治等现象。

3. 自卑和心理防御机制

有的医生不能领悟到自己在医疗行为中的自卑问题，由此很难调整和患者及其亲属的关系。如对于社会地位特别显赫的患者，或"财大气粗"的患者所表现出的过分谦卑；而对于社会地位较低的患者或者穷困患者表现出不屑一顾的态度。自卑感有时表现得相当隐晦，或者是以其他的方式表现出来。例如，有位患者在入院后觉得医院的膳食不好，亲属希望带患者外出就餐，因病情原因医生未能同意，此时其亲属向医生说明自己是该院上级主管行政部门的领导，希望能够给予照顾，医生面对此事反应相当激烈，认为患者亲属是利用自己的地位搞特殊，于是发生了争吵。这其实反映了医生的自卑，因为如果将其理解为寻求沟通的通常途径，结果就会完全两样。

在医疗行为中，医生的心理防御机制很常见。例如，当同事之间有矛盾、家里遇到烦心事情，或受到上司指责的时候，医生则会对患者冷漠或不耐烦，这是替代。当诊断和治疗遇到困难或受到挫折的时候，而这种困难或挫折实际上可能是医生的诊疗水平有限，有的医生很容易抱怨患者的不合作或不理解，甚至将诊疗中遇到的失败的主要责任归于患者，这是投射。当遇到求医的患者不合作、不遵医嘱，并直接造成了治疗目的不能顺利达成，此时，有的医生做出了愤怒的反应，甚至扬言不愿意再为患者治疗，理由是患者或亲属不听话，即退行，即无意识地采用发育早期的行为方式来应对当前危机。

在医疗行为中，医疗方承受着很多压力和冲突，出现心理防御现象理所当然，而防御方式与医生的性格、经历、教育背景甚至幼年时期的生活模式等多种因素有关。在医疗行为中，值得注意的问题是要经常地自我反省，只有这样，才能够不断地提高医疗服务水平。

(三) 护士的心理特征

护理人员的心理需要和职业心理特征与医生角色相似，但又有着自身角色特点。从事护理工作要求其自身的行为模式和文化习惯适应工作的需要，能够置身于护理对象的地域环境并能与他们共处，在心理上容纳护理对象，在行为上适应护理工作。现代医学和护理学的高速发展给护理工作提出了更高的要求，新的挑战、高难度的技术和理论要求、新的伦理道德冲突与困扰，常使护理人员身心疲惫、力不从心，逐渐陷入角色矛盾与困惑当中，产生角色失调，常见有以下几种类型。

1. 角色缺如

角色缺如指护理人员不能以其角色行为对待患者和工作。若一位刚住院被诊断为癌症的患者，对护理人员述说夜间因癌症疼痛及对疾病的恐惧难以入睡时，其本意是希望得到护理人员的同情和心理支持，但护理人员却说："得病哪能不痛苦，癌症是世界性疑难病症，害怕也没用。"这位护理人员此时就没有表现出与其角色相适应的行为。

2. 角色冲突

角色冲突是指个人难以满足不同社会角色的各种要求时的心理矛盾。如一位护理人员正在病房抢救一位生命垂危的患者，突然接到孩子生病的消息，要她迅速回家。此时，抢救患者是她护理人员角色赋予的职责，而立即回家照顾生病的孩子是她作为母亲不可推卸的另一角色责任。

3. 角色不完善

角色不完善是指科学文化知识、护理学专业理论与技能、人际交流与护患沟通技巧等知识的缺乏，而导致护理人员的角色行为未达到预期的角色期望。如在给一位高血压患者做出院指导时，只告知患者出院后要建立良好的生活方式，但却不能详细告知良好的生活方式包括哪些内容，又该如何建立，从而使这位患者在出院后不久，因高盐饮食、饮酒过度导致血压居高不下，再次住院治疗。

4. 角色强化

由于长期从事护理患者的工作，部分护理人员会不自觉地出现一种定势心理，视自己为"照顾者"，把护理对象视为"弱者和被照顾者"，这就是角色强化。例如，对于慢性病患者，护理人员本应调动其积极性和主动性，让他们主动参与护理与自护。而有的护理人员则认为患者什么都不懂，什么都不知道，把自己当成护理活动的决定者、主宰者，患者应完全听从护理人员的安排和处理，被动服从，这是角色行为增强的一种表现。

除了上述的影响因素，医护人员个体的心理健康水平和个性特征也直接影响有效的医患沟通。具体体现在合理的认知、良好的情绪和完善的人格等方面。

医护人员除了具有相当的医学知识技能和更新知识的能力外，还必须具备对患者、疾病和诊疗过程的合理认知。医务人员应以患者为本，全面地收集信息，客观地观察、思考和评价医疗工作及医患关系中的各种问题，同时应该合理地评价自我。不合理的认知会引起医务人员的负性情绪及其不恰当的行为，不仅会影响诊疗工作的正常进行，也难以建立良好的医患关系。

由于医护人员自身也有很复杂的心理活动，也生活在现实的社会环境中，也会因工作、生活等多方面的压力而引起情绪方面的反应和波动。情绪不仅会影响医务人员的工作状态和医疗工作的质量，也会严重地影响医患沟通。假如医务人员不具备调整和把握自己情绪状态的能力，将会给患者带来消极的影响，很难进行积极有效的沟通。

人格指的是个体相对稳定的思考模式和行为方式。若医务人员的人格不成熟，或偏离正常，或与患者的个性差异很大，就可能出现不适应的行为，如冲动、偏执等，这些特点都可能成为医患沟通过程中的阻碍。医务人员的行为模式若能与患者的期待和愿望相符合，就能增强医患之间人际吸引力，有利于建立和保持相互之间尊重、融洽和合作的医患关系。

（四）医护人员常见的心理应激

当前医疗环境紧张，医护人员经常处于高水平的应激环境下，严重影响了医护人员的身心健康和工作质量，同时，也严重地影响了医患沟通的质量。

1.生理方面

以患者为中心的医疗服务模式要求医护人员为患者提供生理、心理、社会和文化的全面照顾，这就需要医护人员既要有创造性的工作能力、不断进取的学习能力，还要有独立解决问题的判断能力和良好的沟通协调能力，从而使医护人员付出了更多的劳动和精力，致使医护人员处于超负荷工作状态，特别是常年值夜班的工作方式，日常生活没有规律，没有周末和法定节假日的定时休息，会导致医护人员身心疲惫，精力匮乏，成为引起应激的重要原因之一。

2.心理方面

医疗卫生行业是"职业暴露"的高危人群，每天面对的是深受病痛折磨的患者，听到的是痛苦的呻吟，看到的是抑郁悲伤的面孔，尤其是面对危重濒死者、伤残者以及死亡的残酷现实，医护人员有时会有一种否认自身价值的无可奈何之感，继而产生痛苦和忧伤的心境。这种不良的心理因素以及职业环境造成的高度紧张易使医护人员出现心理应激。

3.社会和文化方面

随着医学的发展和医学模式的转变，社会对医疗护理工作的要求越来越高。医护人员在完成本职工作的同时，要接受终身教育，提高知识和技能水平，熟悉相关法律知识等，否则将面临被淘汰的危险，这些均可使医护人员产生应激。风俗习惯、宗教信仰、文化差异等使医护人员在工作中建立的人际关系错综复杂，主要包括与患者、患者家属、同事、护士等之间的关系，如不能很好地处理，就会陷入人际关系冲突的困境，从而产生心理应激。

长期处于慢性应激状态容易导致各种心理问题，表现为抑郁、焦虑、沮丧、不满、厌倦、心理疲惫、自卑以及冷漠心理等，甚至产生冲动行为，导致人际关系更加恶化，同时，必然影响良好和有效的医患沟通。

（一）患者求医行为的一般特点

患病时的个体被疾病的痛苦所折磨，有治疗和康复的需要和行为，个体需从其他社会角色转换到患者角色，就会有求医行为。求医行为是一种复杂的社会行为，受到诸多因素影响，如对疾病性质和严重程度的认识水平、对症状或不适的心理体验及耐受程度，以及社会地位和经济状况等，都影响患者的求医行为。患者就医时一般具有以下特点。

1. 求医心切

患者无论是患有大病或小病、急性病或慢性病，当他们到医院中看病时都怀着迫切的愿望，希望医生能以最好的医术，在最短的时间内把疾病治愈。虽然患者也有一定的医学常识，了解不同的疾病有各自的规律，但他们都怀着满腔的期望，要求医生给予最好的服务。

2. 高度的自我中心

许多患者（尤其是慢性疾病）在承担起患者的角色后都开始明显关注自己，希望医生能对自己的疾病十分重视，也希望家人都关心和照顾他，甚至还会出现对医生提出过分要求和过分依赖的倾向。

3. 明显的情感反应

患者对医生的期望因患者自身的年龄、性别、人格、社会处境和所患疾病的不同而有差别。因此，每个患者对医生所抱的态度和表现的情绪状态有很大的差异。常见的患病后情绪变化有：恐惧、害怕、焦虑、紧张、抑郁、悲伤、依赖、无助、愤怒、敌意等。因此，医生必须对患者的情绪反应有相应的敏感性，关注他们的情绪反应和情绪变化。

（二）患者的心理需要

了解患者的心理需要变化，是医务人员提高医疗服务质量和有效沟通的重要前提。患者的心理需要大致包括以下几个方面。

1. 患病期间的生存需要

人们在身体健康时对饮食、呼吸、排泄、睡眠及躯体舒适等生存需要很容易被满足，患病后这些基本生存需要的满足则受到阻碍或威胁。不同种类的疾病及病情严重程度对生存需要的影响程度不一样。例如，吞咽障碍患者对食物需要的满足受到影响、呼吸困难患者对吸入氧气和呼出二氧化碳的需要受到影响等，不仅直接影响生理功能，对情绪也有极大影响。患者最基本的生理需要还包括解除疾病痛苦和恢复身体健康。

2. 患病期间的安全需要

疾病本身就是对安全需要的威胁。患病时日常生活秩序受到干扰，患者会产生不安全感，丧失安全感常使患者害怕独处，唯恐发生意外，由此体验到深深的孤独，热切期盼亲人的呵护。患者和家属非常迫切地需要知道伤病的诊断结论、治疗方案、预后结果、康复指导、医疗费用等翔实的信息，以便做好充分的心理和相关准备。及时、准确地与患者和家属沟通这些信息，既是对患者知情权的尊重，也有利于开展医疗工作，避免医患纠纷。

3.社会联系和交往的需要

患者需要被关心和接纳。患病住院后与亲友分离，接触新异的检查与治疗，患者特别需要医护人员和亲人的关怀、同情和理解；同时，患者入院后改变了原来的生活规律和习惯，进入到一个陌生环境，患者需要尽快地熟悉环境，被新的群体接纳，需要与病友沟通，在情感上被接纳。另外，患者需要社会联系与交往。除了与医护人员和病友交往，患者还需要与家庭成员沟通、与同事和朋友保持联系和交往。

4.患病期间尊重的需要

疾病可能干扰患者尊重需要的满足。患者常感到成为别人的负担或累赘，自信心降低，因而可能对尊重的需要会强于健康人。患者需要得到人格的尊重，需要保密隐私；另外，向患者提供与疾病有关的诊治信息及患者的知情同意，也体现了对患者的尊重。患者入院后在适应新环境中需要得到有关信息，包括了解住院生活制度、自己疾病的诊断和预后、治疗计划、手术效果以及如何配合治疗，主管的医生和护士的技术水平等。了解这些信息会增强患者战胜疾病的信心，与医护人员更为合作，从而有利于治疗和康复。

5.患病时的自我成就需要

患病时，最难以满足的就是自我成就的需要，主要表现在表达个性和发展个人的能力方面感到力不从心，成就感下降，特别是有些意外事故致残者，其自我成就需要受挫更严重。因此鼓励患者战胜病痛，对生活充满信心则显得尤为重要。

患者的心理需要会以各种方式表现出来，若得不到满足便会产生一些抵触行为。所以，医护人员应认识和了解患者的心理需要，及时沟通，根据具体患者的心身特点加以引导和解决。

（三）患者的一般心理特征

患病状态下，患者会出现一些和健康人不同的心理反应。健康人的心理活动主要是适应社会生活，而患者的心理活动则更多地指向于自身与疾病。不同年龄、性别及不同种类疾病的患者其心理变化都有不同的特点，研究表明，患者在患病期间普遍会有以下几种心理特征。

1.患者的认知活动特征

（1）感知觉异常。在感知方面，患者的注意力由外部世界转向自身的体验和感受，感知觉的指向性、选择性及范围都相应地发生了变化。进入患者角色后，由于疾病的反应和角色的变化，患者的主观感觉异常、敏感性增强。患者对自然环境的变化，如声、光及温度等特别敏感，稍有声响就紧张不安；对躯体反应的感受性增高，尤其对自身的呼吸、血压、心跳、胃肠蠕动及体位等感觉都异常敏感，对症状的敏感性增强。由于主观感觉异常，患者还会出现时间知觉异常和空间知觉异常，有的患者甚至会出现味觉异常等现象。

（2）记忆和思维能力受损。在记忆中，患者存在着不同程度的记忆力异常。一些躯体疾病伴发明显的记忆减退，如某些脑器质性病变、慢性肾功能衰竭等。另外，患者的思维活动也受到一定的影响，判断能力下降，猜疑心理明显，也常常影响患者对客观事物正确的判断。多数脑血管疾病的患者均伴有不同程度的认知功能损害，而血糖的波动可直接影响糖尿病患者的注意力、定向力、记忆和思维等，慢性阻塞性肺疾病的后果是呼吸衰竭和脑缺氧，对病情严重的患者在病情缓解时做神经心理成套测试表明：注意测验、语词性及视觉记忆、一般智力及数学问题解决等认知功能均有损害。

2.患者的情绪特征

情绪不稳定是患病后普遍存在的情绪反应，患者控制能力下降，易激惹。如甲状腺机能亢进的患者几乎都伴有情绪变化，表现为紧张、易激动以及情绪不稳定。临床上常见的患者的情绪问题有焦虑、抑郁及愤怒。

（1）焦虑。焦虑是个体感受到威胁或预期要发生不良后果时所产生的情绪体验。产生焦虑的原因主要是患者对疾病的担心，对疾病的性质、转归和预后不明确；对带有一定危险性的检查和治疗怀疑其可靠性和安全性；对医院陌生环境或监护室的紧张氛围感到担心和害怕，尤其是目睹危重患者的抢救过程或死亡的情景。

（2）抑郁。抑郁是以情绪低落、兴趣缺乏等情感活动减退为主要特征的一组症状。严重的器官功能丧失、预后不良的疾病、危重疾病及某些对工作和生活影响较大的疾病更容易使患者产生抑郁情绪；另外，抑郁情绪的产生还与患者的个性及社会经济因素有关。

（3）愤怒。愤怒是个体在追求某一目标的道路上遇到障碍，受到挫折时所产生的一种紧张情绪。患者往往认为自己得病是不公平的、倒霉的，再加上疾病的痛苦，使患者感到愤怒；同时，由于各种原因使患者的治疗受阻或病情恶化，或发生医患冲突，都会使患者产生愤怒情绪。愤怒常伴随攻击性行为，愤怒可指向外部，患者会向周围的人如亲友和医护人员失去理智地发泄不满和怨恨的情绪；愤怒还可能指向自身，表现为患者的自我惩罚和自我伤害，如拒绝正当的治疗，甚至破坏正在采取的措施和已经取得的疗效。

3.患者的意志行为特点

治疗疾病的过程对患者来说也是一个以恢复健康为目的的意志活动，患病后患者主要表现为意志行为的主动性降低，对他人的依赖性增加，如有的患者意志力减退，不能按医生的要求完成治疗，使疗效受到影响。许多患者有行为退化的现象。行为退化指的是患者的行为表现与年龄、社会角色不相称，显得幼稚，退回到婴幼儿时期的模式。如躯体不适时发出呻吟、哭泣，甚至喊叫，引起周围人的注意，获得关心与同情。自己能料理的日常生活也要依赖他人去做，希望得到家人、朋友、护理人员无微不至的照顾与关怀。

4.患者的个性改变

一般来说个性是比较稳定的，通常不会随时间和环境的变化而发生改变，但在患病情况下，部分患者会出现个性的改变。患者可表现为独立性降低而依赖性增强，被动、顺从，缺乏自尊等。尤其对于一些慢性迁延疾病或疾病导致的体象改变，疾病对患者的生活影响很大，患者常常很难适应新的行为模式，以致改变了患者原有的一些思维模式和行为方式，使个性发生了改变。如一些患者患病后变得自卑、自责等；部分截肢患者可能会变得自卑、冷漠；脑卒中后可致人格衰退，患者则可能变得孤僻和退缩。

第三节　医患沟通的技能

（一）职业化的态度

态度是人们对外界事物现象的评价，它由情感成分（对态度对象的情绪反应：喜爱、厌恶等）、认知成分（对态度对象的想法和信念：认识、评价等）和行为成分（对态度对象采取的行动或可观察的行为）组成。职业化是指在某个领域以特殊的技能服务于社会与公众利益的一个承诺。对于职业化的从业人员来说，专业知识技能在其获得从业资格之时都已经通过了严格的考核。所以，他们在工作中所表现出的职业化水平，更多时候是由其职业道德水平所决定的。若一个人不能认同所从事职业所追求的使命及对公众所作的承诺，如果一个人不能在工作上处处以其行业的道德规范来要求与约束自己，那他最多只能算是一名专业人员，而算不上一名职业工作者。

医患关系具有特殊性。首先，医生拥有关乎患者性命的专业技能和对医疗信息绝对优势的掌握，而患者又依赖于医生的帮助，这就决定了医生在医患关系中自然处于主导地位；其次，医生由于拥有高学历和高度的专业技能，很多时候会有意无意间流露出优越与傲慢感，而其所服务的患者很容易产生一种恐惧与谦卑的心理；另外，患者在治疗过程中有时需要向医生暴露生理与心理隐私，因此非常需要医生能保护其隐私和尊严。从上面这些医患关系的特殊性中，我们可以看到医生的职业道德的重要性。

医学职业道德所涉及的是"医务人员职业活动中与伤病员的关系，也涉及医务人员相互之间、医务人员与社会之间的关系"。医德与医学技能是医生实践其职业承诺走向职业化的支柱。我国著名的医学家吴阶平认为，医德甚至比医生的专业技能更为重要，因为医德可以在一定程度上弥补医技的缺陷，而医技却不能弥补医德的不足。医德规范由两大部分组成：以价值观表述的医德原则及类似于法律条文的具体医德规范，而这具有互补性。

以价值观表述的医德原则包括：①自主选择原则：患者有权获知有关自己的医疗信息并且有权拒绝接受任何治疗。②无害原则：这一原则实际上由希波克拉底誓言中关于医生不应该做出伤害患者的部分而来的。③有益原则：是指医生所采取的治疗措施应该是有益于患者的。④公正性原则：作为医生应该能平等对待不同生活背景的患者，公平地分配其有限的医疗资源。

（二）医德与医患沟通之间的关系

在上面对医德所包含的价值观的描述中，我们看到，与患者及家属进行有效的沟通是医德的一个重要方面。另外，医德的其他方面，如尊重他人，诚实正直，富有同情心等都会对医患沟通产生重要的影响。崇高医德使得医生愿意与患者及其家属沟通。职业化的医生从内心认同医生这一职业具有的神圣的使命感，能够在实践中关心患者的疾苦，愿意尽可能帮助患者解决问题。富有高度职业精神的医生必然愿意通过各种方法来提高自己的医患沟通水平，且在困难的情况下能够勇于与患者沟通，很多时候这意味着将要承担的责任。

如何提高医生的职业道德水平，是有效提高医患沟通能力水平的重要基础。以能力模型为基础来设计医德培养的内容及其培养方法通常包括以下三个方面。

一是品格培养：品格是一个人能对作为医生的崇高使命有发自内心的认同，能够自然真诚地热爱患者，甚至在有生命危险的情况下也能把患者的利益放在首位。品格的培养往往需要很长的时间，培养者自己必须能起到表率作用，整个社会的风气对于品格的培养也很重要。

二是认知技能：对于认知技能培养，常用的方法就是为学习者提供多种多样的道德两难问题，让其分析讨论寻找出最佳的决策。

三是行为技能：无论是品格上的培养，还是认知能力的开发，医生的表现最终需要通过自己的行为反映出来。行为技能的培养主要以各种演示与模拟的方法来进行。

（三）态度性技巧

在医患沟通过程中，沟通态度通过医生的言语、行为、表情等表现出来后，首先就直接对沟通关系产生影响。尊重、热情、真诚的沟通态度，是建立良好和谐的医患关系的前提。

尊重的态度是建立相互信赖的医患关系的基本要素，当患者受到尊重时，就意味着他受到了平等的对待，得到了医生的承认和肯定。当你在接诊中尊重患者时，就是向他传递这样的信息："你对我很重要"，"我理解并信任你"。这样的氛围，常常能唤醒患者的自尊和自信，产生对医生的信任。医生对患者的尊重，主要体现在以下几个方面：①对患者的接纳：把患者看成具有人权、价值、情感和独立人格的人，接纳一个有可能价值观和自己不同、生活方式相差甚远的患者，并与之平等交流；尊重意味着，无论患者贫贱富贵、相貌美丑、地位高低、脾气好坏等，医生都应该一视同仁，予以相同的尊重。②对患者的礼貌：无论患者的社会地位、经济状况以及个性特点如何，医生都应以礼相待，不轻视，也不奉承。③对患者的信任：医生应该相信患者具有自我调节、自我发展的能力，但这种能力有时会受到自身和环境的阻碍，需要外界的支持和帮助，医生应给予充分的理解和信任，对患者的信任往往会换来医患双方的互相信任，是良好医患关系的基础。④对患者隐私的保护：对于患者暂时不愿透露而与治疗密切相关的隐私，医生应该创造安全的氛围，以取得患者的信任；与治疗无关的隐私，医生不得随便干预或是出于好奇而去探问。

热情与尊重相比，充满丰富的情感色彩。热情是人际沟通的必备素质，医生热情的态度，会让患者感到自己受到了最友好的接待，有利于建立良好的医患关系。医生对患者热情的态度主要体现在：初次见面时对患者这个人的兴趣，消除患者紧张不安的心情，拉近医患之间的距离；交流过程中对患者的关注，能让患者体会到医生对自己的在意，感受到医生的热情，这会大大激发患者与医生的合作愿望；在交流结束时，对患者的支持和鼓励，将会极大地激发患者参与治疗的积极性。

真诚是指在医疗过程中，医生不把自己藏在专业角色后面，而是表里一致、真实可信地置身于与患者的关系之中。真诚是内心的自然流露，不是依靠技巧或其他手段来获得的。真诚建立在对人的乐观看法、相信对方是值得信赖的、对患者及周围人充满关心和爱护的基础上。同时，真诚的人必须接纳自己，对自己非常有信心。医生对患者真诚的态度，主要体现在以下几个方面：真实地表达自己的感受，但不能简单地把真诚与心直口快、实话实说等同起来；真诚地面对自己，承认并接受自己的不足，并向患者坦诚地表达自己的不足；真情实感的流露常常能起到很好的示范作用，能鼓励患者充分暴露内心的想法或担忧。但医生在自我流露时一定要有节制，要以鼓励、激发患者的自我流露为目的，而无法以此作为自我情感的宣泄。

一般人平均说话的速度大约为每分钟130字，听别人说话时需要集中注意力，要对所听到的信息进行快速加工，因此要较长时间地集中注意听别人说话并能理解明白并不是一件很轻松的事，稍微不留神就会漏掉一些信息。即使非常注意听别人说话，也常常会发生误解。因为每个人头脑中的知识结构与经验乃至习惯都不同，对同一词语的意义就有可能有不同的理解。对于医生来说，运用倾听技能能够帮助：①建立良好的医患关系。②能够从整体上全面地对患者进行了解与理解。③能够帮助获得对于疾病的诊断信息，以及患者对于疾病的心理感受方面的信息，从而有助于为患者提供最有效的治疗。④能够有助于在诊断及治疗方面与患者达成一致。当医生愿意倾听患者的述说时，患者也会相应地愿意倾听医生说话。

（一）倾听的基本原则

1. 用"心"去倾听患者的谈话

美国著名心理学家卡尔·罗杰斯说，聆听别人说话可以是一件非常困难的活动。首先需要我们对说话者怀有敬意并由衷的关心。在聆听别人说话时不仅需要用耳朵，还需要用眼睛、思想、乃至想象，最重要的是要用心。相对于普通的人际沟通，医患沟通中医生作为听者的时间应该更多一些，但遗憾的是，倾听常常被繁忙的医生所忽视。有调查发现，患者对医生极其不满的行为之一即医生经常打断患者的叙述。一项近期研究显示，在一个长达20分钟的会面里，医生只给患者一分多钟的时间说话。有时医生即使听了患者的叙述，但由于不知道准确的倾听方法，同样听不到关键的信息，以至于出现诊断和治疗上的错误。

2.患者说话需要发挥主动性

听人说话不是许多人所想象的一种非常被动的活动。实际上，医生在听患者说话需要很强的主动性，因为不仅要明白患者在说什么，还需要透过其言语来分析其患病背景，对患病的态度，及其想要表达的情感，甚至其内心所想但没有表达出来的含义等。

3.对患者的谈话给予尊重和肯定

优秀倾听者就是听患者说话时总能发现一些值得尊重与肯定的地方。很多时候，我们在听别人说话时，倾向于发现说话者的错误与缺点，以至于往往最终不能同意其所表达的观点或感受。有位名人曾说过："我可以不赞同你的观点，但是会尊重你说话的权利。"观点得不到认同对任何人都不是一件愉快的事情。希望自己的谈话得到医生尊重是患者期待的事情，这里所说的尊重既包括对患者本人的尊重，也包括对其表述的观点与感受的尊重。

4.说话时不要急于如何回应

做一个好的聆听者必须能首先听清楚患者说的话以及其隐含的意思。很多时候医生听患者说话时，有意无意地在头脑中设计自己该如何应对，还可能由此产生出很多其他的想法。这样做的结果是一开始沟通就把注意力集中于自己的内心活动上，而无法全身心地去听。当无法集中注意力去听患者说话时，即便能听明白表面的言语意义，很可能会无暇去感知那些隐含的含义，特别是一些情感成分。

（二）医生倾听的不良习惯

1.患者所说的话题不感兴趣时无意识地关闭听觉的闸门，容易出现厌倦与不耐烦，对对方的话充耳不闻。在这种时候医生需要更加专注，更加耐心，并需要努力压制想控制话题的冲动。

2.有时虽然对患者的谈话不感兴趣，却装出一副认真听讲的样子。虽然可能是出于礼貌，但这种弄虚作假的技巧看似聪明，实则危险。因为患者常常能觉察出医生是在真心听他说话，还是敷衍了事。

3.患者说话时，医生如果一边听，一边在想其他的事情，这种一心二用的结果是无法对于患者的言语信息进行深度加工，患者也很容易知道你没有全神贯注地听他说话。

4.环境中总是存在一些容易让我们在听别人说话时开小差的干扰信号，甚至头脑中的一些想法也会让我们走神。有时在听患者说话时，常常无法集中注意力听患者说什么，而是时不时受患者的相貌、穿着及行为举止干扰。

5.医生由于专业的训练，在为患者做检查时往往会注意一些事实与具体的数字，而对同样重要的信息，如患者的内心感受，行为及其意图，却容易疏忽。

6.有些患者说话的方式很具有表现力或煽动性，医生很容易把其注意力都集中在患者的谈话表现方式上，而忽略其所说的内容与意义。如果患者的言语具有指责或挑衅时，医生可能会把注意力转移到如何为自己辩解或对对方进行反击上。

7.虽然做笔录对我们获取患者的信息非常重要，但如果运用不当，它会分散我们听人说话的注意力。有时会因此跟不上患者的述说而让患者感到不安。为避免笔录成为沟通障碍，最好是只对一些关键的词语进行记录，帮助在谈话结束之后进行回忆。

（三）倾听的常见误区

医患沟通中，倾听是建立良好医患关系的基本能力。倾听的技能看似容易，实际上需要深刻地体会和反复训练才能掌握，常见的误区如下。

1. 急于下结论

有些医生在患者叙述病情尚未结束时便急于下结论，并得出诊断，给出处方，这会造成很多弊端。首先，可能导致误诊；其次，会严重影响医患关系，因为患者感到自己的话被打断，是医生对自己的不重视或者不尊重，其在与医生的交往中体会到挫败感。

2. 轻视患者

由于受职业的影响，医生对一些小病小灾不会像普通人那样有较强烈的情绪反应。譬如一个完全没有医学知识但又对自己身体比较在意的人出了车祸，即使只是一些皮外擦伤，他也会非常恐惧，极度需要医生的安慰和救治。这时作为医生应该充分了解患者其实是更加需要心理上的安慰，替他找到丢失的安全感。所以对这类患者不但不能轻视，反而应该更加耐心地给予安慰，仔细倾听，认真处理，使患者激动的情绪得以平静下来，而不应该漠视或者嘲笑患者的反应。

3. 干扰、转移患者的话题

有些患者在叙述自己的病情时可能会显得累赘，让医生理不清患者究竟在说什么。这时没有经验的医生往往会打断患者的谈话，并重新开启一个话题，这非但没有达到效果，还让患者感到自己不被重视或不被尊重。其实这时需要医生不断地运用澄清、鼓励、释义、情感反应和归纳等技巧，将患者叙述的无关信息过滤掉，得到自己想要的信息。

4. 作道德或正确与否的批判

病房中可能会出现一群家属护送一个患者过来看病，却相互推卸责任、指责对方没有照顾好患者等情况。如果医生对这种情况作道德或正确性批判就会加剧患者及其家属间的矛盾。医生在听取患者及其家属叙述病情或相关情况时应尽量做到保持中立，不参与患者家庭内部的矛盾纠纷，也不去评论患者及家属的道德或者作风等问题。

5. 倾听技巧用得不恰当

由于倾听包含的技巧多而复杂，初学者一下子可能无法正确掌握，会出现使用不恰当的情况。在倾听中上述技巧不论用得过多或者过少，对于会谈的效果、医患关系的建立都是不利的。譬如，过多的释义会让患者怀疑是不是自己的表达无法让医生理解，才会导致医生不断地给自己说的话释义；而释义过少又可能会导致医生误解患者的意思。同样，不恰当的情感反应也会破坏原本建立好的医患关系，如次数过多或程度过重，反而对患者产生不良的心理暗示，强化了某些不良情绪。

言语可以治病，早已见诸医学典籍。希波克拉底曾说过："医生有三宝——言语、药物、手术刀。"语言表达能明白地陈述事实、看法或感受，能够使用总结、提问等手段帮助患者专注于理解自己所讲的内容。在医患沟通中，言语是建立良好医患关系的重要载体。有了态度技能的铺垫，医务人员在与患者会谈时就可以拥有一个很好的开始，对于医生的诊治和患者的康复都有很大的帮助。非言语表达与解读能力指的是能够在沟通中有效地运用非言语表达方式，并能很好地解读别人发出非言语信号。

（一）医患沟通中的言语表达技能

和患者沟通，首先要知道如何能与对方建立和谐的关系，一些常用的建立初始关系的说话技巧包括：见面时的互相介绍，尽量从积极的角度说话，给患者希望；在开始谈论一个重要话题时先征询对方的同意，既表示一种礼貌，也会使患者对你接下去要说的话有一定的心理准备。同时，医生自己要尽量放松，思路就会变得自由且更有创意，从而使谈话变得轻松，自然会拉近与患者的距离。在和患者谈话时尽量表达得更完整些，要尽量用通俗易懂的语言来代替一些专业术语，帮助对方消除某些顾虑。另外，谈话要随着场合的变化而灵活变通。

医生常常需要对患者进行身体检查。在检查的过程中与患者进行沟通非常重要，包括：向患者解释作这种检查的原因及其程序；对患者的需要或不舒服要给予及时的反应；在检查的同时与患者交谈；向患者介绍检查的结果。如在快要让患者感到不舒服的时候给予提示："接下去的几秒钟可能会感觉有些不舒服，到时你可以深呼吸放松，就会感到舒服些。"

言语沟通是一种技巧性很强的沟通方式，通常会用到提问技术、解释技术和指导技术。

1.提问技术

提问在病史采集、医患会谈等过程中起着相当重要的作用。适当的提问既可以避免让喜爱倾诉的患者反复诉说自己的不适，也可以了解紧张和不善言辞的患者最真实的情况。常用的提问方式主要有两种：开放式提问和封闭式提问。

开放式提问应该建立在良好医患关系的基础上，没有良好的医患关系，这种提问就容易使对方产生疑虑，有被窥探的感觉。开放式提问通常使用"什么"、"如何"、"为什么""能不能"、"愿不愿意"等词来发问，让患者就有关问题给予详细的解释和说明。一般来说，用"什么"提问往往能获得一些事实资料，如："你的呕吐物里包含什么，你当时注意了吗？"用"如何"提问往往牵涉某一件事的过程、次序或情绪性的事物，如："当出现刚才所说的症状时，你在家里是如何处理的？"

封闭式提问通常使用"是不是"、"对不对"、"有没有"等词，其回答也是简单的"是"或"否"即可。这种询问常用来收集资料并加以条理化，以澄清事实，获取重点。当患者的叙述偏离正题时，用来适当地中止其叙述，并避免会谈过分个人化。但是如果过多地使用封闭式提问，就会使患者陷入被动的回答之中，可能导致医生凭借自己的主观印象做出诊断而忽略了患者其他方面的感受，也可能导致诊断的不准确。

在问诊的时候不能仅限于用固定的某种方式提问，这会失去了解患者各个方面的机会，所以，在病史采集等需要和患者会谈的时候，必须要结合开放式和封闭式两种提问方式，适当地使用才能达到最好效果。

2.解释技术

在言语沟通技巧中,解释通常是医生运用自己所学的医学知识将患者的病情、症状、疑惑等解释清楚,使患者从一个新的全面的系统的科学的角度来重新面对病情,提高认识,促进康复。解释是言语性技巧中比较复杂的一种,取决于医生理论知识储备和临床经验的丰富程度,医患沟通效果的好坏在很大程度上取决于医生理论联系实际的能力。

所以,进行解释时,首先应该了解情况,把握准确,否则可能偏离主题,显得牵强附会。同时应明确自己想解释的内容是什么,如果对此也模糊不清或前后矛盾,则效果就更差。再者要把握对什么人解释,在什么时间运用什么理论怎样解释最好。影响解释效果的因素并非是单一的,它不仅取决于掌握知识的多少,还在于灵活熟练创造性地在实践中运用知识的程度。

3.指导技术

指导即医生运用自己的医学专业知识直接指示患者的行为以及一些健康方面的注意事项。指导是医生对患者影响最为直接和明显的一种技巧。如,外科医生可以指导患者了解术前术后的注意事项,怎样做会使手术更加成功、预后更加好等。使用指导性技巧的时候,医生应该十分明确自己对患者指导些什么以及效果怎样,要让患者真正理解指导的内容。同时,不能以权威的身份出现,强迫患者执行,若患者不理解、不接受,效果就差,甚至无效,还会引起患者的反感,甚至会和医生产生矛盾,最终引发医疗纠纷。

(二) 沟通的注意事项

在临床实践中,医务人员应当熟练运用的言语主要有安慰性言语、鼓励性言语、劝说性言语、积极暗示性言语和指令性言语,同时,在言语沟通的过程中要注意以下几点。

1.使用得体的称呼语

首先,要根据患者的身份、职业、年龄等具体情况因人而异,力求恰当,难以确定时也可征求一下对方的意见,切不可用床号取代称谓,也要避免直呼其名,尤其是初次见面时呼名唤姓更不礼貌。其次,要避免庸俗化称呼,如"老板"、"小姐"等。最后,也不要使用歧视性绰号,如"胖子"、"瘦子"等。与患者谈及其配偶或家属时,适当运用尊称,以示尊重。

2.充分利用言语的幽默

幽默是人际沟通的润滑剂,幽默风趣、妙语连珠能使双方很快熟悉起来,一句幽默的话语可以让人的心情为之一振,增强战胜疾病的信心。幽默也是化解矛盾、解释疑虑的很好手段。例如,当患者抱怨药费太贵,不愿再服药治疗时,已经与其非常熟悉的主管医生笑着说:"你不用药,那怎么治病?我可不是神医噢!"与此同时,幽默一定要分清场合,不能让人有油滑之感,要做到内容高雅,态度友善,行为适度,区别对象。

3. 多用称赞性言语

生活中我们经常要赞美别人，真诚的赞美于人于己都有重要意义，也对患者尤其如此。能否熟练应用赞美的艺术已经成为衡量一个医务人员职业素质的标志之一。虽然赞美不是包治百病的灵丹妙药，但却可以对患者产生深刻的影响。受传统文化的影响，中国人非常看重别人对自己的评价。能得到医生的表扬，患者可以一扫患病后的自卑心理，重新评估自身在社会及家庭中的价值。赞美是一件好事，但却不是一件简单的事情。赞美要注意实事求是，措辞得当。医生对患者最好不要直接赞美，而是转成第三人称，这样可增加可信度，避免让患者感到有虚假或者吹捧的嫌疑。

4. 不评价他人的诊断和治疗

由于每个医院的条件不同，医生的技术水平不同，对同一疾病的认识不同，因而对同一疾病的处理也就不同，更何况疾病的发展和诊断治疗本身就是一个复杂的动态过程。所以在和患者的交流过程中，医生如果草率地评价他人的诊断和治疗，很容易引起患者的误会和不信任，甚至引发医疗纠纷。

5. 言语表达要简洁明确

医患沟通要求言语表达清楚、准确、简洁、条理清楚，避免措辞不当、思绪混乱、重点不突出等情况；要充分考虑对方的接受和理解能力，用通俗的言语表达，尽量避免使用专业术语。例如，一位肿瘤科医生对患者家属说："你父亲得的是未分化黏液腺癌，和一般的肿瘤预后不一样。"患者家属会感到一头雾水，根本不理解医生在说什么。一项综合资料表明，患者不遵医嘱率多达38.6% ～ 54.6%，其中30% ～ 60%的患者是对医嘱的内容理解不清和对医生的释疑不满意。在医患交流时，尽可能用简单明了的词语谈话，必须使用专业术语或生僻词语时应反复解释，直至患者听懂、理解为止。据调查，用如此方式的谈话，可以提高5% ～ 20%的遵医嘱率。

综上所述，良好的医患关系的建立有赖于一些必要的交流技巧，但最重要的是医生真正为患者着想的心意。真诚是构建良好人际关系的基础，相信在医患关系中，医生对患者真诚的关爱，终将赢得患者的理解和信任！

（三）非言语沟通在临床访谈中的应用

研究表明，在日常沟通中93%的信号是通过非言语手段来传递的。沟通过程中，言语信号与非言语信号通常是同步进行的。在我们与一个人第一次谈话时，我们通常可以借助谈话对象的肢体语言所发出的信息来对其进行一些直觉上的判断，比如这个人大体上是一个什么样的人，是否是一个值得信赖的人等。非言语信息往往是自然流露的，而言语信息则更容易为说话人所有意识地控制。所以，当一个人所发出的言语信息与其非言语信息不一致时，我们更倾向于相信其透过非言语动作所传递的信息。非言语手段主要包括：肢体动作语言，如面部表情、目光接触、动作、姿势及身体接触等；言语中的音素，如说话的声调、音量、节奏等，以及我们说话在语音语调方面的变化；利用物件传递的沟通信息，如着装、佩戴装饰品和室内摆设等；通过空间位置传播信息，如身体间的距离及相对的位置等。

1. 肢体动作语言

（1）面部表情。面部表情作为我们表达情绪的最直接也是最常用的方法。面部表情的变化是医生获得病情的重要信息来源，同时也是患者了解医生内心活动的镜子。由于面部表情具有变化快、信息多和可控制等特点，给观察带来一定的困难，所以需要综合其他信息，联系起来分析。医生在会谈中不但要善于识别与解释患者的面部表情，还要善于利用自己的面部表情，因为患者会仔细观察医务人员的面部表情，特别是在他们需要寻求帮助的时候。因此，医务人员应有意识地利用自己的非言语表情，传达真诚为患者服务的信息。与患者交谈时要经常适当地保持微笑，会让患者感受到温暖，微笑需要发自内心，因为虚假做作的笑脸是逃不过患者的眼睛的。微笑是最美的语言，是良好医患沟通的关键，医务人员坦诚的微笑对患者极富感染力，可以缓解患者的紧张和焦虑情绪。面部表情要和当时的场景匹配，医务人员也并非在任何情况下都要微笑，当患者疼痛难忍、受到较大创伤或因病不治的时候，医务人员应站在患者的角度，向患者及其家属表示同情及理解。曾有媒体报道，某"120急救"工作人员因为微笑而遭到患者家属的殴打。

（2）目光接触。在与患者的交谈中与患者进行目光接触会让患者感到你很在意他，使用这种技巧容易与患者建立起和谐关系。一方面要善于发现眼神中所提示的信息，感觉到患者的反馈，另一方面要善于运用目光接触反作用于患者，使其受到鼓舞和支持，促进良好的沟通交往。当患者凝视医务人员时，往往是求助的意思，医生在巡视病房时，尽管不可能每个床位都走到，但要以眼神环顾每一位患者，使其感觉到没有被冷落。在患者诉说病情时，医生不应左顾右盼，而应凝神聆听，让患者感到自己被重视、受尊重。与患者交谈的时候，医生的身体应该稍稍前倾，不要后仰，不要给人一种高高在上的感觉。注视女性患者时，应注意视线的范围，切忌目光游移不定，引起误解。与患者保持目光交流、维持目光接触是必要的，但不应长时间地盯着患者不放。医生与患者交谈时，则要用短促的目光接触以检验是否被患者所接受，并从对方的回避视线、瞬间的目光接触等来判断对方的心理状态。所以，充分理解并能熟练运用目光接触，是医务人员进行良好医患沟通的基本功。

（3）身体姿态。一个人在谈话时的姿态能传递很丰富的信息。在当今世界最有名的时装权威之一维瑞兰德指出，脖颈、脊背、手臂和腿的伸展以及轻捷是与美紧密相连的。从一个人的体态不难看出这个人的内心状况：意志消沉或情绪低落，体态就萎靡不振；疲惫的时候往往会无精打采；体态还决定服饰的效果，即使是最昂贵、最漂亮、最合体的服装，也无法掩饰一个精神崩溃者给别人的感受。在医患接触中，患者首先感受到的是医生的举止、姿势、体态、风度等外在表现，良好的表现能反映出医务人员的职业修养和诊治护理能力。比如，在患者说话时，上身略微前倾，表示你愿意并集中注意倾听患者的谈话或回答；而抱臂于胸前同时上身后仰则会给人一种傲慢的感觉，传递的信息是："我不愿听或不感兴趣"，从而影响与患者的沟通。

（4）肢体动作。在谈话过程中我们常常需要辅以各种肢体动作来帮助我们表达，使之更形象易懂。有时也可能会有意无意地显露出一些习惯性的肢体动作，比如跷着二郎腿不停地抖动、把手中的笔在桌子上轻轻的敲击或者是用手转等。这些习惯性的动作往往自己意识不到，但会让对方觉得不自在，是谈话的一种干扰。当然有的习惯性动作，如聆听别人说话过程中时不时地点头微笑等，可能有助于沟通。

（5）直接的身体接触。在人际交往中最常见的身体接触是握手。同样是握手，紧握与轻描淡写的握手所包含的意义是不一样的；此外，抚摸、拍肩、拥抱等也是比较常见的身体接触的沟通方式。比如在对方痛苦的时候进行场合允许且适当的抚摸来表达自己对对方的安慰。热情友好的握手常常能使患者对你有一个良好的第一印象。它不仅表示一种欢迎，更表示一种对患者的尊重。医务人员必须明白，触摸身体是一种很容易传达感情又极易被误解的沟通方式，在使用时要尽量选择合适的时机。尽管如此，在专业范围内，审慎地、有选择地使用触摸对沟通是具有促进作用的。例如，为呕吐的患者轻轻拍背，搀扶患者下床，做完检查后帮患者整理好衣被等，都是通过触摸传达关爱的最好例子，而对临终患者进行身体的触摸，则更是敬重生命、传递爱心的真实写照。

2. 言语中的音素

我们喜欢听真人所说的话，而不喜欢听由机器合成的语言，主要原因就是合成的语言缺乏真人所能表达出来的变化多端的音素成分。同样的字词配以不同的音色所表达的意思可以非常的不同。如果知道患者的名字，应该使用规范的称呼，比如"李先生"。说话的声音要尽量亲切柔和。良好的开始能为后面的沟通打下坚实的基础。

3. 利用物件进行沟通

现代社会的很多职业都有其独特的职业服，如医护人员由于其职业服装通常是白色的缘故而被称为白衣天使。在我们待人接物时，知道在什么场合穿什么服装是非常重要的事情。对于职业人士来说，穿着职业化还能够给人以可信任感，从而有助于工作的开展。除了着装以外，沟通环境能对沟通产生影响。比如，和患者或家属谈话告知坏消息，听到坏消息后很容易出现强烈的情绪反应，所以在布置谈话场景时应该有所考虑。比如谈话的地方应该有单独的隔离空间，这样一方面比较安静，另外也方便患者宣泄情绪；备有足够的座位，需要的时候陪同的家属也可以一起参与谈话，在房间里备有纸巾，供患者咳嗽、流鼻涕或流眼泪时使用。

4. 空间距离与位置

在与人谈话时保持恰当的相对位置及距离是很重要的。交往双方的人际关系以及所处情境决定着相互间自我空间的范围。美国人类学家爱德华·霍尔博士划分四种区域或距离：①亲密距离。其范围大约是 0.45 米以内，就交往情境而言属于私密情境，只限于在情感上联系高度密切的人之间使用。在人际交往中，一个不属于这个亲密距离圈子内的人随意闯入这一空间，不管用心如何，都会引起对方的反感。②社交距离。一般在 0.5 米到 1.5 米之间，朋友和熟人都可以自由地进入这个空间，正好能相互亲切握手，友好交谈。通常是在非正式社交情境中使用。③社交距离。大约在 1.5 米到 3 米之间，礼节上较正式的交往情境下使用。主要适用于向交往对象表示特有的敬重，或用于举行会议、仪式等。④公众距离。指大于 3 米的空间距离，是几乎能容纳一切人的开放的空间，人们可以与自己不相识的人共处，适用于演讲者与听众。

一般来说，和患者谈话时，对面或斜对面相视而坐，比并排坐，会让患者感到舒服些。

谈话双方的距离不能太近也不能太远。太近了，会让人感觉有压迫感，而距离太远则会使两个人感觉是在喊话而不是在谈话。一般普通办公桌的宽度的距离比较适合。

5.注意身体的姿势

在与患者说话时要保持自然放松的姿态。双腿与双臂一般最好自然张开，表示你很容易接近也愿意聆听患者的述说。如果把双臂抱拢胸前，则表示"我不愿听什么"，从而影响你与患者的沟通。在患者说话时，上身略微前倾，则表示你愿意并集中注意倾听患者的谈话或回答。

医生与患者共同合作才能有效地与各种疾病斗争。同时，这种合作涉及很多方面的因素，使得双方容易产生矛盾。当医患关系出现矛盾时，双方都希望能很好地处理和解决。冲突处理的可能形态包括回避、和解、竞争、妥协和双赢。

（一）医患关系中的冲突常见原因

了解冲突常见原因有助于处理和化解冲突。冲突产生的原因是多方面的，通常包括以下几个方面。

1.知觉偏差

医患双方对自己和对别人的标准具有两重性，并对自己的标准比衡量别人的标准要低，倾向于用负性的或消极的归因去解释和推断对方的某种行为。当交往沟通的情境紧张时，理智的思考变得非常困难，思维可能会变得更加简化和刻板，更可能出现凭经验式的判断。

2.信息沟通不良

由于医患双方对一些事实的认识不一致而导致的冲突。比如：患者认为医生给他开的药物过贵，而医生却说这种药物不是很贵的药物，是治病需要的。针对这类冲突，要多收集一些信息就可能加以解决。比如医生可以列举出一些具有类似效能的药物及其价格，比较一下就可能让患者理解和接受了。

3.文化及价值观的差异

不同的人常常有不同的价值观，而价值观的不同会导致人们在是非判断上的差异。比如，有的教师鼓励学生多读些课外书来丰富自己的兴趣与知识，而有的家长则认为学生应该把精力与时间都放在应对考试上。这样教师与家长就会发生冲突。同样的道理，有时我们医生认为对的事情，可能患者并不以为然。

4.对有限资源的争夺

很多战争是由于争夺资源而发生的。在医疗领域，由于某些资源非常有限，不能供应给所有需要的患者。这就会导致一些得不到资源的患者的不满，也可能因此与医生发生冲突。美国有一个影片就是讲述一位父亲由于医院不能提供其儿子需要移植的器官而与医生发生冲突并进而劫持医生的故事。

5. 目标上的差异

比如，有的患者住院是为了全面体检和调养，希望住院时间长一些，而医生的想法是，尽快检查诊断后出院，加快病床周转。医患双方很可能会为此产生冲突。

6. 个性和心理方面的原因

有时候双方的冲突可能由一些个性的差异和不同的心理需要造成。比如有的人有强烈的控制欲，这就可能引起别人的反感与抵制。有的人非常注意维护自我尊严，当这种心理受到伤害时，就可能与别人发生冲突。另外，有时候冲突的原因是由于双方交往之外的其他现实原因所造成的。比如，一方面，一些患者的收入很低；另一方面，医疗的各种花费都在大幅度上涨（比如药费）。这种原因导致的医患冲突实际上不是简单的两方事件，它反映了其他社会深层的问题。

（二）解决医患冲突的基本策略

冲突与矛盾是人们在生活中经常遇到的事情。有矛盾冲突并不可怕，重要的是如何有效地应对和解决。冲突与矛盾处理得好，可以加深医患之间的互相理解，甚至使医患关系得到升华；但如果处理得不好，会导致严重的后果。若产生医患冲突可参照以下一些基本策略来解决。

1. 主动接触

医生和患者都应该主动找机会接触，沟通和互动。互动必须能够提供一些信息，比如关于冲突对方的消极品性或行为并没有明确的证据。而逃避接触一般来说是一种消极的处理方式，并不能解决矛盾。可能造成的坏结果至少有两种：一种是双方由于这个心结而互相疏远，无法很好地合作处理问题，另一种结果是双方没有解决的矛盾越来越多，最后造成总爆发。在医疗中就有不少类似的例子。比如有的患者在刚开始时就对医生的某个诊断或治疗方案感到不满，但由于不愿意直接表达，或害怕说出来会伤害医患关系而埋在内心。结果患者对医生的信任程度会慢慢下降，并可能有意无意地抵制医生的建议，如果最后的医疗结果非常的不理想，会突然爆发出这种不满，而导致医患纠纷。

2. 寻找共同目标

通过沟通促使双方摒弃歧见，寻找双方共同拥有的目标。集中谈利益而不是观点。

3. 选择时机和对方谈判

谈判也是一种在沟通中不断达成协议的过程，冲突双方谈话和决策的灵活性、是否能准确理解对方的观点和立场影响谈判结果。当然，双方要努力争取双赢的谈判结果，则需要不断的平衡折中、整合一致。

4. 请第三方介入来帮助解决

首先，这个第三方需要充当和解人，在两方之间进行非正式的沟通，求同存异，努力寻找解决冲突的方法；其次，进行调停，即中立的第三方使用劝说、讲道理、建议等方式，促进双方达成一致；再次，还可请有影响力的权威的第三方介入，对冲突双方施加强制性影响来达成协议。

（三）应对冲突的沟通技巧

当与患者发生冲突时，首先要澄清并界定问题，弄清楚究竟在哪方面有冲突，这样在寻求解决方法的时候才能够有针对性。了解彼此的需求或愿望，评估各种可能的解决方法，讨论其可行性与彼此的接受度，才能找到令双方满意的解决方法。同时需要尽量使双方避免对于分歧过于情绪化，这样双方才可能比较理智地对待与解决冲突。

1.管理好自己的情绪

发生冲突时，有负性情绪是难免的，有时候还会很强烈。但为了能够与对方一起把矛盾解决，需要控制住自己的这些情绪。记住根本目的是减少双方的分歧，找到解决的办法。而要实现这一目的，必须能与对方进行心平气和的沟通。

2.缓解对方情绪的技巧

为了能与对方进行有效沟通，在管理自己的情绪的同时，需要想办法消减对方的怒气。一种有效的办法是简单地对对方的观点中真实的地方表示认可与理解。比如你可以说："你说得没错，我原先确实是答应你做这件事的。"一般来说，不管对方对你的指责显得多么无理，但你总能在他的话中找到一些有道理或真实的部分。策略性地作些礼让的目的正是为了使矛盾最终得以合理解决。

3.理解与同情

试着把自己放在对方的立场上来看问题。这样不仅可以帮助你理解对方的所思所想，从而更容易与对方进行交流。如果对方觉得你理解他，会让他感觉好一些，也会让他感到你是一个明白人，从而可能就会愿意与你沟通。

4.鼓励对方表达内心的想法与感受

述说是一种情绪的宣泄。倾听对方述说时要专注，并不时给予理解性的反馈信号。当患者把内心的想法都说出来之后，其情绪反应一般不会那么强烈了，对矛盾本身以及对医生的态度都会发生变化。当医生愿意聆听并尊重患者及其观点时，患者一般也会以同样的方式来对待医生。这样，双方就可能进一步沟通，从而找到解决矛盾的办法。

5.注意说话技巧以避免责怪对方

人们对于责怪的最常见的反应就是情绪性防御，即对对方进行反击。所以在与对方说话时，要注意说话技巧。可以使用第一人称"我"来叙说某些负面的想法与感受。比如"我们之间出现这种分歧我感到很不安"。这样会让患者感觉好受得多。面对冲突时需要一定的勇气与心理力量的。无论是在受到对方攻击还是自己说话时，都要表现出不卑不亢的心理力量。这种心理力量有以下一些作用：在受到对方攻击时，能保持镇定，不让自己轻易为对方的不逊言语所激怒；让对方看重你，在意你所说的话。有技巧地使用第一人称来说话，也是一种增加心理力量的手段。请比较下面两种说法。"我现在感到很愤怒！""你那样说话让人很愤怒！"显然第一种说话更直接，更清楚，也更有力量。为了增加说话的力量感，你还可以使用一些肢体语言，比如说话时稳稳地站直，双目注视对方等。

6.应对患者抱怨的语言技巧

如果患者对医生的接待与治疗表示不满，医生要主动倾听患者与家属的抱怨，包括他们的感受与想法，对患者的感受表示理解与同情。然后向患者说明白你可以为他做什么，不能为他做什么。如果你确信治疗方面不存在问题，那问题很可能就出在沟通方面。比如，一个医生在制订治疗方案时过度自信，只对患者说这种治疗好处，而没有针对可能出现的风险与患者进行很好的沟通。若结果不如预期的好，患者当然会抱怨。沟通造成的问题也是不容忽视的问题。研究表明：犯错误的医方如果能够真诚地向患者道歉，会降低患者通过法律手段解决纠纷的可能性。当然，良好的沟通技能不仅可以帮助我们化解冲突，解决矛盾，实际上也是预防冲突与矛盾的主要手段。

第四节　特殊情况下的医患沟通

（一）敏感问题的概念

所谓敏感问题，是指涉及个人（或单位）隐私的问题，它们或与个人的利益有关，或者涉及道德或法律。这是一类大多数人认为不便在公开场合表态或陈述的问题。

（二）敏感问题的分类

在常规的医患沟通过程中，经常会碰到的敏感问题主要是指涉及患者私生活和隐私的问题以及对于患者来说的不幸消息。

1.涉及患者私生活和隐私的问题

患者就医时，往往因伤病给他带来的折磨和痛苦，需要向医师倾诉，但是现实生活中许多患者又有一种不愿多说、有所保留的矛盾心态。这是因为患者在从健康人到患者的变化中有一种丧失健康的失落，其潜意识中总把生病视为不好的事情，因而很在乎别人对自己的看法和态度，总想对病情、致病原因、自己的心理感受有所保留和隐瞒。特别是一些涉及私生活和隐私等敏感问题所引发的疾患时更是如此，如婚外情、斗殴引发的外伤，酗酒导致的疾病，不良生活习惯或行为（如暴饮暴食、过量吸烟、熬夜赌博、物质依赖等）导致的疾病，患者都会有愧疚之情，因而有意回避和隐瞒病情。因此在医患沟通过程中，能让患者从就诊开始就打消顾虑、畅所欲言、充分倾诉便成为接诊医生首要的问诊艺术，这需要医生用真情关注患者，并以最真诚的言行与患者就敏感问题进行有效的沟通。

2.涉及告知患者不幸消息的问题

医药并非万能，目前的医疗尚有许多医生无能为力的领域，因此预后不良甚至死亡等诸多不幸常常发生，在临床第一线工作的医生也常常不可避免地要与患者或其家属交流某些不幸问题，因此，告知不幸对医生的医患沟通能力提出了很高的要求。所谓不幸消息，主要是指所传达的信息会给对方带来无望的感觉，让对方无法选择，对对方的精神或躯体健康有直接的威胁，有可能困扰或破坏对方现有的生活方式。最常见的不幸消息主要有以下三种。

（1）死亡消息。也许世上再没有比得知亲人死亡的消息更痛苦的事了。对患者家属告知患者死亡的消息要体现出医生的关爱之心。例如，有一位久病在床的患者历经折磨最终死亡，医生在安慰其痛苦且疲惫的亲人时说："这下好了，你终于解脱了。"这样会立刻招致家属的极端反感。反之，如果医生说："他不幸走了，再也不用受疾病的折磨了，我们也都尽心尽力了。"这样效果就会好得多。

（2）潜在的严重疾病。精神病学博士库伯勒·罗斯于1969年在她的《死亡与濒死》一书中提出："在患者被首次告知有某种严重或者已威胁生命的疾病时其情感状态会依次经历否定、愤怒、讨价还价、沮丧以及接受五个状态。每个患者都可能以不同的速度及方式在这五种状态中徘徊。"可以想象，在被告知有严重疾病的即刻，患者就开始在这些状态中挣扎。因此，医生告诉患者病情时，首先不要说谎，承认对该疾病认识的局限性，并为患者下一步治疗尽可能地提供足够的信息。即使面对患者或家属的追逼，医生也不能超过自身的知识极限去回答问题。对此类不幸消息的传达，目前普遍存在三种观点：①不让患者本人知道真实情况。其理由主要是担心患者会因此失去希望，心理负担太大。②直接告知实情。有些国外学者认为，从医疗角度分析，不让患者知道事实真相于事无补。大量研究显示，大多数癌症患者都想知道诊断结果的严重性。他们都想知道事实，是因为他们可以为将来作计划。③应该让患者知道，但要注意告知方法。我国学者的一些研究结果也显示，有不少患者（包括癌症患者）希望了解自己的病情。随着人们对个人自主权的重视，医方的告知会遇到越来越多的难题，这也是法律与伦理如何协调的难题。

就目前我国的实际情况来看，上述三种观点均值得考虑，但在实施时要因人而异。医方不应认为把告知的权利和责任让渡给患者家属就万事大吉，而应给患者家属做好解释和说明工作，向家属说明告知患者或不告知患者的利弊，应该注意的问题等。同时，还应注意观察患者的心理、情绪和行为等的变化，做好与患者及其家属的沟通工作。

（3）性传播疾病。在涉及性传播疾病时应当直截了当、就事论事而不要加以任何的推理和判断。大多数患者在得知这个消息时不会有过激的反应，特别是在城市较好的医疗环境条件下。然而，若为艾滋病时，患者的反应可能会非常强烈。所以在对待每个患者时都应慎重。

文献显示在传递不幸信息时一个最重要的问题是医生的真诚和坦率，要给患者希望，但不是虚假的希望。许多医生在与患者或家属交谈敏感医学问题时，常常试图保持情绪不受影响，然而，大量研究表明，患者及家属在医生动感情时会感到宽慰，这使得患方感觉到医生对其是在全身心地投入并倾注了关爱，甚至当医生流露出自己的悲哀时对患者或家属也是极有帮助的，有可能将谈话方向由防御性的陈述如"我们已竭尽全力"等转移至分担患者的不幸和忧伤。

（三）敏感问题处理中的沟通实施

医患沟通并非像一般人谈话那样，把信息传达给对方即可。一方面，医务人员要把真实、全面的信息与患者或其家属进行沟通；另一方面，要为自己留下一定的回旋余地，保持言语沟通的有利性和灵活性；同时，还应注意避免对患者产生不利的后果。而敏感问题的医患沟通在诊疗过程中也显得尤为重要。

1.敏感问题沟通的关键点

（1）沟通什么。"沟通什么"指医务人员要清晰地理解沟通内容，分清是非是指要弄清楚哪些内容必须沟通，哪些内容不必沟通；分清轻重是指要弄清楚哪些内容要反复沟通，哪些内容可以简单沟通；而分清缓急则是指要知道哪些内容当前就要沟通，哪些内容可以缓期沟通。尽管我国相关法律规定医务人员必须把真实情况告之患者或家属，但并不是说要照本宣科、机械呆板地进行沟通与告之。医务人员应技巧性、人性化地进行沟通，并把治疗的价值以及希望传递给患者，而不良的机械性沟通则会对患者产生压力，从而使患者陷入恐慌或不安之中。

（2）与谁沟通。"与谁沟通"指的是医务人员要深刻了解沟通患者，包括患者的年龄、职业、性格特点、文化程度、病情情况等关键因素，对于不同的患者应采用不同的沟通方式。要深刻了解沟通对象，医务人员就要树立换位思考的沟通意识，从患者的角度出发，了解患者想要知道什么、想怎样知道。

（3）怎样沟通。"怎样沟通"指的是医务人员要熟知各项沟通技巧，并根据沟通内容和沟通对象的不同采用不同的沟通方式，其包括沟通时间选择、沟通地点选择、沟通环境选择及沟通方式选择等。

2.敏感问题沟通时需要注意的事项

（1）男女患者沟通有别。国外大量文献讨论了医生与男性或女性患者交流的差别。一般而言，男性患者多倾向于针对实际行为讨论实质问题，如事实是什么，下一步需要怎么做。而女性患者则更倾向于通过情感来解决问题。就以临床陈述而言，女性患者往往会滔滔不绝地诉说很多症状和体征，很多主诉有明显的过分渲染色彩，为的是引起医生的高度重视。以期能给予特别的关注。尽管这些看法是泛泛而言，但在两性间肯定存在交流风格的显著差异。因此就敏感问题进行医患沟通时，要考虑到性别的交流差异。针对这种差异，在交流方式上做某些必要的微调，经实践检验是行之有效的。

（2）沟通实施人员。沟通敏感信息的过程十分关键，如果医生事先已考虑好将要陈述哪些基本问题，交流就可能会较为顺利。在急诊情况下，医生和患者一般没有时间慢慢发展良好关系，接诊或主管医生去进行交流比护士去谈要好，这样做是对患者的尊重和认真严肃的态度。许多医生在交流时有意或无意地避开敏感问题，因为谈这些问题费时或认为自己不具备谈这类话题的能力。然而，通过医务人员认真刻苦的学习取得令人满意的交流技巧比简单地放弃交流职责对医患双方更有益。如果可能的话，请与患者熟知的其他医务人员在场，即使这些医务人员不是实际上传递信息的人，也可以增强对患者的支持感，并让患者感到并不是自己孤身一人面临危机。依靠团队方式传达信息对医患双方均有利，若告知患者并不期望的消息或坏消息时，在旁的支持者可在双方中进行周旋，同时也是一种确认全部必要的信息均已传达到位的最佳方式。但是另一方面，如果涉及一些隐私问题，则在场的人越少越好，尤其要把患者的亲属暂时隔离。

（3）沟通环境。沟通敏感问题较佳的地点是在一个单独的、大小适中的房间，有座位但没有电话，周围环境安静不喧闹，如在大庭广众之下告知一位患者患有性病显然是极不妥当的。在合适的房间内无外界打扰的交流较易向患者传递关怀的情感。会谈前医生应嘱其他同事切勿在与患者或是家属交流过程中随意打扰，谈话时应关闭手机，因为正在谈论敏感问题时外界铃声的干扰会加剧患者的焦虑，甚至会激怒患者。

（4）沟通时机。世上永远没有告知不幸消息的最佳时机，但却有告知不幸消息的最糟时机。当患者或家属整夜不眠、疲惫不堪或当一大群家属刚抵达医院情绪激动的时候，就不宜马上传达不幸消息。虽然不能总是等待谈话的最理想时机，但应充分考虑这个问题。不十分紧急的任务如征求尸解意见等，可以在医疗允许的时间限度内延迟至家属从最初的悲痛中缓和过来时进行。

（5）沟通方式。与沟通环境相比，沟通的方式显得更为重要。在传达正式信息前最好先给予一定的暗示，这样就不会显得突然，诸如"我有一个不太好的消息要告诉你"，等等。当然，这个信息也可以在通知患者有事要谈时委婉地表示，如"你可以让你的家人陪你一起来"，等等。在此之前，医生应掌握患者已经了解的情况，便于选择要告知的内容是患者所需的。

（6）沟通内容。在接受不愿听到的消息时，患者可能只听进去被告知内容的一小部分，可能并不明白某些医学术语的含义，但患者常常会边听边点头，似乎已理解所谈内容，从而令医生误以为交流成功。为了增进理解，交流者应使用患者能够明白的医学常用语，所用的词句须通俗易懂，切忌在极短的时间内向对方输入过多的信息。如果患者或家属没有充分领会所谈内容，应重新将所谈内容分解为几个小部分重述一遍。

（7）学会倾听。医生处理敏感问题的另一重要技巧便是倾听。通过专心倾听，除了向患者传递了尊敬、关怀与同情外，还有助于指导医生应该从哪个方面去进行谈话。医疗纠纷中有相当多的患者，抱怨医生未曾认真倾听，这是一个应引起临床医师高度重视的问题。

有效的医患沟通是一个双向交流的过程，医务人员既要有说话的技巧，也要有倾听的艺术。由于患者是疾病的直接受害者，他们最有权利发表自己对疾病的感受，说明疾病的发生发展过程。但是，如果在患者主诉个人病史及有关病情的过程中，医务人员三心二意，听非所思，或者只是被动地听取，而没有任何积极的表示，就会打消患者畅谈的兴趣，从而影响医患沟通。因此，国外有学者认为，倾听是一种重要的管理技巧，或许是沟通技巧中最基本的技巧。倾听在建立和维持良好关系，避免冲突和误解方面也是非常重要的。

（四）敏感问题沟通中医患双方个性及患者人格障碍问题

每个人在与外界交流时都会将自己的个性在互动中有意无意地流露出来，因此，在交流敏感信息时医生应熟知自己和患者的性格类型。医生像其他普通人一样，看待某些事物（如死亡）有自己的态度，处理某些问题（如怎样用恰当方式表达及处理强烈的情感问题等方面）也有自己的认知，医生的观点会影响交流成败。

医生除了要认识到自身的个性外，更重要的是要清楚患者的性格同样会影响双方的交流。一些患者易于焦虑，表现为哭泣、愤怒或坐立不安等。努力去识别患者的个性特点和需求可显著促进医患交流。对患者生活背景的了解有利于双方的交流。例如，一名经历过多次胎儿夭折痛苦的妇女，对流产的反应可能与那些既往无不良孕产史的妇女大相径庭。患者如果能从其他渠道如家人、宗教信仰和朋友方面得到支持也会显著影响其接受敏感问题的能力，即使医生不能对患者的背景了如指掌，也须牢记社会背景会影响信息的传递和解释。

临床实践中应注意两种常见的精神疾病：精神分裂症与边缘性人格障碍。临床医师往往误以为是一般的个性或作风问题。边缘性人格障碍患者的特点集中表现在永远无法满足他们对关注的需求，有时在刚开始进行谈话时表现得非常令人满意，然而当谈话无法达到他们所希望的程度时，会顿然转为愤怒，甚至充满仇恨，往往不服从治疗。若医生警觉到这种疾病的可能性时，可以请精神科医生来协助处理。

（一）危重疑难病例的概念

危重疑难病例是指临床上那些病情危重、在诊断和治疗过程中有困难的病例。危重疑难病患者由于其疾病的病理生理改变复杂，存在着不同程度的心、肺、肝、肾等重要脏器代偿功能不全，有的患者同时还患有一种或多种严重的并发症。这些患者病情重，住院期间并发症发生率和死亡率较高，处理起来风险较大。由于医学科学存在诸多的未知性和风险性，因此这类患者在诊疗过程中存在着诸多不可预知的成分。正因为如此，医患沟通上的不慎往往容易导致医疗纠纷产生。

（二）危重疑难病患者及其家属的特征

危重病患者一般因病情来势迅猛，变化快，常有紧张、烦躁、焦虑和垂危感。有的患者意志坚强，对恢复健康有信心、有正确的人生观，能比较好地配合医务人员的抢救治疗，对治疗过程中所经受的痛苦与不适能够理解和忍耐；有的患者意志薄弱，对恢复健康缺乏信心和勇气，存在悲观、消极的态度，对治疗过程中所经受的痛苦与不适不能理解和忍受，不愿配合医务人员的抢救治疗。疑难病患者本人往往会因为自己疾病的原因迟迟不能明确而产生悲观情绪，并对医务人员产生不信任感。患者家属由于患者的病情危重，在焦急等待的同时，会出现对医生的期待值过高或对医疗机构技术能力的不信任，如果不能及时有效地进行沟通，也往往容易导致纠纷。

对于患者，医务人员应该及时以稳妥的方式、积极谨慎的话语鼓励他们正确对待疾病，使其树立起与疾病作斗争的信心和勇气。对于家属，医生尊重其知情权，告知相关诊疗经过，坦言现代医学对某些疾病的局限性和无助，告知在用尽医疗抢救手段的情况下，有时患者机体的抗病能力是产生奇迹的唯一希望，进行有效沟通会使患者家属更容易理解此类患者的处境，有被重视和共同参与疾病处理的感觉，也会减少纠纷的发生。

（三）危重疑难病例治疗中的沟通实施

医院接收的危重疑难病例越多，所承担的风险也就越大。切实做好危重疑难病例治疗中的沟通，是避免发生医疗纠纷的前提。

1.保证病历资料的完整性

保证危重疑难病例诊疗过程中资料的完整性不但有利于医方对疾病做出正确的判断，也有利于患方从中获悉医疗服务行为，消除对医务人员的怀疑与纠缠，从而减少医疗纠纷。因此，医疗机构必须根据《医疗机构管理条例》等医事法规定，制定医务人员工作守则和各项医疗护理技术操作规范，使各项医疗工作条理分明，各负其责。如急诊抢救、手术治疗、术前病例讨论、各级医师查房制度、药品使用及医嘱的核对、护理交接班、疑难病例和死亡病例的讨论和分析、会诊制度、消毒隔离制度、急诊室守则、病历书写规定等，都要制定出职责分明的制度，建立健全合理的医疗机构规章制度可使医务人员各司其职，防止不必要的医疗差错或医疗事故的发生，由此进一步减少医疗纠纷。

2.重视医疗过程中的各个环节

医务人员在与此类患者沟通时应做到以人为本，尊重患者的人格，尊重他们的信仰，充分尊重他们的知情权，动之以情，晓之以理，讲话实事求是、不扩大、不虚构，以达到减少纠纷、减少医患冲突的目的。

在危重疑难病例的治疗中，医方在医疗过程各个环节中的表现都会影响沟通的效果。平时的诊疗过程一定要严格执行三级医师查房制度，对危重疑难病例诊治存在困难者，及时请示上级医师。上级医师和科室负责人应组织指导危重病例抢救及疑难病例的会诊，让患者和家属切实感到医务人员在医疗服务上对其的重视，必要时通过医务部门组成专门的诊治小组。对于复杂特殊病例，诊疗过程中的确感觉到棘手，应尽早告知患者家属，并及时联系相关专科医疗机构进行院际会诊。在充分尊重会诊意见的前提下，与会诊专家共同调整诊疗方案，并及时与患者家属进行沟通。

对于危重疑难病例，由患者所在科室或诊治小组共同与家属正式沟通，医务人员在涉及患者病情时，讲话一定要统一口径，沟通中说话要有分寸，留有余地，特别是对疑难危重病例更要注意；交代重要的治疗手段和用药，告知利弊并在必要时进行书面认可。一是不能把话说得太满、太绝对，如"保证治好"之类的话，否则，一旦发生意外，患者及其亲属没有思想准备，往往会造成纠纷；二是不能为了引起患者的重视，把病情讲得过重，这样会增加患者的心理负担，对治疗不利；三是对于某些疾病，与患者亲属沟通一定要实话实说，但对患者本人有时则需要用善意的谎言。

医务人员在沟通交流时，对沟通的对象先要有一个基本的评判，如果患者及其家属性格外向粗放，则要提醒重视疾病；如果患者及其家属性格内向，对病情过于担心，思想包袱很重，则在说明实际病情的同时多鼓励，以增强其战胜疾病的信心。另外，对于个别缺乏就医道德的患者或其家属，则必须有防范准备，既要认真治疗，又要严格程序，多使用谈话、签字等手段，必要时联系医务部门介入。在危重疑难病例的诊疗过程中，应鼓励家属多方咨询，这样使他们更容易理解疑难病例的诊疗过程，但同行之间不应该互相拆台，为突出自己医院或科室强而贬低其他医院或科室。"做个某某检查就可以查出来了"、"要是早一天找我会诊也不会这样"……诸如此类的话往往被家属利用，从而引发医疗纠纷。

临终关怀学是一门探讨临终患者的生理、心理社会特征与变化规律，并与多学科领域的知识与方法密切相关的学科。临终是人的生命必需的发展阶段，临终关怀的目的在于让濒死者安详地、舒适地、有尊严而无憾地走到生命的终点，同时为临终者的亲属提供社会、心理乃至精神上的支持，以使他们能适应应激状态，送走亲人，做好善后。因此说，临终关怀的实践和发展与社会中每一个人的生命质量都息息相关，而临终关怀中的医患沟通则直接影响着临终关怀本身的质量及意义。

（一）临终关怀的概念

临终关怀是指受过专业训练的工作人员通过运用心理支持和慰藉的方法以及安宁医护等手段，最大限度地减少临终患者及其亲属的生理及心理痛苦的社会卫生服务模式，它涵盖了所有的生理、心理、社会、精神的需要，一直持续到丧亲悲伤阶段。临终关怀的目的既不是治疗疾病或延长生命，也不是加速死亡，而是通过提供缓解性照料、疼痛控制和症状处理，使患者及亲属达到最高可能的生命质量，达到优死的目的。临终关怀强调患者及其亲属情感的、心理的、社会的、经济的和精神需要。

（二）临终关怀的基本理念

1.尊重生命

热爱生命是否就意味着义无反顾地拒绝死亡？这是我们面临的实实在在的伦理彷徨。不容置疑，完整的生命过程包括死亡过程。可见，尊重生命不仅包括尊重生，也应包括尊重死。对临终患者及其亲属进行死亡教育是实施临终关怀的一项重要内容，临终关怀工作人员是多学科、跨专业的团队组合，对患者及其亲属提供全方位的善终服务与照顾，进行积极的优死教育。

2.关注护理而非治疗

在医疗无能为力的情况下，护理更显示出其独特的主导性。对于临终关怀，护理的重点也从生理上转移到心理、社会和精神等方面，这就需要护理人员加深对社会学、心理学等方面知识的学习和掌握，并能独立有效地运用于临终患者的全身心护理上。

3.注重生命质量

注重生命质量要求我们注重人胜于注重病，尊重患者的生命价值和权利，重视生命的质量胜于生命的数量，正视死亡。对临终者的关怀只需做好，不需做多，凡是可以做到的要尽力去做，尽可能满足临终患者的需求。

4.尊重死亡

死亡是一个自然的过程，因此应不加速也不会延迟死亡。临终关怀的焦点是临终者的生活，而不是死亡。

5.协助患者安静地、有尊严地死去

去者能善终，留者能善留，临终患者安静而有尊严地死去，是临终关怀的结果，而不是终点。

（三）与临终患者的沟通方式

处于临终阶段的患者，因其心理的特殊性，使得沟通的内容也与普通患者有所不同。这些内容不仅包括对死亡的看法和认识，还包括对人生的一些重大问题，如成功与失败、爱与恨、人生的价值与意义、愧恨与过失等的交流与讨论。

1.直面死亡

临终是整个生命的重要组成部分，是任何人都逃避不了的现实。患者很想知道病情，隐瞒和欺骗的方法会对患者的生活造成不良影响。作为临终关怀的实施者，应该帮助患者及其亲属共同面对现实，正确认识疾病，了解死亡是人生命中的客观规律。通过与患者及其亲属推心置腹的交流、讨论，使患者对疾病的现状、发展和治疗做到心中有数，同时也增强患者对医务人员的信任感、安全感，从而提高自身的抗病能力，在有限的时间里尽量提高生活质量，维护患者的尊严。

2.生命回顾

通过启发和帮助患者进行生命的回顾，共同怀念难忘的事与人来调节心理平衡。患者在临终阶段不仅会对即将到来的死亡进行思考，而且还会对自己所走过的人生道路进行回忆。患者在临终阶段会自觉或不自觉地对自己的人生旅程进行数次回忆，在回忆中体会人生的酸甜苦辣。回忆不仅可以分散患者的注意力，填补空虚、脆弱的精神世界，而且可以平衡心理。

3.诠释人生

临终阶段是人生的结束时期，这也是对人生总结和感悟的宝贵时期。经过人生几十年的坎坷经历，许多患者在临终阶段开始大彻大悟，对名誉与地位、成功与失败、金钱与利益有了更深刻的理解。许多患者常喜欢通过对自己过去坎坷人生的回忆，重新体验和挖掘生命的意义，总结人生经验，引发有价值的人生哲理。这些宝贵的人生经验对教育后人是十分难得和十分重要的。

4.与患者谈论其感兴趣的话题

由于每一位临终患者的文化水平、社会经历、宗教信仰以及兴趣爱好不同，因此与他们谈论的话题也就千差万别。医务人员要善于在沟通中发现患者感兴趣的话题，引导患者交谈，满足其心理的需求，减轻其内心的痛苦。

5.子女亲情

在临终阶段，人总是会回忆亲情、谈论亲情、寻找亲情、需要亲情。许多临终患者在死前一般有两个要求，一是要见家里的亲人和好友，二是要求回家看看或是要求最后能死在家里。由此可见，家里的亲人和知心好友在临终患者的心里是何等的重要。医务人员应当与患者的亲属一起努力了却患者的心愿。实践中，医务人员还可以与临终患者一起谈论其子女的工作成就和家庭幸福，一起来观看患者后代的影像资料，共同分享患者的亲情。

（四） 与临终患者及亲属的沟通技巧

与临终患者沟通和交流是一种心的约会，在有限的生命旅程中更积极地探索生命，更积极地体验与别人共存的幸福，进而使用坚强的品质延伸生命的长度，用积极的生活拓宽生命的宽度。

1.与临终患者的沟通形式

（1）言语性沟通：即通过语言来交谈，其语气、语调等起着很大的作用。

（2）非言语性沟通：亦称躯体语言交流，即用眼神、表情、姿势、动作等进行沟通。非言语沟通在临终关怀中通常是潜意识促动的，因此要比言语沟通更为重要。与临终患者沟通交流中，当任何语言已经不再有意义的时候，一定的躯体性语言能向患者传递温暖。在交流中临终患者出现恐惧时，握住患者的手，给予爱的抚摸及表示，使患者感到温暖安全，给予心理支持。此外，可以合理、适当地利用幽默。幽默有惊人的力量，可以缓和气氛，帮助大家了解死亡的过程是自然而共通的事实，打破过分严肃和紧张的气氛。

2.与临终患者亲属的沟通及交流

在与临终患者沟通的同时，应尊重其亲属的知情同意权，并与其进行充分的思想交流，帮助他们正确认识现实，也尽量让患者以满足、满意的心情度过生命的最后时期。临终患者的亲属应该扮演的角色包括以下几种。

（1）陪护角色：临终患者最害怕孤独，害怕自己在困难的阶段人们遗弃他，亲属应抽出尽可能多的时间留在临终患者的身边，使他在心灵上获得安慰。

（2）孝顺角色：亲属应当在这短暂的有限时光内，对患者表现出亲爱、慈爱、孝顺的心，尽量随顺患者的意愿。对那些具有特殊爱好和信仰临终患者，要尽可能满足他们的最后要求。

（3）关怀角色：临终患者特别需要关怀，最感满足的关怀是亲人的守候。对于一个人来说，也许一生中的许多过错都有机会改正，但不给自己父母临终时的关怀，却是无法弥补的。

（4）护理角色：无论在家庭中还是医院里，临终患者的一些基础护理工作需要由护士与亲属共同承担。

临终患者的离去对亲属来说是痛苦的，此时的亲属也需要支持。因此，医务人员在与其交流的过程中要注意尽量缓解他们的心理压力、以此来减少他们的心理创伤，尽可能地帮助他们渡过这个特殊的时期。

当重大的个人危机突然降临时，人们最通常的反应是紧张及强烈的情绪反应，如哭泣、悲痛、绝望和害怕等。患者会有强烈的紧张感及生理不适，可持续几分钟到数小时不等。其他伴随的症状可以包括腹部不适、没有食欲、呼吸困难、感到空虚茫然、心理紧张及疲劳等。如果没有及时进行危机干预，有的患者还会在随后的数月或更长时间里出现相关的精神障碍，如创伤后应激障碍和抑郁等。

作为医学专业人员，我们经常会与一些突遇重大危机的患者打交道，比如刚刚得知自己患癌症的患者或遭遇车祸的伤者。在突然遇到可能威胁生命的打击时，会很自然地产生强烈的心理反应，特别是情绪反应。这时，患者的沟通通道已处于关闭或接近关闭的状态，强烈的情绪主宰了全部身心，这时候医生无论说什么，他都很难听进去。强烈的情绪反应一般还伴有相应的行为反应，有时会产生伤害自己或别人的行为，比如用力撞击自己的头部或击打旁边企图控制其过度反应的人。在这种危机情形下，能与患者进行有效沟通，对患者是非常重要的。有效的沟通可以针对性地帮助患者更有效地应对危机情况，达到对其生理与心理上最大程度的保护。

（一）与危机患者沟通的一些基本原则

1.真诚地与患者交谈

避免为安慰患者或家属而说一些自己做不到的事情，过分的保证或许会让患者感到短暂的希望，但这种虚幻的希望会很快破灭。希望破灭之后，患者会感到强烈的愤怒，觉得你在欺骗他。向患者承认结果会有很大的不确定性，这样有助于患者对结果产生合理的预期。

2.给予支持与帮助

很多时候人们会觉得一个人所遇到的不幸与其自身的一些行为或错误是分不开的。其实，更多的责怪是无益的，最重要的是耐心，给予患者足够的时间去消化危机带来的情绪，并能够给予无条件的支持，危机患者感到悲痛与害怕是很自然的。所以应该允许他们表达情绪，帮助他们平静情绪。

如果患者沉浸在巨大的悲痛中，可以默默地为他做些什么，如给他拿点水，为他准备些手纸等。另外，如果患者心情允许的话，还可以引导患者采用一些有效而简单的手法来放松自己。比如，感到伤心时可以放肆地哭泣，可以做些简单的活动，把他的好朋友或家人叫来与他在一起。注意，仅仅给予同情还不够，还要鼓励并期待患者自己能够坚强。如果光是同情，有时会导致患者陷入更大的悲痛甚至抑郁之中。

3.鼓励并引导患者说出自己的感受

让患者把其感受与想法说出来，会起到一些宣泄的作用。在了解患者的感受与想法之后，还可以让他的家人或要好的朋友跟他一起谈谈，对他进行开导。这样做的目的是让患者有通畅的表达渠道，同时又不会过度反应，使他能够面对新的现实，采取有效的应对策略。

4.给予希望

人们在重大的不幸发生之后，很容易感到失望甚至绝望。绝望的心态是身体与心理康复的最大敌人。所以要注意给予患者希望感，从而使患者能以积极的心态与行动来尽全力与厄运做斗争。以取得最大最佳的效果。但注意不要给予不可企及的希望。可以向患者说明形势的严重性，同时说明可能让患者感到希望的地方。

5.为患者提供信息

可以为患者提供一些相关的信息，使其对自己所处的情形有一个真实的了解，注意尽量从正面的角度给予信息，这会给予患者希望。使用准确而简单的语言，并不是检查患者的理解程度。鼓励患者提问，在遇到比较沉默的患者，可以以自问自答的方式来进行解释。

（二）与危机患者沟通需要注意的方面

1.检查患者的沟通准备状态

通过观察患者的情绪表现以及听别人说话时的反应，可以评估患者是不是已经具备了可以与你沟通的心理状态，包括情绪已经较为平静，能够专注听别人说话，并能给予适当的回答。

2.注意维护自己的安全感

尽管我们自己不是危机事件的受害人，但是我们由于与别人的危机离得太近，自己的安全感也会受到伤害。注意自己对于患者的危机所产生的感觉与想法。可以对这些感觉和想法分析一下，看看哪些是合理的，哪些是过度的反应。把自己的想法与感受与可以信赖的人谈谈，不要老是闷在心里。到自己觉得安全的地方让自己放松一下。可以从事一些自我表达的事情，如写作、绘画、作曲、唱歌等。

第五章 医务人员的心理健康教育

第一节 医务人员与心理健康

现代社会的发展不仅要求一个人身体健康，且还要求有健康的心理。积极健康的心理是医学生学好专业知识、展示良好精神风貌的保证，也是医学生成才的重要标志之一。

健康从传统上的意义去理解，是指人的身体健康。随着社会竞争的加剧，社会问题不断出现，人们越来越认识到心理、社会因素对人体健康日益发挥着重要的影响。联合国世界卫生组织把健康定义为"不但没有身体的缺陷和疾病，还要有生理、心理和社会适应能力的完满状态"。这使得心理健康成为新健康概念的重要组成部分。

心理健康是指一种生活适应良好的状态。心理健康包括两层含义：一种是无心理疾病，这是心理健康的最基本条件，心理疾病包括各种心理与行为异常的情形；二是具有一种积极发展的心理状态，即能够维持自己的心理健康，主动减少问题行为和解决心理困扰。综上所述，心理健康水平是体现个体幸福水平的重要指标，心理健康水平较高的个体，其自身及与其接触的人自我感觉幸福。在这种状态下，个体具有生命的活力、积极的内心体验、良好的社会适应能力，可以有效地发挥个人的身心潜力与积极的社会功能。

保持健康的心理状况不仅是医学生顺利完成学业的需要，还是医学生顺利实现社会化，成为高素质人才的客观要求。健康的心理在医学生的成才过程中发挥着重要作用。

（一）心理健康是医学生适应大学生活的需要

对于刚刚进入大学校门的医学生来讲，大学的生活不仅是陌生的，且是复杂的，无论是学习方法，学习方式，还是人际关系都发生了很大变化，需要他们在短期内尽快适应，完成角色的转变。这一时期的医学生心理发展并不成熟，认识问题、解决问题的能力还都不强，往往会面临各种挫折的考验，因此，他们更需要有一个健康的心理来及时地进行自我调节，克服心理障碍，以积极的态度去适应大学生活。

（二）心理健康促进医学生成才

心理健康与医学生成才有着密切的联系，主要有以下几个方面。

1. 心理健康是医学生有效学习的基础

心理学家邱尔勒曾经做过这样一个实验，他分别找了两组不同的学生，命名为甲乙两组学习无意义的音节，同时，也都做排列方块实验，然后分别测验他们对所排列的图形进行记忆的效果。他对甲组同学进行了表扬，而对乙组同学则进行了严厉的批评，评价后继续让他们学习无意义的音节。结果发现了被批评后的乙组同学出现了意识沮丧、紧张的心情，测验的成绩越来越差，无意义的音节学习也降低了效果，而甲组同学则恰好相反，学习的积极性很高，学习的效果也提升的很明显。这一实验充分说明了人的情绪对大脑活动有直接的影响。

学习本身就是一种艰苦的脑力劳动，医学院校的课业负担比其他院校重。这就使医学生在学习过程中，大脑常常会处于紧张和兴奋的状态，极易造成疲劳。如果医学生用脑过度，又不会控制自己的情绪，使自己长期处在一种过度紧张、忧愁的状态中，就很有可能出现焦虑、神经衰弱等不良心理疾病，这样不仅不能学好科学文化知识，还会影响脑功能的正常发展，从而阻碍智力和能力的发展。因此，医学生只有保持良好的心理状态，学会合理安排学习时间，科学用脑，方能保证学业的顺利完成。

2. 健康的心理是医学生克服困难的保证

每一位医学生都渴望成才，但成才的路不会是平坦的，在医学生成才的过程中总会遇到这样或那样的困难，也会经历各种失败的考验。健康的心理可以帮助医学生树立自信心，以积极的方式应付生活中的困难和挫折，经受住困难和挫折的考验。对此爱因斯坦曾说："优秀的性格和钢铁般的意志力比智慧和博爱更为重要……智力上的成就在很大程度上依赖于性格的伟大，这一点往往超过人们通常的认识。"

3. 心理健康有助于生理健康

"身体是革命的本钱"，没有好的身体一样谈不上成才。其早在春秋战国时期的《黄帝内经》中就明确指出："怒伤肝，喜伤心，思伤脾，忧伤肺，恐伤肾"，说明了不良的情绪会对人体产生危害。现代医学实践也证明，良好的情绪、乐观的心态，对病人尽快恢复健康有着积极的促进作用。正如美国医生辛德勒所说："每个人体内都有人所共知的最有助于身体康健的力量——就是良好情绪的力量。"则说明了心理健康与生理健康是密切联系、相互影响的。

当今社会出现了很多医疗方面的问题，人们也对医生护士产生的不满与误解，都会加重医务人员的心理负担，导致很多的学生在选择专业的时候，大多数不会选择这个专业。因为医学是一项严谨的工作，要求医学生具有严谨认真的态度，所以在医学生的课业方面会出现课业繁重的现象，医学生因此产生厌学的现象。加之，医学本来就是一项长期且枯燥的专业，而且在将来的医疗卫生工作方面，医学是属于高危工作，部分学生会产生恐惧的心理，这也是增加医学生心理压力的一项重要原因。

在医疗行业中，患者对医护人员态度的恶劣，医疗事故的发生，医患纠纷不断地发生，都会影响医学生在择业方面的想法，很多医学生甚至产生了很严重的心理负担、心理压力与就业压力，这也是未来的医疗行业发展的一个关键问题。只有找出了医学生的问题所在，并且帮助医学生解决心理上面的压力问题，才能让医疗行业健康地发展。

医学生正处在心理发展并逐步成熟的时期，其无论是在校园里还是在社会上都难免会遇到挫折，出现心理失衡。因此，学习掌握保持心理健康的方法是十分重要的。

（一）掌握心理卫生知识

心理卫生知识是医学生协调、控制自己情绪的工具，是保持心理健康的有效武器。医学生要增强心理卫生意识，利用课外阅读、听讲座等方式多学一点心理卫生知识，这样就掌握了保持心理卫生的主动权。

（二）学会生活

考入大学的学生有很多是第一次离开父母，独立自主地生活。他们的心理上往往存在着渴望独立与依赖性强的矛盾。在入学后的一段时间里，往往不能合理地安排时间，不知道如何进行大学生活。因此，建立合理的生活秩序是大学新生首先要学会的。

1.合理地安排学习时间

大学的学习任务是繁重的，尤其在专业课程学习中很多是需要下功夫认真记忆的。心理学也认为：适度的压力，可以提高人的思考力和机敏度。因此，保持一定的学习压力是有益的。然而，在学生中往往会出现两种极端的倾向：一是觉得考上大学了，应该松一口气了，于是不思进取，终日无所事事。二是面对陌生的专业领域，面对高手如云的学习环境，害怕自己学不好，成绩不如人，无法向自己、向家人交代。于是像上紧了发条一样，昼夜苦读。

这两个极端都是医学生应该力戒的。前者往往会造成学生意志消沉，从此沉沦下去。而后者因学习强度过大，极易造成思维迟钝、记忆力下降的后果。另外，心理学研究认为，学习目标过高，会使学生专注于自己的抱负和外部奖惩，而不是专注于学习，实际上是阻碍了学习。因此，医学生应该学会合理地安排学习时间，做到劳逸结合，提高学习的效率。

2.合理地安排作息时间

研究表明，在脑力劳动的兴奋周期内，个体的差异很大。医学生中有人思维兴奋高峰在清晨，也有人在深夜。因此，同学之间容易因作息时间不同而产生矛盾。如果这种矛盾不能及时排解，就会造成同学之间的人际关系紧张，甚至出现被同宿舍成员排挤的现象，对自己的成长产生不利影响。因此，医学生应合理地安排作息时间，努力做到与学校的作息时间同步，学会过集体生活。

3.广交朋友

人是高度的社会化的动物，人与人之间的沟通、理解是必需的。医学生应学会与人沟通，多交朋友，交好朋友。通过朋友间的情感共享及相互支持，尽快适应大学生活。

4.积极参与校园生活

大学的校园生活是丰富多彩的。医学生应该充分发挥自己的潜能，积极参与大学校园生活。这样不仅可以调剂紧张的学习生活，还可以体验大学生活的乐趣，积极参与校园生活，还可能使自己在学习之外，树立起某一方面的成功形象。这些对于学生自信心的形成和保持心理健康十分有益。

（三）树立符合实际的奋斗目标

每个人都有成功的渴望。许多学生一进校门就给自己确立了奋斗目标。然而，很多学生制定的目标既苛刻又不符合实际，不仅白白耗费了精力，而且极易因目标落空使自己蒙受心理打击。

我们知道，一个人的能力是由先天遗传素质和后天努力共同决定的。一个人的能力不仅有大小之分，而且都有一定的限度，都具有优势和劣势两个侧面。在自己能力所及的范围内做事情不仅能够获得成功，满足自己的需求，而且可以巩固自己的自信心，进一步发展自己的能力。相反则容易失败，使自己的价值难以体现，从而对自己的能力产生怀疑，产生心理压力。

医学生在跨入校门后，应正确看待自己与别人存在的差距，对自己的能力做出客观的评价，依据自己的能力和特点确立适合自己的奋斗目标，并通过艰苦的努力加以实现。这样就可以减少挫折体验，充分发挥自己的才能，实现顺利发展。

（四）保持健康的情绪

情绪的好坏是心理健康与否的标志之一。一个沉浸在消极情绪中人，必然会对自己，对周围世界产生消极的想法。医学生所处的心理发展时期决定了他们的情感丰富而不稳定，如果长期处在不良情绪中，又不会加以调控，就可能导致心理失衡，出现心理障碍。因此，医学生应学会调节和控制自己的情绪，保持心理健康。

第二节　医务人员自我意识的发展

青年期是从儿童、少年发展到成人的过渡期。青年期划分为初期、中期和后期三个不同阶段：14～18岁为青年初期；18～23岁为青年中期；23～28岁为青年后期。目前在校的医学生年龄为16～22岁，正处于青年期。而这一时期正是人生观、价值观、世界观形成的关键时期，他们对"我是一个什么样的人"和"我要成为一个什么样的人"的回答至关重要，将会影响他们的一生，这就是自我意识。

正确地认识自我，是一个人发展自我、完善自我、超越自我的前提。青年时期正是人生的关键时期，是自我意识发展分化的关键阶段。一个人能够认识并接纳自己，对自己有合理的期望，而且知道自己为什么活着，善于利用每个成长机会，改进自己，完善自己，这样一生就会快乐、充实、有意义。

（一）自我意识的概念及特性

自我意识是指个人对自己的认识，即个体对自己的身心状态与特征以及自己与他人、与周围世界关系的意识。它是人格结构的核心部分，是人的意识的本质特征，是人的心理区别于动物心理的重要标志。

从概念来看，自我意识包括三个层次：对自己肢体活动状态的认识；对自己思维、情感、意志等心理活动的认识；对自己与他人、与周围世界关系的意识。因此，自我意识不仅是人脑对主体自身的意识与反映，且是人脑对人与人之间关系的意识，反映了人与周围现实之间的关系。

（二）自我意识的形成

心理学研究表明，个体自我意识从产生，发展到相对稳定和成熟，大约需要20余年。个体自我意识的发展经历两次飞跃：第一次飞跃大约在1～3岁，以儿童学会用代词"我"来标志自己为重要特点；第二次飞跃是在初中阶段。

用自己的意识来评价事物的发展，使自我意识与外界个体意识的发展相互统一，从而使自己的行为带有个人色彩。从体会中认识事物的重要性，形成特有的价值体系，用以引导自己的言行，提高自己的社会地位，追求目标，达到理想的自我，提高精神思维能力，使自我意识能够超越具体的情境，进入精神领域。

总之，由于这一阶段身心的急剧变化，人的各种能力，特别是想象能力和逻辑思维能力得到快速的发展，同时在社会的发展过程中吸取社会客观发展的事物并加以综合运用，他们开始关心自己的形象、心理活动，不再简单认同别人的观点，而是有自己独特的见解，具有浓厚的主观性。

（三）自我意识的发展过程

自我意识的发展过程是一个螺旋式上升的趋势，即经历着分化——矛盾——统一——再分化——再矛盾——再统一的过程。每一次统一之后，自我意识便向前发展一步。

1. 自我意识的分化

自我意识的分化是以自我本身的心理活动所进行的。儿童时期和少年时期都可以分化为自我意识的分割。一是理想的自我，是由一个人的个体所决定自身的未来期待成为一个什么样子的人的一种理想的状态，处于观察者的地位，也就是"主体我"。二是现实自我，指的是一个人目前达到的自我状态，即我现在是一个什么样的人。现实自我处于被观察者的地位，是理想自我所要观察的对象，也就是"客体我"。

自我意识的明显分化，使人们能够主动地对自己的内心进行分化，对自己的内心世界有了一定的了解，开始重新审视自己从前没有注意到的地方和细节方面。在这一时期，人们的思想开始进行自我沉思、自我分析、自我反省，明确自己该做什么、能做什么、不能做什么、该怎么做，不再像过去那样随心所欲了。

此时，如果个体的理想自我（主体我）和现实自我（客体我）能保持大致的平衡，也就是说，个体的理想状况和现实状况是一样的，都能够如实地表现在别人面前，不用掩饰自我，也不怕暴露自己的缺点，从而有利于自我的实际能力的发展，促进个体健康的发展。但有时也会出现现实与理想自我起冲突，表现的不一致。

现实的自我发展往往是将美好的一面展现在别人面前，并具有强烈的虚荣心和自我陶醉的能力，比较在意别人对自己的看法与意见，期望处处得到别人的称赞。过于担心自己在别人心目中是否出现并留下不好的印象，担心暴露自己的缺点，炫耀自己的知识，希望得到别人的夸奖与赞赏。

总之，自我意识的分化促进了思维和行为的主体性的形成，从而为客观地评价自己和他人，合理地调节自身的言行奠定了基础。这是自我意识开始走向成熟的标志。

2. 自我意识的矛盾

随着自我的分化，主我在认识和评价客我时，发现现实自我和理想自我、想象自我之间往往有较大的差距，于是不可避免地出现自我意识的矛盾。学生对自己要求较高，抱负较大，志向高远，当发现现实自我在许多方面不符合理想自我的要求时，就会苦恼不安。比如有的学生希望自己出类拔萃、智慧超群、才高八斗、满腹经纶，向往着将来干一番惊天动地、轰轰烈烈的大事业，但现实是自己连目前基本的学习都感觉吃力，经常有科目不及格。有的学生希望自己善于交往、从容不迫、应对如流、彬彬有礼、落落大方，可事实是自己自卑、腼腆，说句话就脸红，一到公众场合就不自在。随着冲突加剧，自我不能统一，自我形象不能确立，良好的自我意识难以形成。

3. 自我意识的统一

自我意识的分化与矛盾带来的不安、焦虑、苦恼和痛苦，使学生力图解决矛盾，达到自我的统一。所谓自我的统一，是指主我和客我、理想我与现实我的统一，也表现为自我认识、自我体验、自我控制的统一，以及自我与外部世界，即自我与客观环境、教育、社会发展的协调统一。

解决冲突，达到自我统一的途径一般有三条：一是努力改善现实自我，使之逐渐接近理想自我；二是修正理想自我中不切实际的过高标准，使之与现实自我趋近；三是放弃理想自我，迁就现实自我。

如果一个人能清醒、理智、客观地认识自我，这三条途径都是可取的。关键在于统一后的自我是健康、充实、有力的。

自我意识不是单一的心理品质，而是一种多维度、多层次的心理系统。心理学家对自我意识的结构诠释不一，下面介绍几种有代表性的理论。

（一）自我认识、自我体验和自我调控

从结构上看，自我意识可分为自我认识、自我体验与自我调控。

自我认识是认知的一种形式，主要包括个体的自我感觉、自我观察、自我分析和自我评价等方面的内容。例如，我是一个什么样的人，我会在别人心目中留下什么样的印象和影响，我的行为举止是否出现差错等，都是自我认识的内涵。自我认识主要涉及"我是什么类型的人""我为什么会成为这样的人"等问题，它包括自我感觉、自我观念、自我分析、自我批评等。

自我体验属于情绪、情感的范畴，主要包括对自我是否自信、自尊、自卑、自负、自责，是否有责任感、自豪感、优越感、义务感等方面的内容。例如，自己是否对社会上出现的问题具有责任意识，是否会产生优越感等，反映的是个体的情绪体验。

自我调控是指个体对自己的心理、行为和态度等方面的调节，主要包括的是能否对自我的行为、情绪、情感等方面进行控制等内容。如我怎么控制自己的坏习惯，怎样才能让别人不讨厌自己等。自我调控涉及"我怎样克制自己""我如何改变自己""我如何成为理想的那种人"等问题。

心理学研究表明，每个人的自我意识都是由自我认识、自我体验和自我调控三个部分有机组合而成的。三者之间的和谐程度以及与客观现实的吻合程度，决定了个体自我意识的健康状况。

（二）生理自我、社会自我和心理自我

从内容上看，自我意识可分为生理自我社会自我和心理自我。

所谓生理自我，是指个体从出生到长大成人这个阶段对自我身体状况等各种所有物方面的认识。在自我体验上表现为自豪感或者存在自卑感，在行为上追求完美等。

随着人们不断融入社会生活中，个体在社会生活实践中获取了一定的经验，会逐渐认识到自己在社会生活中所占据的角色和社会上属于自己的地位，以及自己对社会所产生的作用，从而产生的社会自我。简言之，社会自我就是人们在社会上对自我的重新审视与认识，需要表现出在人际交往中所扮演的角色。在自我体验上，也表现出自豪或自卑，在行为上追求个人的名誉、地位，和他人进行激烈竞争等。

心理自我与社会自我相伴而生，主要是指个体自我对自己能力、兴趣、性格、价值观与世界观等个性特征的认识。在追求自我的体验上，常表现为自我心理上产生的自豪感或者自卑感等，在行为习惯上追求个人能力的提升，性格的不断发展等。

从层次来看，上述的生理自我，社会自我和心理自我是一个由低到高的发展序列，而且三者之间是密切联系的。其中每个层次都有不同的自我认识、自我体验和自我控

制，这些要素不同的组合，形成了不同个体不同的自我意识。

（三）本我、自我和超我

精神分析大师弗洛伊德在其人格结构理论中深入探讨了自我的结构。他认为，人在刚出生时是一个本我的个体，所遵循的是自我的一种本能的表现，大多数属于原始性的冲动，完全依靠自己的本能来面对事物，遵循的是享乐的原则；自我就是人与外部世界的媒介，是指人通过外部环境的学习，所学会与适应的一些原则，代表人的学习、训练和经验，遵循现实原则；超我是社会规范中是非标准与价值判断的代表，它遵循道德原则，支配、监督个人的一切。

以上几种说法，虽然名称各不相同，但内容上有共同点，而且它们都强调，自我的结构并不是一成不变的，而是随着个体的经验和心理发展而不断地发生变化。心理素质高的人自我结构相对稳定，而且能根据新的环境或新的经验进行适当的调整；而心理有障碍的人则往往不能及时协调自我的结构，由此对心理和行为产生不利影响。

全面认识自我是形成正确自我意识的基础。如果一个人能够全面、正确地认识自我，客观、准确地评价自我，就能量力而行，确立合适的理想自我，并会为实现理想自我而不懈努力。

自我认识的难处在于自己（主体我）认识自己（客体我）。自我认识的主体，又是认识的客体，要使认识具有全面性、正确性，就要凭借各种正确的参考系。只有打破自我封闭，扩宽生活范围，增加生活阅历，扩展交往空间，积极参加活动，扩大社会实践，才能找到多种参考系，以便多方面、多角度地认识自我。

自我意识在医学生人格形成与发展中的作用是决定性的；一个不能自知的人，也就不能自我发展、自我完善。健全的自我意识是人全面发展基础。

（一）良好自我意识的标准

医学生的自我意识主要是对自己的生理自我、心理自我、社会自我的认识、体验、评价和调控。一个人是否有客观、正确、健康的自我意识，对其健康发展至关重要。

（二）正确地认识自我

人对自己必须有一个正确的评价，不可过高也不可过低，这样才不会出现自负和自卑的心理，并且为自己制定一个合理的追求目标，以达到成功的彼岸。一个人不能正确评价自己，就会产生心理障碍，表现出对自己的不满和排斥。那么，应该怎样去了解自我、评价自我呢？其实，正确地认识自我，回答的就是"我是怎样的一个人"的问题。

1.通过对他人的认识来认识自我

他人是自我之镜。与他人交往是个体自我认识的重要渠道。并具有自知之明的人能够通过与他人、与社会行为比较自己的行为习惯，从中得到教训和经验，从而按照自己的需求去规划自己的前途发展，能够充分地把握自己的命运。相对医学生来说，可以通过与同学之间相处的行为习惯做比较，或者吸取老师所教的经验方法，找到适合自己的位置，这种方法是能够认识自己的常用方法，可以选取正确的参照物。

2.通过自己的活动表现和成功来认识自我

一般的人总是通过自己所取得的成就及社会效应来分析、认识自己。往往可以通过做一件事是否取得的结果来反映一个人的性格和能力上的特点，因此，可以通过自己对成功与失败的经验教训发现个人的长处与短处，在自我的总结和反思过程中能够重新认识自我，把握以后的人生方向。如果你不能肯定自己是否具有某些方面的性格、才能和优势，不妨寻找机会表现一番，从中得到验证。

3.运用科学的心理测验来认识自己

心理测验是一种标准化、力求客观的测量手段，能够在较短的时间里判断出一个人在某些方面的特长，并且能够与其他的某一群体做出比较。这样通过测量，个人能够在短期内，在比较中获得自己较为客观和准确的描述和评价。须注意的是，个人要选择适合自己的、科学的心理测验。另外，要准确理解测验报告。

（三）积极悦纳自我

悦纳自我是发展健全自我的核心和关键。每个人都知道"自我"是最重要的，但不是每个人都能正确接受自己，尊重自己、爱惜自己。有些人可以喜欢自然、喜欢知识、喜欢他人，却不愿意喜欢自己，结果生活得很不快乐。悦纳自我首先要做的是接受自己的一切，不管是积极的自己、消极的自己、成功的自己，还是失败的自己，接受自己的缺点与缺陷；其次，要肯定自己，肯定自己存在的价值，对自己的存在产生一定的自豪感和满足感，要接纳自己所犯的错误，吸取经验教训，是自我完善的起点；最后，要珍惜自己的独特性，建立实际的目标，扩大社交圈子，不可对自己有过高的要求，不为讨好别人去做事，多对自己的成就进行鼓励和奖赏。

（四）有效地控制自我

1.要正视现实，理智地对待面临的问题

在人的一生中，会遇到很多的困难和挫折。俗话说，人生不如意事常八九。可见挫折是人人都会遇到的，会影响人们的情绪波动，使其心理上产生不适，造成身心受损，往往可以通过自己的心理承受能力来解决问题，也可能变成激发人们前进的动力，关键是在于人们遇到挫折时的心态。

人的不良情绪如果是暂时的，通过很短的时间便可以恢复过来，但是过度的不良情绪的波动，或者持续的时间过长，就可能造成内脏功能失调，影响人们的身体健康。现代研究证实，持久的、强烈的不良情绪，特别是烦恼忧郁等不良情绪能够通过神经内分泌系统影响机体的免疫功能，使人们对疾病的抵抗力下降而影响人的身体健康。因此，理性地面对挫折和困难，改变应对的方式和方法，保持乐观的心态，积极向上的心情，同样是可以有所作为的。

2.适当地宣泄

向亲友、同学宣泄不良情绪，倾吐心曲，是减轻和缓解不良情绪的有效方法之一。很多人都有这样的经历，在自己在心情不好的情况下向朋友亲人诉说，谈谈心，就会发现心里的痛苦和委屈缓解了很多，这也是一种很好的宣泄不良情绪的方法。通过对别人的诉说可以减轻自己的压力与烦恼。哲学家培根说过，如果你把快乐告诉一个朋友，你将得到两份快乐，如果你把忧愁向一个朋友倾吐，你将被分掉一半忧愁。

3.正确地对待来自各方面的压力，抵御来自外界的不良刺激

在学习生活中，会由于家长与老师的失望，周围人对自己的看法，对自己造成一定的压力，会导致心理出现压力和不安等因素。要增强自我的抗压能力，寻求帮助自我的力量，增强自信心和自尊感。

通过总结经验教训，做出合理的选择。在教训中总结导致自己出错与失败的原因，客观地分析自己的长处与不足，在自己的缺点上面加强努力，为今后的方向做出合理的选择。总之，越是失利，越需要勇气。懦弱、绝望会导致更大的身心创伤，则难以造福社会。

第三节　医务人员的人际交往心理

社会生活中的每一个人都生活在人际关系的网络中，每个人的生存和发展都依存于人际关系，正如马克思所言："人的本质并不是单个人所固有的抽象物，在其现实性上，它是一切社会关系的总和。"医学生思维活跃、情感丰富，因此重新整合各种关系、处理好与交往对象的关系便成为他们新的生活内容。良好的人际关系不仅是医学生心理健康水平、社会适应能力的重要指标，这也是其今后事业发展与人生幸福的基石。

（一）人际交往的含义

人际交往指现实社会中人与人之间的相互交流和沟通。即在生产和消费领域或由此而产生的思想、政治、文化和生活中的相互往来，以便交流信息、沟通心理、调节矛盾、发展友谊与合作。人际交往根源于人类物质生活活动之中，是人们的社会心理需要。美国心理学家马斯洛在他的需求理论中把人的需要分为五个层次：生理需求、安全需求、社会交往需求、尊重的需求、自我实现的需求。社会交往需求是，满足了基本生理即衣、食、住、行、性的需求和安全的需求后的包含归属和相爱的内容的需求。人们希望有所归属，成为群体的一员，得到同事、同学的认可和接纳，这就是人的归属感。

社会交往在人类生活中是不可缺少的。如果一个大学生在社交活动中需求得不到满足，则表现为消极交往，会使人感到异常孤独、寂寞、沮丧，轻则损害健康，重则导致自我毁灭。反之，积极交往，需求得到满足，则感到兴奋、乐观、心情舒畅、身体健康，精神振奋。

（二）人际交往的基本特征

1. 人际交往的客观性

在社会生产、交换、分配及消费过程中产生的一切关系都是客观。人际交往是建立人际关系的手段。不论人们的心理情感如何，为了生存和发展，必须进行相互交往，有时即使是敌对双方，为了某种需要也要进行交往，这是不以人的意志为转移的，所以人的交往有客观性。

2. 人际交往的互动性

人类的活动多种多样，有生产活动、社会活动、生活活动等，其活动主体是人。在这些活动中，人们之间必然要交往，所以人际交往总是与人的活动联系在一起。活动使人们相互交往，建立一定的关系，形成人们的共同性活动，所以人们的交往是统一的、同步进行的。

3. 人际交往的合群性

人类生活的特点之一是群居性，人们喜欢合群进行各种活动，如生产、生活活动。在人类史上有原始社会的部落，封建社会的家族，现代社会的集体、家庭等，无一不表现出其合群性。正是因为这种群体性的特点，使人们间容易接触并交往，从而形成和谐的人际关系。而人们由于交往的成功，更增加了其合群的要求。所以，交往是合群性的重要表现。

4. 人际交往的互补性

社会上每一个成员都生活在特定的生活环境中，由于环境的千差万别，影响并制约着个体的阅历、能力、心理、知识的不同，使之对客观事物和自身的认识出现偏差。同时，每个人都有各自不同的不足和弱点，只有在人与人的交往中，才能相互取长补短，使自己不断完善，所以人际交往有互补性。

同学关系是医学生人际交往的基本关系，也是医学生人际交往的主要对象。高职校园里的同学关系总的来说是和谐、友好的，同学之间的关系有亲情化、家庭化的趋势，即在日常生活、学习中创造一种如同亲属一般、和谐稳固同学关系。

人际交往的过程实质上是人与人之间的情感、信息和物资交换的过程，在这一过程中，人际吸引是人与人之间建立交往关系的基础。

与相似性相联系的是互补性。交往活动是一个十分复杂的心理过程，当双方的个性或需要及满足需要的途径正好成为互补关系时，就会产生强烈的吸引力，发生互补效应。所谓互补性是指交往双方在交往过程中能获得相互补偿、相得益彰的心理效应。在医学生中，外向型性格的人有时喜欢与内向型性格的人友好相处，相互欣赏；家庭经济条件优越的学生有时会欣赏那些克服困难、孜孜求学的学生；依赖性强的学生更愿意与独立性强的学生交朋友等。从某种意义上讲，心理距离永远是客观存在的，关键在于如何在交往过程中做到彼此关怀、帮助、信任和容忍，加深感情，缩小心理距离，相互补偿，这样方能建立良好的人际关系。

人际交往对于医学生的发展和成才是非常重要的。现实中，人际关系协调，则发展迅速；人际关系不协调，则发展缓慢，可能会半途而废、学业无成。

（一）人际交往促进医学生个性的形成和发展

个人的个性有先天因素的影响，但更重要的是交往环境的影响。大学时期是医学生个性定型的关键时期，如果长期在友好、和睦的人际关系中生活与学习，则可在认知上相互沟通，感情上相互交流，行为上相互感染，性格上相互影响，使个性变得温文尔雅、积极主动、开朗大方、乐于助人，志趣广泛，形成良好的个性品质，有助于个体的发展与成才。一个人如果在充满冷漠、冲突的环境中生活与学习，就会变得言谈拘谨、情绪压抑、性格内向，或变得暴躁、猜疑，怪异，使个性品质低下，从而影响医学生的生活和学习、发展与成才。

（二）人际交往影响医学生社会化进程

人的社会化需要在社会交往中进行和实现。医学生在大学中不断扩大交往范围，深化交往内容，选择交往形式，积极与同学、老师及见习、实习医院的医生、护士、患者交往，在交往中获取有利于个体社会化的知识、信息和经验，促进与社会的联系，加快医学生社会化的进程。

（三）人际交往促进医学生正确认识自我

人对自己的认识往往有些偏颇，只有在交往中以他人为参照，才能比较完全地认识自己。医学生在与同学、老师的交往中，通过与同学及其他同龄人相比，从他人对自己的反应、态度和评价中，发现自己的优点和不足，找到切入点，修正不足、发扬长处，选择适合自己的位置和符合医学生角色行为。

（四）人际交往是保持医学生身心健康的途径

人际交往的时间越长，空间越大，人的精神生活就越丰富，得到支持和帮助的机会就越多，就越能保持心理平衡。医学生在同老师、同学的交往中，可获得知识、友谊、理解、帮助，得到内心的慰藉，提高自信和自尊，增进自我价值感和力量感；增强挫折承受力，排除心理障碍，保持良好的心境，增强体质，战胜疾病，保持身心健康。

如果医学生的人际交往不如意、不顺利，即交往的需要没有得到满足，就会出现内心的冲突与苦闷、压抑与痛苦、孤独与失落、自信心不足、情绪低落、心理失衡。如果这种失衡不能及时得到调整，就容易导致身心产生疾病，影响学业和前程。

（五）人际交往是医学生学业有成的保证

医学生完成学业，并取得优异成绩，离不开老师的教诲和同学的帮助。也正是在与老师和同学的交往中汲取知识、增长才干，并以积极的态度、刻苦的精神、乐观的情绪完成学业，实现成才目标。

医学生在交往中只有交往的愿望是不够的，重要的是要掌握交往的方法和交往的艺术。成功的人际交往方法是值得借鉴的。

（一）树立正确的交往观

树立正确的交往观是增进人际交往的必要条件。生活在社会上的医学生每天都要同周围的老师、同学等人交往，形成师生关系，同学关系等。这些交往对医学生的身心健康、成才、发展产生着重要的作用。持正确交往态度的学生在交往中可以得到真正的友谊和动力，从而使自己信心十足、取得进步、实现成功。

（二）建立良好的第一印象

在人际交往中建立良好的第一印象是交往的重要环节。良好的第一印象会给人留下深刻的记忆，有利于今后的交往顺利发展。如何给人留下良好的第一印象？要做到：真诚地接纳别人；对于交往对象要态度温和、面带笑容；谈话时认真倾听对方讲话，谈双方感兴趣的事情；诚心地赞美别人的优点。有心理学家总结出给人留下良好的第一印象的技巧，坐着要面对别人，姿势要自然放开，身体微微前倾，目光要接触、放松。

医学生给人的第一印象应该是良好的。因为专业性质不同于其他专业，将来步入工作岗位的工作对象是患者。因此要注意：仪表整洁、美观大方，切忌轻浮；对老师、同学、患者态度热情、有礼貌，切忌冷淡、说话随便；说话时语言表述清晰严谨，切忌含糊；动作稳重、灵活，切忌急躁、毛糙。这样会给交往对象留下美好的第一印象，从而提高人们对你信任感。

（三）克服交往中的心理障碍

在人际交往中，有些医学生会产生羞怯心理、自卑心理、猜疑心理、嫉妒心理等。这些心理态度对建立正常的师生、同学间的人际关系会产生阻碍作用。因为羞怯心理会使人对交往恐惧，不愿与人相处。即使交往也难以放松自己，充分表达自己的情感和认识，使人际交往仅处于见面打招呼的最低层次。自卑心理则是一些学生因为自己家庭经济、容貌、学习成绩等原因引起的一种不利于人际交往的心态。交往中他们的思想被自身的不足所束缚，难以解脱。认为别人看不起自己，不愿与自己交往，故表现出交往能力弱、自信心差、畏首畏尾，严重影响人际关系。嫉妒心理，由于个性极强，难以从感情上、行为上、语言上容纳别人，故交往关系难以维持。猜疑心理，对任何人都存有戒备之心，总怀疑别人说自己坏话，对自己有看法，因而阻碍了人际交往。

所以，心理障碍是交往的大敌，其只有排除心理障碍，才能与人顺利交往。

（四）掌握交往的行为和艺术

医学生在交往中要注意行为艺术，把握行为的度，即向度、广度、深度和适度。向度指交往行为的方向性；广度指交往行为的范围与对象；深度指交往行为的程度、情感状态；适度指要把握交往的分寸，处理好社交与其他活动的关系。这是人们社交的一般行为规范。此外，还应注意礼节性的行为与身体姿势。例如见面点头、握手、鞠躬等运用得当可增进交往的吸引力，取得交往的良好效果。

（五）正确运用语言的艺术

语言是交往的主要工具，在交往中起到了至关重要的作用。现实生活中，有人常常因为一句话说不好得罪了同学、朋友、同事，造成了烦恼。如何才能正确运用语言艺术实现交往的良好愿望？应讲究文明礼貌，多用恭敬谦让的语言；对熟悉的人可以少客套多实际；对初次见面的人及长者应彬彬有礼，称呼得当、把握分寸。应学会用准确、清楚、简练、生动的语言表达自己的思想、认识、见解。把握谈话技巧，语言有吸引力，多谈对方感兴趣的话题。这样可以激发对方的交往热情，吸引对方的注意力，缩短双方的感情距离，相互产生好感。赞赏别人要真心诚意，交往中多一些赞赏对方优点长处的话语，可激发他人的自信心和自尊心，使用赞赏语言要恰如其分，不要过分夸张、刻意奉承、别有企图。运用委婉、幽默的语言，可使交往轻松愉快。交往中需要给别人指出不足或缺点时，要采用婉转的语言让别人不仅能够接受，而且不尴尬。要善于运用典故、比喻、暗示的表达方式表明意思；幽默的语言才华是一个人文化修养的标志，在人际交往中，幽默的语言可消除紧张情绪，摆脱窘迫感觉，给人以轻松的交际氛围；机智、诙谐、含蓄的妙语，使人心情愉悦、回味无穷，交往双方会从中发现对方的语言和人格魅力，并产生愿与之交往并建立友谊的念头。

（六）重视培养感情

人际交往由相识到熟识再到感情深厚，需要一个过程。这是培养交往双方感情的循序渐进的过程。同学间交往时，如果真心实意愿意接纳对方，则应注意：向对方敞开心扉，表白自己的思想，让对方了解你的想法、认识，从而达到沟通。有疑难问题、烦躁不快时，可以向同学倾诉内心的痛楚，接受对方的劝解和感情上的帮助，达到心心相印、互相理解的感情深度。交往中应注意关心对方的点滴小事，用温暖人心的语言、亲切适度的举动表示自己的关爱，使对方体会你真诚的感情。在别人遇到烦恼和困难需要帮助时，要毫无顾忌地给予帮助。常言道：疾风知劲草，患难见真交，当他在最困难的时候，给予其帮助最大的是他最真心且感情最深厚的朋友。

第四节　医务人员的情绪管理

在日常生活中，一个人的情绪是由当时或之前发生的事情，所影响的心理波动而表现出来的一种状态。无论是兴高采烈，还是伤痛不能自己，或者是孤独不安，还是焦躁不安，我们时时刻刻都在体验着各种情绪。医学生正处在青年初期，情绪的波动会很大，经常会面对各种各样的情绪困扰。为了自身以后的生活工作能够更好地发展，医学生必须有效地对情绪进行管理，正确地认识对待，并对自身的发展是很有益处的。

情绪是人们与当前所处的环境和环境表现形式下事物的发生对人们的影响所表现出来的反映，其对人们的活动有着十分重要的影响。作为当前还处于社会初级阶段的学生来讲，学生的心理尚未完全成熟，且容易受到外界因素的影响，学生对于外界的各种人、事物等各种社会现象都充满着好奇，对学业和未来充满信心，朝气蓬勃、积极进取，拥有许多积极的情绪，他们的每一个心理活动的波动都是在特定的情绪背景下进行并受其影响和调节的。

（一）医学生的情绪特点

大学时期是医学生心理成熟的重要时期，也是情绪丰富多变相对不稳定的时期。随着社会地位、知识素养的提高以及特定年龄阶段的影响，医学生的情绪带有鲜明的特征。具体表现在以下两方面。

1. 丰富性和复杂性

从生理发展的阶段来看，医学生正处于一个对事物都充满着幻想的阶段，人们的所有情绪都可能会在医学生身上体现出来，各种情绪表现的强度不一样，例如，有悲哀、遗憾、失望、难过、悲伤、哀痛、绝望等。从自我发展的意识来分析，医学生可能会过多地表现出不同的情绪体验，自我的尊重能力，产生自卑、自负的情绪。

从社会交往方面来看，医学生的社交活动逐渐增多，社交的范围也在日益扩大，与同学，朋友以及师长之间的交往更加的细腻和复杂。有的医学生更会体验出一种特殊的感情——爱情，爱情对于医学生来讲是一种深刻的情绪体验，其对医学生的生活发展有着十分重要的影响。在情绪体验的内容上面，医学生所表现出来的情绪与情感方面的事情会有很多，主要是由于社会的文化，自我本身的想象力，以及抽象的事物发生所带来的影响。

2. 波动性和两极性

大学时期是人生面临多种选择的关键时期，学习、交友、恋爱等这些人生大事都会在这一阶段完成。不管是来自家庭方面还是社会方面的事件，都会对医学生的情绪产生影响。即使是医学生在学习的过程中对事物的认知水平有所提高，对自我本身的情绪因素都有了一定的控制能力，但是相对于成年人来说，医学生的情绪还是处于敏感期，对事物的发展都会产生一定的波动。不管是看到的事物，听到的故事，都可以致使医学生的情绪发生骤然变化。

特别是社会转型时期，社会的变迁，体制的改革，各种新旧价值观念之间更替产生的影响，种种复杂的因素与社会现象的发生都会使医学生处于一个困惑与迷茫的阶段，情绪更容易受困扰。

同时，医学生还处在一个情绪的"动荡"时期，在提高自我认知的能力上还有所缺陷，心理的发展、心理的承受能力还不足，他们之间的情绪波动起伏会较大，带有明显的两极分化特征：胜利时扬扬得意，失败时垂头丧气，情绪的反映摇摆不定、跌宕起伏。有人对医学生进行调查，发现70%的学生的情绪都是经常两极波动的，也就是像"波动曲线一样，忽高忽低，忽愉快忽愁闷"。

（二）情绪健康的标准

健康的情绪是健全人格的必要条件之一。情绪的健康标准表现在对事物的反映能够做出正确的判断、反应适度，不带有冲动、幼稚的因素，符合社会规范要求。

心理学家瑞尼斯等人提出情绪健康的六项指标。

（1）面对挫折时能够调整自我的心态。

（2）能够正确地处理自我与情绪之间的关系，能够在面对挫折时找到转移自我注意力的方法。

（3）当预感某种事物的发生会带来不好的结果，应当适时地转移目标，重新找到其他的方法，获取情绪的满足。

（4）能找出方法，缓解生活中的不愉快。

（5）能够在自我的防卫意识中，正确地定位防卫机制的作用，避免出现对自我造成过多的影响，使自我的情绪受到困扰。

（6）适时地寻求他人或者专家的帮助。

对医学生来说，健康情绪的具体表现是：情绪的基调是积极、乐观向上的、稳定的，能够对不良的情绪产生自我调节机制，做出适当的反应；高级的社会情感（理智感、道德感、美感等）能得到良好发展。

（三）情绪对医学生的影响

1.情绪对医学生健康的影响

根据现代的生理学、心理学和医学的研究成果表明，情绪对人的身心健康具有直接影响。当对事物的发生以及产生的结果都能表现出一种乐观向上的心态，则人的免疫功能会活跃旺盛，减少患病的机会，有益人的身体健康发展。不仅如此，良好的心理情绪会给学生带来一定的自信心，对生活充满希望，而且能够使他们的求知欲增强、思维敏捷、富于创造力，爱好广泛、建立良好的人际关系，促进他们全方位发展。

与此相反，消极的情绪会对人的身体健康发展产生很大的危害。在人们长期处于一个焦躁不安、忧虑、恐惧的情绪环境下，人的免疫功能会降低，容易患各种传染性疾病，内脏功能也会受到伤害。很多的研究都表明，消极的情绪是人体健康发展的敌人。当人们突然产生强烈的紧张情绪会抑制大脑皮层的活动，破坏大脑皮层的兴奋和抑制平衡的能力，人会失去判断的能力，并丧失理智和自制力。

2. 情绪对医学生学习的影响

情绪不仅与学生的身心健康有关，而且与学生的潜能开发、工作效率有关。一个人具备良好的情绪和情感，往往在学习上面积极性比较高，工作上面思路比较畅通，注意力集中，做事情积极性都会提高。研究发现，精神愉快、心情舒畅、紧张而轻松是思考和创造的最佳状态，方能有效地进行智力活动。

研究表明，适度的紧张感和焦虑感会使学生的学习情况和学习的积极性提高。在生活中常有这样的现象发生：有的学生在考试时过分紧张，结果会出现"晕场"现象；反之，有的学生对考试采取不以为然的态度，考试成绩也不高。

3. 情绪对医学生人际关系的影响

具有良好情绪特征的人，人们会在他们的身上发现其优秀的特征，如乐观、积极、自信、热情，能够拉近人们之间心理的距离，和谐相处。而自卑、易发怒，情绪低落的人往往给人的感觉是不能与之正常相处，难沟通。

由于情绪具有传染性与感染性，因此，正面情绪高于负面情绪的人，在人们的社会生活中更易于与人相处，人们更加乐于与之交往，形成良好的人际关系。当一个人时常处于暴躁、情绪不稳定的消极状态时，人们都不愿意与之交往，我们认为，他们没有用坏情绪影响我们好心情的权利，因而我们选择逃避，尽量少和他们交往。

在日常的人际交往生活中，应当注意自我的情绪管理，学会控制自我和调节自我情绪的能力，做情绪的主人，才能拥有良好的人际生活关系。

由于不良的情绪会影响妨碍人的身心健康和日常的生活习性，因此，心理学家主张对医学生的情绪管理做出科学的指导，倡导学生应当以积极的心态面对生活，不同情况下的负面情绪可以采取不同的方法进行调整和控制。

首先，培养乐观向上的人生观和价值观。培养自我广泛的兴趣爱好，在爱好中找到调节自我情绪的方法，试着转移自我的注意力，热爱生活。其次，注重与人沟通，学会沟通的艺术，学会与人合作的方法，建立和谐的人际关系，在与人的交往接触中，改变自我的情绪因素。再次，欣赏自我，不能在面对困难的发生时就退缩，相信自己可以成功。宽容别人，不要对别人做错的事情过分的苛责，学会忘记，正视自己的失败，减少对自己的伤害，避免过分自责。最后，善于控制自己的情绪，并学会消化负面情绪。不要随意扩大某事的严重性，尽可能做到"大事化小，小事化了"。学会忽略对自己不利的事情，以避免因此引起的负性情绪体验。

第六章 医务人员的礼仪修养

第一节 礼仪的概念与基本功能

（一）礼仪的含义

礼仪指人们在社会交往中由于受历史传统、风俗习惯、时代潮流等因素的影响而形成，既为人们所认同，又为人们所遵守，以建立和谐关系为目的的各种符合礼的精神要求的行为准则或规范的总和。

从个人修养角度看，礼仪可以说是一个人的内在修养和素质的外在表现。也就是说，礼仪即修养，素质则体现为对礼仪的认知和应用。从道德角度看，礼仪被界定为为人处世的行为规范或行为准则。从交际的角度看，礼仪可以说是人际交往中的一种艺术。从民俗的角度看，礼仪是在人际交往中必须遵循的律己敬人的习惯形式，或者是约定俗成的对人尊重、友好的习惯做法。简言之，礼仪是待人接物的一种惯例。从传播的角度看，礼仪是人际交往中进行相互沟通的一种技巧。从审美的角度看，礼仪是一种形式美，是人们心灵美的必然外化。

（二）礼仪的内涵

在礼学体系中，与礼貌和礼节相比，礼仪的内涵要深一些，主要有以下几点：

1.礼仪是一种行为准则或规范它是一种程序，表现为一定的章法，如果你要进入某一地域，你就要对那里的习俗行为规范有所了解，只有遵守这种习俗和规范，才能融入当地的环境。

2.礼仪作为一定社会关系中人们约定俗成、共同认可的行为规范在人们的交往活动中，礼仪首先表现为一些不成文的规矩、习惯，然后才逐渐上升为大家认可的，可以用语言、文字、动作进行准确描述和规定的行为准则，并成为人们有章可循、可以自觉学习和遵守的行为规范。

3.礼仪是一种情感互动的过程在礼仪的实施过程中，既有施礼者的控制行为，也有受礼者的反馈行为。即礼是施礼者与受礼者的互相尊重、情感互动的过程。

4.礼仪的目的是为了实现社会交往各方面的互相尊重，从而达到人与人之间关系的和谐在现代社会，礼仪可以有效地展现施礼者和受礼者的教养、风度与魅力，它体现着一个人对他人和社会的认知水平、尊重程度，是一个人的学识、修养和价值的外在表现。只有处于互相尊重的环境中，人与人之间的和谐关系才能建立并逐步发展。

（一）礼仪有助于塑造良好形象

出于自尊的原因，人人都希望自己在公众面前有一个良好的形象，以此得到别人的信任和尊重，使人际关系和谐、融洽。所以，人们非常重视为自己塑造一个良好的社会形象。

礼仪是塑造形象的重要手段。在社交活动中，交谈讲究礼仪，可以变得文明；举止讲究礼仪，可以变得高雅；穿着讲究礼仪，可以变得美观；行为讲究礼仪，可以变得优雅。只有讲究礼仪，事情才能做得恰到好处。一个人讲究礼仪，就可以变得充满魅力。

（二）礼仪有助于调节人际关系

礼仪所表现出的尊重、平等、真诚守信的精神和种种周全的礼仪形式，其必然会赢得对方的好感和信任，使对方的心理需求得到满足，从而化解矛盾，使普通朋友可以成为知己，谈合作的可以顺利达成协议。礼仪是"纽带"，是"桥梁"，是"黏合剂"，它可以使人与人相互理解、信任、关心、友爱、互助，可以营造良好融洽的气氛，维持关系的稳定和发展。

（三）礼仪有助于促进精神文明建设

建设社会主义精神文明，是社会主义现代化事业不可缺少的重要内容，是需要全体社会成员参与的极其宏伟的系统工程。它的根本任务之一就是要培育一代有理想、有道德、讲文明、懂礼貌、守纪律的社会主义新人，发扬良好的社会风气。

古人曾经指出"礼义廉耻，国之四维"，将礼仪列为立国的精神要素之本。中华民族作为具有悠久历史和优秀文化的伟大民族，其礼仪蕴藏着丰富的文化内涵，我们建设精神文明，要在继承传统文化基础上，结合时代的特点加以发展。继承和发扬民族优秀的文化传统，一个很重要的方面就是继承作为民族传统文化之一的礼仪文化中的精华，并根据时代的特点，创造出更加符合当代需要的礼仪文化，以此来提高全民族的文明程度，促进社会和谐发展。

医学作为一门主要针对人的生命和健康的科学。医院是一个小社会，是社会的窗口、社会的缩影。在医学活动中，医务人员所从事的职业是非常崇高神圣、倍受尊崇的，其面对的是医药行业的各方面人士和广大患者，要与各种各样的人打交道。医务人员的言行是否符合礼仪规范，是否能够彰显医者风貌，是否能够通过自身显示出的优雅气质，树立医务工作者的良好形象和医院的对外形象，这对于整个社会的进步、公民道德修养的强化、社会主义精神文明的创建，都将起到非常重要的作用。

第二节　礼仪的基本原则和表现形式

我们知道，礼仪是在人际交往中约定俗成的行为规范与准则，而礼貌、礼节、仪表、仪态等则是礼仪的具体表现形式。

在现代社会，礼仪行为是人们综合素质的外在表现，表现是多样化、多层次和全方位的。

（一）优雅的风度

风度是一个人内在素质、修养及外部行为的总和，是人们在社会生活中逐步形成的、以文化知识为内涵、受生活经历影响而表现出来的具有一定特色的精神状态、言谈举止和仪容仪表。它不仅是外表的展露，更是一个人内在修养的表现。因此，风度的培养首先是内在修养的积蓄，其次才是言谈举止的规范。

（二）高雅的气质

气质是指受心理素质影响的相对稳定的个性特点。通常人的气质被分为四类：胆汁质型、多血质型、黏液质型和抑郁质型。任何一种气质类型都有其积极和消极的方面，因此，不能简单地说哪一类型好，哪一类型不好，它们也各有利弊。

（三）得体的举止

举止有动态和静态之分。规范、典雅的举止，既是一种内在情感和素养的自然流露，又是对人对己尊重、友善的自觉表达。我们认为，现代社会仍应提倡"淑女风范"和"绅士风度"。如果能这样，我们的社会就会真正达到阴阳相辅、刚柔相济，生活多姿多彩而富有情调。

（四）不俗的谈吐

语言是表达内心情感和思想最主要最直接的工具和方式，表达是否贴切、达意、深刻，除了要求谈话人有丰富的内涵以充实语言的内容以外，还要求其有一定的语言表达技巧，从而使自己给人以既有思想深度又轻松愉快的印象。因此，不俗的谈吐首先要求谈话的内容雅而不俗，谈话的形式避免大众化、公式化，其次应注意语气、语调、语速、音量的把握。

（五）富有个性的仪容仪表

把美展现给他人，是人类的共同追求。然而怎样表达自身的美，则反映出一个人的内在修养和审美层次。怎样使自己的仪容仪表具有个性化，这是我们后面要讨论的内容。这里要强调的是，当我们的内在修养积淀到一定的程度，对自己有充分的认识和足够的自信时，内在修养与外表装束、风度与气质就融为了一体，才会给他人以美感。

在日常生活中，必须在宏观上掌握一些具有普遍性、共同性、指导性的礼仪规律，即礼仪的原则。掌握了这些原则，将有助于我们更好地学习礼仪、运用礼仪。

（一）遵守的原则

在交际中，每一位参与者都必须自觉、自愿地遵守礼仪，以礼仪去规范自己在交际活动中的一言一行、一举一动。任何人，不论身份高低、职位大小、财富多寡，都有自觉遵守、应用礼仪的义务，否则就会受到公众的指责，交际就难以成功。

（二）自律的原则

从总体上看，礼仪规范由对待自己的要求与对待他人的做法这两大部分所构成。对待自己的要求，是礼仪的基础和出发点。学习、应用礼仪，最重要的就是要自我要求、自我约束、自我控制、自我反省，这就是所谓的自律的原则。

（三）敬人的原则

敬人的原则即是要求人们在交际活动中，要将重视、恭敬、友好放在第一位。在礼仪的两大构成部分中，有关对待他人的做法，比对待自己的要求更为重要，这一部分实际上是礼仪的重点与核心。而对待他人的诸多做法中最紧要的一条就是要敬人，不可失敬于人，不可伤害他人的尊严，更不能侮辱他人人格。

（四）宽容的原则

宽容是要求人们在运用礼仪时，既要严于律己，更要宽以待人，要多容忍他人，多体谅他人，多理解他人，而千万不要求全责备，过分苛求。在人际交往中，要容许他人有个人行动和进行自我判断的自由，针对不同于己、不同于众的行为能耐心容忍，不必要求他人处处效仿自身，与自己完全保持一致，这实际上也是尊重对方的一种具体表现。

（五）平等的原则

在运用礼仪时，根据不同的交往对象要采取不同的方法。但是，礼仪核心就是要尊重交往对象、以礼相待。因此，对任何交往对象都必须一视同仁，给予同等程度的礼遇；不允许因为交往对象的年龄、性别、种族、文化、职业、身份、地位、财富以及与自己关系亲疏远近等因素不同而在态度上有所不同，采取厚此薄彼、区别对待的方式。这便是社交礼仪中平等原则的基本要求。

（六）从俗的原则

由于国情、民族、文化背景的不同，在人际交往中，对"十里不同风，百里不同俗"这一客观现实要有正确的认识，必须坚持入乡随俗，与绝大多数人的习惯做法保持一致，切勿唯我独尊，自以为是，随意批评或否定他人的习惯做法。遵守从俗的原则，会使礼仪的应用更加得心应手，更加有助于人际交往。

（七）真诚的原则

真诚就是要求人们在人际交往中，务必以诚待人，言行一致，表里如一。如此，才能表达对交往对象的尊敬与友好，才会更好地被对方所理解，所接受。与此相反，倘若仅把运用礼仪作为一种道具和伪装，口是心非，言行不一，或是当时一个样，事后一个样，有求于人时一个样，被人所求时另一个样，则有悖于礼仪的基本宗旨。

（八）适度的原则

适度是要求运用礼仪时，为了保证取得成效，必须注意技巧，合乎规范，特别要注意把握分寸，认真得体。运用礼仪时，若做得过了头，或者做得不到位，都不能正确地表达自己的自律、敬人之意。

礼仪作为一门独立的学科，具有其自身的特点。这主要表现在规范性、限定性、可操作性、传承性、变动性五个方面。

（一）规范性

礼仪指的是人们在交际场合中待人接物时必须遵守的行为规范。这种规范，不仅约束着人们在一切交际场合中的言谈举止，而且也是人们在一切交际场合中必须采用的"通用语言"，是衡量他人、判断自己是否自律、敬人的惯用形式。因此，任何人要想在交际场合中表现得合乎礼仪、彬彬有礼，都必须遵守约定俗成的礼仪；如另起炉灶，自搞一套，或是只遵守个人适应的部分，而不遵守不适应自己部分，都很难为交往对象所接受和理解。

（二）限定性

礼仪主要适用于交际场合。在这个特定范围之内，礼仪肯定行之有效；离开这个特定的范围，礼仪则未必适用。这就是礼仪的限定性。必须明确，当所处场合不同，所具有的身份不同时，所要应用的礼仪往往会因此而不同。一般说来，适合应用礼仪的场合主要是初次交往、因公交往、对外交往等。

（三）可操作性

规则简明，易学易会，实用可行，便于操作，是礼仪的一大特征。礼仪既有总体上的礼仪原则、礼仪规范，又以一系列的方式、方法对礼仪原则、礼仪规范加以具体贯彻和实施，使之"言之有物""行之有礼"，从而能够被人们广泛地运用于交际实践中，并受到公众的认可。

（四）传承性

任何国家的礼仪都具有自己鲜明的民族特色，任何国家礼仪都是在自身传统礼仪的基础上继承、发展起来的。离开了对本国、本民族既往礼仪成果的继承、扬弃，就不可能形成当代礼仪。这就是礼仪的传承性。作为人类文明的一种积累，礼仪将人们在交际应酬中的习惯做法固定下来，流传下去，并逐渐形成自己的民族特色，它也不会因为社会制度的更替而消失。对于既往的礼仪遗产，正确的态度不应该是食古不化，全盘沿用，而应该是有扬弃，有继承，更有发展。

（五）发展性

从本质上讲，礼仪可以说是社会历史发展的一种产物，并具有鲜明的时代特点。一方面，它是人类在长期的交际实践中形成、发展、完善起来的，绝不可能完全脱离特定的历史背景凭空杜撰，或一蹴而就。另一方面，社会的发展，历史的进步，由此而引起的众多社会活动的新特点、新问题的出现，又要求礼仪有所变化，与时代同步，推陈出新，以适应新形势下新的要求。与此同时，随着世界经济的日益国际化，各个国家、各个地区、各个民族之间的交往日益密切，他们的礼仪也在不断地相互影响，相互渗透，取长补短，各自被不断地赋予新的内容。这就使礼仪具有相对的变动性。了解了这一点，就不会把礼仪看作一成不变的东西，而能够更好地以发展、变化的眼光去对待它；也不会对礼仪搞"教条主义"，脱离生活，脱离时代。

第三节　医学礼仪的作用与特点

健康所系，性命相托。医护工作作为一项救死扶伤的神圣社会工作，医务人员也因此被称为"白衣天使"。要不愧对"天使"的美誉，医务人员应从礼仪和道德等多方面加强自身修养的提高。唯其如此，才能受到病患者的爱戴和好评，才能领悟医学礼仪的真谛。

医学礼仪学，是研究医务人员交际礼仪规范的一门学科，是运用一般交际礼仪学的规范和原则，解决医务人员在医疗实践和医学科学发展中的相互关系，解决医务人员与社会之间的礼仪形象问题而形成的一门新兴的应用学科。

医学礼仪学是礼仪学和医学、医学伦理学、医学管理学、公共关系学等学科的交叉，是礼仪学这门社会学科在医学从业人员实际工作中的具体应用。医学礼仪学同时也具有其特殊性，它不同于一般礼仪、普通礼仪、公众礼仪。也就是说，医务人员应该以普通交际礼仪为基础，根据医务人员的特殊性，区分不同的岗位、不同的角色，遵循医务工作特殊的交际礼仪特点，创造性地应用于医务工作之中。

医学礼仪学具有普通礼仪所共有的基本作用。结合医学特点和医学活动，医学礼仪会产生以下重要作用，从而确立其重要地位。

（一）有利于医药卫生文明的发展

人类在争取生存和发展的过程中，不只是利用和改造自然，还要同各种天灾人祸作斗争，在长期实践中，人类创造和发展了医药事业；同时，医药事业的发展，也对人类生存、繁衍和发展起了巨大的保护和促进作用。今天，医学事业是整个社会主义事业的重要组成部分，医学礼仪也成为社会主义精神文明建设中的一部分。

（二）有利于医务人员素质的提高

开展医学礼仪学的教育，对于提高医务人员的素质，加强医疗卫生队伍建设极为重要。通过对医学礼仪的学习，能够使广大医务人员树立为人民服务、为社会服务的思想，明确在社会主义制度下人与人之间相互服务的关系，增强医务工作的社会责任感，端正业务指导思想，纠正行业不正之风，把社会主义良好的道德风尚贯穿在自己的本职工作中。

（三）有利于医疗服务质量的提高

医学礼仪所倡导的就是建立在医疗技术行为规范。"医乃仁术"，医药产品重在内在质量，"药之真伪，视心之真伪"，提高医药质量，保证医药安全有效，需要医务工作者有高尚的职业道德，纯洁的职业良心。每一次医疗事故，无不是医务人员服务意识淡漠和服务质量低下所致。生命只有一次，以此来保证医疗质量意义重大，保证服务质量更是不可或缺。

（四）有利于医学科学的健全

医学礼仪学作为新兴的一门学科，强调礼仪对于每一位医务人员的重要性。医务人员在加强普通礼仪学习的同时，更增加了医学专业礼仪要求，突出了行业、职业的特殊性，这对于医学学科的完善具有非常重要的作用，也是其地位和作用之所在。

（五）有利于医药事业的发展

医学的发展与礼仪有一定的联系。医学礼仪规范是在医药实践中产生、发展的，礼仪的产生、发展又不断推动医学事业的前进。中外医药学家出于"普济众生""为病家谋幸福"的礼仪道德思想，对技术精益求精，为了发展医学事业，他们勤求古训，博采众长。高尚的礼仪道德成为医学事业发展的动力。

医疗单位是解除患者疾病或需要保健、康复的民众提供帮助和服务的机构。与一般的服务单位不同，医疗单位是以为患者提供迅捷、高效的医疗咨询和治疗为根本任务，其服务直接关乎患者的生命和健康，因此又包含有患者对医务人员特殊的依赖关系。

（一）服务特点

首先，患者走进医疗单位，无论目的是来诊治疾病还是来进行有关医疗卫生方面的咨询，与医疗单位的人员就构成了服务与被服务的关系。医药护技等各种人员的仪表、仪容、仪态和言谈都会给来者以深刻的印象，从而影响患者在该医疗单位的行为表现，进而影响最终的治疗效果。

诊治结束，患者离开诊室时的服务也不能忽视。俗话说"迎来送往"，患者走的时候道个别，但若有疏漏可能会使前边的治疗在效果上大打折扣。有些患者要求留下医务人员的联系方式，一般医务人员应爽快答应，不然则会给患者"拒人千里之外"的感觉，也不利于后续服务。

（二）专家特点

医患关系除以上谈到的服务与被服务关系以外，还有一个重要的关系就是医疗专家和普通人的关系。一个人通过初步接触，愿意接受医务人员的建议或治疗，表明他已接受身份的转化，同意接受指导或诊疗。医务人员就要以专家的身份，充分挖掘自身的知识积累和医疗技能，为患者做出最佳的判断和最良好的治疗，使患者心悦诚服地接受治疗，从而达到最佳治疗效果。

作为专家，其礼仪应把握的原则是：以患者为主体，以医者（专家）为主导，治疗措施按医者（专家）的判断果断进行，坚持医疗原则规范。做到这点也是医务人员自信心的外化，必然会感染患者，使他们积极配合。遇到与患者意见有分歧和冲突的情况，要细心听患者的诉说，坚持正确的方案，可做局部调整，但大原则不因患者的情绪而轻易让步。体现出专家的权威性是使整个治疗不偏离轨道的保证。如此，才能真正体现医学礼仪的深刻内涵。

（三）私密特点

作为公众礼仪，要以不打听交际对象个人隐私为常识，这在医学礼仪中也有体现，尤其是最初接待患者时。但作为医者在进行全面诊断和深入治疗时，此限制常需打破，这就形成了医患关系突破日常礼仪而表现出的私密性特点。问病因必然会问到患者的夫妻、子女关系，同事、邻里关系等个人隐私问题。治疗泌尿系疾病要问到性生活、月经、性功能等涉及敏感内容或让人难以启齿的问题。充分认识医学礼仪的这一特点，可避免因此造成的治疗中断和误诊误治，更重要的是避免给患者的身心造成更大的伤害。

第四节　医护人员的仪容仪表礼仪

医护礼仪是一种实用性很强的服务礼仪。这对于 21 世纪的医护人员来讲，掌握和运用医护礼仪，已经成为医护人员必备的职业素质。为此，本节重点讲述医护礼仪的基本内容即仪表礼仪和仪态礼仪两部分。

医护人员的仪表礼仪是指医护人员在工作中对自己的仪表应进行必要的修饰与维护，以示对他人的尊重。医护人员的仪表应端庄、文雅、自然、大方，永远给人留下亲切、温和、仁爱的"白衣天使"的形象。具体来说包括以下几个方面：

（一）颜面部的修饰

医护人员应保持面部的清洁与自然，并注意维护面部的健康，防止出现因个人卫生不良而滋生的痘、疖等皮肤感染情况。

1.眼部。应及时清除眼部分泌物（避开他人视线），眉毛可根据个人喜好做必要的修饰，但是一般不提倡纹眉，佩戴眼镜的医护人员注意保持眼镜的清洁，另外，在工作场所或社交场所一般不要戴太阳镜或墨镜。

2.耳部。做个人卫生时，不要忘了洗耳朵，并应及时除去耳部污垢。

3.鼻部。平时注意保持鼻腔清洁，不随地擦鼻涕，也不要在他人面前做鼻腔卫生，如挖鼻孔、乱抹鼻垢等动作，此外，若鼻毛过长长出鼻孔外，则应及时修剪，但切记不要当众用手去拔扯自己的鼻毛。

4.口部。每天定时洁牙，保持牙齿的清洁及口腔无异味。提倡饭后刷牙，每次刷3分钟，上班时间或有应酬之前，忌吃葱、蒜、韭菜等气味较重的东西，不吸烟、饮酒等。同时，医护人员上班期间应避免从口中发出哈欠、喷嚏、吐痰、打嗝等不雅声音。

（二）发型的修饰

对医护人员发型的修饰有以下要求：

1. 清洁干爽。头发是一个人脸面中的脸面，对任何人而言，其头发清洁与否会直接影响到他人对自己的评价。医护人员应主动自觉地做好头发的清洗、修剪和梳理，时刻保持干爽、整洁、无异味、无异物，以维持完美的个人形象。

2. 发型得体。医护人员的发型应简洁大方。女性医护人员，可留短发显得精神干练，中长的头发以留海不挡住眉眼，后面不超过领线为宜。若是长发，在工作期间应将其紧紧盘挽在脑后，给人以精干利落的印象，同时也减少因长发披肩而导致的污染。男性医护人员，可留平头、分头，也可稍长，但不宜超过肩或梳成小辫。

（三）手及指甲的修饰

在临床治疗工作中，绝大部分的治疗操作都是通过医护人员的手来进行的。因此，医护人员手的清洁卫生对于防止交叉感染及维护医护人员形象来讲是十分重要的。首先，医护人员应养成勤洗手的好习惯，并注意手的保养，防止发生感染或冻伤。其次，医护人员不宜留长指甲，应经常地修剪，保持清洁。最后，医护人员在工作期间不允许染甲或美甲，因为指甲是藏污纳垢的地方，会有病原微生物寄生而增加感染的机会。而且五颜六色的指甲会在视觉上给患者以强烈的刺激，并造成其心理上的反感，在一定程度上损坏了医护人员稳重的形象。

（四）腿脚部的修饰

俗话说："远看头，近看脚，不远不近看中腰。"医护人员在工作时大部分时间与患者是近距离接触，所以，腿脚的修饰不容忽视。

第一，在工作场合，女性医护人员上班时应穿长裤或过膝裙子，不可穿短裤或者超短裙以免过多暴露大腿。穿裙式工作服时最好配上肤色长筒袜，并注意袜口不能外露。男性医护人员上班时，着装不允许暴露腿部，即不宜穿短裤。

第二，医护人员工作时应保持脚部卫生，鞋袜应勤洗勤换，避免异味。

第三，医护人员在正式场合不得赤脚穿鞋或穿拖鞋、无跟鞋等，医护人员上班时多以穿工作鞋为宜。

（五）化妆修饰的礼仪

化妆，是人类美化自身的一种重要手段，其目的不是改头换面，而是在自然美的基础上强化个性独特的美，即"出于自然而高于自然"。医护人员在工作期间能着以适当的淡妆，清新淡雅的妆容会增加医护人员形象的"美感"，使医护人员显得神采奕奕。端庄美丽的医护人员仪表能为患者带来视觉上美的享受，从而产生积极愉快的情绪，促进疾病的康复。

1. 化妆的要求

（1）避短藏拙。化妆的目的是为了使自己更加漂亮、美丽。所以，应根据个人的特点，适宜点缀，不得寻求新奇，从众跟风，力求自然、真实，不露化妆的痕迹。

（2）得体协调。化妆与场合协调也是关键的环节。如：工作时化妆宜淡，参加晚会等活动时则可浓些。化妆的色彩与服装色调应属同一色系，如：穿粉红色的工作服应用粉红色的口红，口红以自然唇色为佳，不宜选用亮丽红色甚至黑色等等。

（3）淡雅自然。医护人员化妆要求以表现健康为主，切忌浓妆艳抹，既与医院的环境不协调，也与患者痛苦的心情相矛盾，整体给人的感觉应是洁净、高雅、自然、大方。

2. 化妆的注意事宜

（1）勿当着患者化妆，尤其是在异性患者面前。

（2）勿出现残缺的化妆痕迹。

（3）勿评论他人的化妆。

（4）勿共用别人的化妆品。

仪态又称姿态，是指人们的身体所呈现的各种姿态，例如站姿、行姿、坐姿、蹲姿等，人们又将其统称为"体态语言"，它可以很好地表达和体现人的思想感情及内在的修养。医护人员的仪态，要求自然、大方、适度、贴切，既能给人以美的享受，又能体现出严谨的工作作风和高尚的医护人员情操。

（一）坐姿

1. 正确的坐姿

在日常护理工作中，有许多事情是需要医护人员坐着来完成的。如核对处理医嘱、接电话、书写护理病历等。正确的坐姿不仅有利于减轻医护人员工作上的疲劳，同时还能体现出医护人员认真负责的工作态度。良好的坐姿包括以下几个方面：

（1）落座。是指医护人员坐到座位上去的动作。医护人员落座要求轻、缓、稳，应先侧身从座椅的左侧走近，背对其站立，以右腿略向后退，待小腿触及座椅的边缘后，再以双手展平工作服后，顺势轻轻坐下。

（2）坐姿。医护人员工作时一般采用浅坐式，即臀部坐于椅子的 1/2 或 1/3 处，头部端正，微微抬起，双目平视，下巴略向内收，双肩后展，上体挺直。

（3）离座。医护人员离座时，注意动作轻缓，无声无息，避免拖泥带水，弄响桌椅。应先将左腿前伸，身体重心前移，而后轻轻站起离座，站定后再行离开。注意离座和走开不要同时进行，这样会给他人过于忙乱的感觉。

2. 医护人员应避免的不良坐姿

（1）就座以后，头部靠在椅背上，摇头晃脑，左顾右盼。

（2）坐定后上身靠着椅背或向左右歪斜，前倾或后仰。

（3）双腿分开过大或跷起二郎腿，并不停抖动。

（4）坐时双手放在两腿之间或者肘部支撑于桌子上。

3.注意事项

（1）入座的先后与他人一起入座时，不要争抢座位，尤其在对方是长者、领导或患者时，应请对方先入座。

（2）入座的方位应遵守"左进右出"的原则。

（3）入座的轻重应该轻坐轻起，调整坐姿时也要避免发出响声。

（二）站姿

又称立姿、站相，是医护人员经常采用的一种静态的身体造型，是所有姿态中最基本的姿态，同时也是其他动态的身体造型的基础和起点。医护人员站立时应给人以挺拔自然、端庄稳重、富有朝气的感觉。

1.正确的站姿

（1）医护人员站立时应头部抬起，面朝前方，双目平视，下颌微微内收，颈部挺直，双肩下沉外展，腰部挺立，臀部收紧，双臂自然下垂放于身体两侧或相握放于体前小腹，双腿立正并拢或脚跟靠拢而脚尖稍稍分开。

（2）站立时正面看应头正、肩平、身直；侧面看应含颌、梗颈、挺胸、收腹、提臀，医护人员采取这种站姿，既使人看起来挺拔俊美，充满自信，也有利于呼吸和循环，并在一定程度上减轻身体的疲劳。

（3）女性医护人员站立时应注意体现女性的娴静与轻盈，以双手相握或叠放于下腹前为佳，双脚呈"V"字形或"丁"字形。

（4）男性医护人员站立时应注意表现男性的英俊和刚健，双手可相握放于身后，双脚分开与肩同宽。

2.医护人员应避免的不良站姿

主要有弯腰驼背、凹胸撅臀、双腿大开、身体歪斜、身体和手脚随意抖动、趴伏倚靠等，这些站姿会让人觉得医护人员萎靡不振，消极沮丧，懒散自由，在工作中应特别注意。

（三）走姿

是指医护人员在行走时采取的具体姿势，也称为行姿。俗话讲："医生的嘴，护士的腿。"在常规工作中，医护人员大部分的时间是在行走中度过的，如发药、取药、更换液体、运送患者等等。医护人员优美的走姿能给人轻盈、挺拔、干练的感觉，既能节省体力，又能很好地展示医护人员美好的形象。

1.正确的走姿优美的走姿应该步履轻盈、协调自然、步伐从容、步态平稳、步幅适中、快慢适当。

（1）医护人员行走时，应保持头正、颈直、两眼平视、双肩平放、挺胸收腹、身体重心自然前移，以大腿带动小腿，两脚尖朝向正前方迈步。

（2）行走时应双臂放松，以上臂带动前臂有节奏地前后自然摆动，摆动幅度以30°左右为佳。

（3）行走时应保持腰部的紧张，以胸带步，背部和两腿要直，保持膝关节和脚尖始终正对前进方向。双脚行走的轨迹，大体上应呈现一条直线，即"一字步"为佳。当前脚落地后脚离地时，膝盖一定要伸直，踏下脚时再稍为松弛，同时重心前移。

（4）行走时还应注意步幅适度一致，一般约为36cm。步速应相对稳定，不宜过快、过慢或忽快忽慢，即使是在奔赴抢救地点时，医护人员也应注意上身保持平稳，步伐紧张有序，轻盈敏捷，这样会使患者感到医护人员忙而不乱，从而在心理上产生安全和信赖感，树立战胜疾病的信心。

（5）在行走过程中如果需要变向行走时，要注意以下方面：

①后退：医护人员在行走中后退时，应先面向交往对象后退两三步而后转动身体和头，继而离去。后退时步幅宜小，避免扭头就走或头与身体同时转向。

②侧行：医护人员在与他人狭路相逢时需要侧行，此时应两肩一前一后，正面转向对方侧行，避免背朝对方。

2.医护人员应避免的不良走姿

（1）肩膀不在水平位，前后摇晃。腰部左右扭动，行走时呈"内八字"或"外八字"步。

（2）与人勾肩搭背、蹦蹦跳跳或边走边吃。

（3）低头含胸，过度仰头挺胸，或松腹后仰。

（4）行走时脚落地过重发出声响或穿响底鞋，走路时发出刺耳的响声。

（5）行走时双臂横向摆动，或者摆动幅度过大或过小。

（四）蹲姿

是由站姿或走姿变化而来，相对处于静止状态的一种体态。医护人员要在工作时有时需要蹲下拾物或与坐在轮椅上的患者交谈等，因此，必须掌握正确的蹲姿。

1.正确的蹲姿

医护人员正确的蹲姿为高低式蹲姿。它要求头略低，两肩平放，上身挺直，双脚一前一后，左脚在前，脚底完全着地，小腿与地面呈90°，右脚在后，脚尖着地，脚跟提起，右膝应低于左膝，两腿紧靠，臀部务必向下，切忌向后抓起，那样会十分难看。

2.医护人员在工作中采用蹲姿时的注意事项

（1）避免过快地下蹲以免身体失去重心而坐在地上。

（2）不应背对他人下蹲，这样不礼貌。

（3）不应在与他人距离过近时下蹲，以免撞头。

（4）也不能大腿分开下蹲，尤其是身着裙式工作服时，避免有暴露下身之嫌，极为不雅。

（5）医护人员工作期间也不应蹲着休息或闲聊。

（五）手姿

又称为手臂姿势，是指运用手臂时的具体动作，既有动态的手姿，也有静态的手姿。

1.基本手姿

（1）自然垂放手姿。是医护人员站立时双手自然垂放的手姿，是使用最多也是最基本的手姿。这种手姿要求双手指尖向下，双臂伸直后紧贴于两腿裤缝之外，或双手伸直自然相握放于小腹之外，掌心朝内。

（2）手持物品时的手姿。医护人员经常要用手拿持各种操作物品，如治疗盘、病历夹等。在持物时手姿的要求是协调自然、用力均匀、稳妥到位。具体持物时的正确手姿如下：

①医护人员在端治疗盘时，应用双手握住盘的两侧，前臂与上臂呈90°，双肘尽量靠近躯干，避免五指分开抓住治疗盘；

②手持病历夹时，医护人员应将病历夹放在左前臂，与躯干呈锐角，用左侧手掌轻握病历边缘的中部；

③推治疗车时，医护人员应伸直双臂抓住车扶手平稳前行。

2. 医护人员工作中应避免的不良手姿

（1）持物时，不要翘起无名指和小指，手指不应接触治疗盘的里面。

（2）持治疗盘时，切勿紧贴着工作服，两肩不要过于收缩形成"架肩"式，那样会显得极不自然。

（3）推治疗车时，切不可靠在治疗车边缘。

第五节　医护人员的职业礼仪

医护人员工作中的礼仪要求不能等同于一般的社交礼仪要求。医护人员礼仪是在一般的社交礼仪基础上不断地拓展和完善而成的，并具有其职业的特殊性。医护工作的服务对象是被疾病折磨的患者，他们在接受治疗和护理中，医护人员规范的礼仪服务，能使他们得到心理安慰，从而产生亲近、信任的感觉。这也对疾病的治疗是一种无形的帮助，能够消除患者的心理障碍，促使患者早日康复。

医院的门诊和病房是我们医护人员主要的工作场合，但不同场合有着不同的礼仪规范。

（一）称谓礼仪

称谓，指的是人们在日常交往应酬中，所采用的彼此之间的称呼语。在人际交往中，选择正确、适当的称谓，反映着自身的教养，也反映着对对方尊敬的程度，甚至还体现出双方关系发展所达到的程度。

对患者的称谓。患者入院以后角色变了，不管其原有的身份地位怎样。这时，不同的人会有各自不同的心理，但有一点是共同的，那就是都希望得到医务人员的尊重。而恰当的称谓就是医务人员对患者表示尊重和友好的一个十分重要的方面。对患者的称谓除了可以按照社交场合的称谓规范外，还可以按照以下比较简单的规则。

1.按年龄称呼。对老年患者可称为某某大爷、某某大娘，对中年患者可称为某某先生、某某女士，对青年患者可称为某某美女、某某先生，也对少年患者可称为某某同学、某某小朋友。

2.按职务职称呼。无论是在岗或离岗的，可按患者原有或现有的职务称为某某首长、某某部长、某某局长、某某所长、某某主任等，可按患者的职称称为某某高工、某某教授、某某总编等。

（二）门诊服务用语

1.门诊导医服务用语

如：（患者进医院）您好！

（患者进医院后有点茫然时）请问您需要帮助吗？（患者问路时）××科在××层，请走好。

（对不方便行走的患者）请问您需要轮椅吗？（对需要护送的患者）我送您去好吗？

（对不了解的问题）对不起，这个问题我不很清楚，请稍等一下，我马上给您问。

2.门诊分诊服务用语

如：（患者进入候诊区）请问您看什么科？请把病历及挂号单给我，您稍坐一会儿，按顺序就诊，轮到时我会通知您。

（对有亲属陪同的患者）请您到××号诊室就诊，亲属请在候诊区等一会儿。（对需要有亲属陪同的患者）请您到××号诊室就诊，最好有一名了解您病情的亲属陪同您。

（对没有挂号的患者）对不起，请您到挂号处挂了号再来就诊。

（对打听医师的患者）×××医生正在看门诊，请问您有什么事吗？

3.门诊诊疗服务用语

如：（患者进诊疗室后）请坐！请问您哪里不舒服？多长时间了？

（患者陈述病情后）您在其他医院看过病吗？用过什么药？感觉怎么样？（准备给患者查体时）现在给您查查体，请配合一下。

（需要做辅助检查时）您需要做××检查，请您到×层××处做检查，检查完后，我再给您看。

（检查完并分析病情后）您患的是××病，通过治疗会康复的。

（开药后）我给您开些药，请按要求服用，有什么情况请及时告诉我。

（需要手术的患者）您患的是××病，需要做手术，大约需花费××元，您愿意吗？

4.儿童门诊服务用语

如：（儿童患者来诊断室）小朋友，几岁了？哪里不舒服？跟阿姨（叔叔）说说好吗？

（需要给儿童患者听诊时）小朋友，你穿的衣服真好看。能解开扣子让阿姨（叔叔）给你查一下好吗？

（对儿童患者的父母）您好，您是孩子的母亲（父亲）吗？孩子哪里不舒服？多长时间了？吃过什么药吗？

（需要给儿童患者查体时）现在给孩子查查体，请您协助一下好吗？

（需要给儿童患者做其他检查时）请您带孩子到 ×× 层 ×× 检查室作 ×× 检查，查完后，我再给孩子看病。

（检查完并分析病情后）孩子患的是 ×× 病，通过治疗会恢复。

（开药后）我给开些药，请按 ×× 方法服用，必要时您再带孩子来看看。（需要输液时）请拿药后到输液室输液，必要时再带孩子来看看。

（需要住院治疗时）孩子患的是 ×× 病，需要住院治疗，大约需要花费 ×× 元，您看怎么办？

（三）急诊科服务用语

（接 120 电话后）您好，我是 ×× 医院急诊科。

（电话告诉接患者）请告诉患者具体位置在什么地方，怎么联系，我们马上出诊。（接到患者后）请问您哪里不舒服？多长时间了？以前有过这种情况吗？用过什么药吗？

（检查前）现在给您查查体，请配合一下。

（开好辅助检查单后）请您马上去 × 层 ×× 处做个 ××× 检查。

（诊断后）您患的是 ×× 病，我给您开点药，请按时服用，一般都会好的。（患者离院时）如果还有什么不舒服的，赶快再来医院看看。

（患者离开时）请走好。

（需要输液时）您患的是 ×× 病，需要输液治疗，请到观察室观察。（患者因患病紧张时）请放心，我们会尽力治好您的病，请安心养病。

（需要患者的亲属介绍病情时）您是患者的亲属吗？请您把患者的病情介绍一下好吗？

（患者需要住院治疗时）患者的病情较重，需要马上住院治疗。请您不要担心，我们一定会尽力救治的。

（患者需要手术治疗时）患者需要手术治疗，请您不要担心，我们一定尽力做好的。

（四）注射室服务用语

（患者来注射室后）您好，请把病历、注射单和药品给我好吗？

（了解病历、注射单和药品后）请问您叫什么名字？以前用过这种药吗？是否过敏？家里人有没有发生过敏反应的？

（作皮试前）现在给您做 ×× 过敏试验，需要等 20 分钟观察结果，请不要离开，如有不舒服，马上告诉我。

（打针前）现在给您打 ×× 针，请配合一下。（打针时）打针稍微有点疼，坚持一会就好了。

（第一次打青霉素后）您是第一次用青霉素，请在休息处休息 30 分钟，观察一下，如果没有什么反应和不适的，您再离开好吗？

（患者离开时）请走好，祝您早日康复！回家后有什么不适，立即来医院。

（五）换药室服务用语

如：（换药时）现在给您换药，伤口消毒或换纱布时会有点疼，请坚持一下好吗？

（换药后）您伤口恢复得较好，请您××天后再来换药好吗？请走好。

（六）治疗室服务用语

如：（患者来治疗室）您好，请把病历和治疗单给我好吗？

（做治疗时）现在给您做治疗，如果有不舒服，请告诉我，请坚持一会儿就好。

（治疗结束时）您的治疗做完了，谢谢合作。请注意休息。

（七）门诊手术室服务用语

如：（患者来手术室）您好，请把手术通知单给我。（询问患者）您叫什么名字？患这病多久了？

（手术前）马上就要给您做手术了，请躺好。您做的手术是小手术，不要太紧张，有什么不舒服的，随时告诉我好吗？

（手术完后）您的手术做完了，给您取了个病理标本，××天后您来取报告。（告知换药）××天后，请到门诊换药室换药。

（患者离院时）请走好，有什么情况请立即告诉我，祝您早日康复。

（八）门诊药房服务用语

如：（患者交处方划价时）您好！

（划价后）请您到收费处交费后来取药。

（患者交费后取药）请您把处方和交款收据给我。

（发药时）这是您的药××药×××盒，请收好。您按药袋上的说明服药，有不清楚的地方可以问我。

（九）挂号收费、出入院处服务用语

1.挂号收费处服务用语

如：（患者挂号时）您好，请问您挂哪个科？哪位医生？

（患者不清楚挂哪科时）对不起，这位医生今天不出诊，请您另选一位医生好吗？

（挂完号后）请拿好，您看病的科室在××楼。（收费后）您的费用××元，找您××元，请收好。

2.入院处服务用语

如：（患者交住院证时）您好！

（填写有关信息时）请告诉我您的有关情况好吗？（告知预交费用）请您预交住院费××元。

（对参加了医疗保险的患者）请您将医疗保险证和身份证交给我们作个登记好吗？

（收费后）收您××元，请将预交收据保管好，出院结算时交回结算处。

（办完手续后）您的住院手续已办好，请到×× 楼 ×× 科住院，祝您早日康复。

3. 出院处服务用语

如：（患者来办手续时）您好，请问您住哪个科，叫什么名字？请把预交费收据给我。

（需要退住院费时）您的住院费共 ×× 元，预交了 ×× 元，应退您 ×× 元。（需要补交住院费时）您的住院费共 ×× 元，预交了 ×× 元，请再补交 ×× 元。（患者办好出院手续后）请您走好。

（十）医技、功能科服务用语

1. 放射科服务用语

如：（患者来放射科）您好，请把申请单给我。

（如果患者没交费）对不起，您还没交费，请交费再来检查。

（需要等候时）请您在候诊区等候，按顺序检查，轮到您时我们通知您。（轮到检查时）请您到检查室做检查，进检查室请您穿好鞋套。

（检查前）您好，您是 ××× 吗？现在为您做检查，请配合下。

（需要做增强检查时）您需要做增强检查，要注射药物，请先做药物过敏试验。（检查完后）您的检查做完了，请到候诊区休息一下，一会儿在登记处取报告。（取报告时）这是您的检查报告单，请拿好。

（有急诊患者）对不起，这位急诊患者需要马上检查，请稍等一会儿好吗？（需要会诊时）对不起，您的检查已经做完了，但需要会诊一下，请您在 × 时 × 分再来拿检查报告单好吗？

（对住院患者）您的检查做完了，请您回病房，报告单我们会送去的。

2. 检验科服务用语

如：（患者来检验科）你好，请把化验单给我。

（空腹抽血前）您化验的项目需要空腹抽血，您吃早饭了吗？（采血前）请配合一下，我为您采血。

（采血后）请您按压一会儿，针孔不出血时放开。

（患者拿标本来）请您稍等一会儿，您就可以取报告单了。（患者等报告单）请您稍等一会儿，您就可以取报告单了。（当时不能取报告时）请您 ×× 时到报告发放处取报告单。

3. 内窥镜室服务用语

如：（患者来内窥镜室）您好，请您把申请单给我。

（需要等候时）请您在候诊区稍坐一会儿，按顺序检查，很快就会轮到您了，轮到您时我们会通知您。

（检查前）您是 ××× 吗？您要做的检查是 ×× 检查，要花 ×× 时间。

（检查完后）谢谢您的合作。请到候诊区休息一下，一会儿就可以取报告单了。（需要病理检查时）给您取了病理标本，× 天后到病理科取报告单。您走好。

4. 心、脑电图室服务用语

如：（患者来心、脑电图室时）您好，请您把申请单给我。

（需要等候时）请您在候诊区稍坐一会儿，按顺序检查，很快就会轮到您的，轮到您时我们通知您。

（检查时）请您躺（坐）好，现在为您做检查，检查需要××分钟。（需要安监测仪的告知）请坐好，我为您安上监测仪。

（戴监测仪的告知）您需要24小时戴监测仪，这期间请您将活动的时间、内容做好记录，明天××时××分来取监测仪。

（给报告单时）这是您的报告单，请拿好。（患者走时）祝您早日康复。

（十一）住院服务用语

1.查房服务用语

如：（初次与患者见面）您好，我叫×××，是您的主管医生，我每天都会来看您的，有什么事尽管跟我说。

（病历采集时）您患病多久了，请您把病情介绍一下好吗？（查体时）现在为您查查体，请配合一下。

（需要做检查时）为了明确诊断，您需要做××检查。

（初步诊断后）您的检查结果出来了，结合您的病情，我们诊断是××病。下一步的治疗方案是××，请您配合我们治疗。

（例行查房时）您好，感觉好些了吗？还有哪里不舒服？

（需要会诊时）您的病还需要进一步确诊，我们将邀请×科医生给您会诊，您看可以吗？

（调整治疗方案时）您的治疗方案还需要调整一下，准备采取××治疗，您看可以吗？

（巡视查房时）您好，您现在感觉怎么样？还有哪里不舒服的？我再给您检查一下好吗？

（夜间查房时）您好，我是×××医生，今晚我值班，晚上有什么事情，可随时叫我。

2.会诊服务用语

如：（主管医生）您好，我们邀请××科××医生来给您会诊，请您多多配合。（会诊医生）您好，我是××科医生×××，今天来给您会诊，您感觉哪儿不舒服，尽管跟我说。

（查体时）现在为您查查体，请配合一下。谢谢合作。

（需要讨论时）我们要去办公室讨论一些您的病情，请您休息。

（讨论后）经过会诊讨论，我们认为您患的是××病，准备采取××治疗，您看可以吗？

3.麻醉查房服务用语

如：（了解患者病情时）您好，我是麻醉医生×××，负责您明天的手术麻醉，请您把病情介绍一下好吗？

（查体时）现在我为您查查体，请配合一下。

（麻醉方式告知）准备为您施行××麻醉，这种方式对您的病情比较适合，您看可以吗？

（签麻醉同意书时）按照规定，麻醉要签同意书，请您仔细阅读麻醉同意书的有关内容，并且和家属商量一下，然后在麻醉同意书上签字。

（离开时）请不要太紧张，晚上好好休息，我们会尽力为您做好手术。

4. 手术服务用语

如：（患者进手术室）您是×××吗？我们将为您做手术，请您不要紧张，我们会认真仔细地给您做手术的，请您放心。

（手术开始时）手术很快就要开始了，请您思想放松，配合我们手术。

（麻醉时）您好，您叫什么名字？现在我为您施行××麻醉，请不要紧张，我会一直守候在您身边的。

（手术完成后）您的手术很成功。一会儿我和护士送您回病房，祝您早日康复。

5. 出院准备服务用语

如：（告诉患者）您的病已基本好了，可以出院了。我给您开点药回家服用，再巩固一下，您看好吗？

（患者同意出院后）您回家后要好好休息，适当活动锻炼身体，调整好心情，避免情绪激动，要注意饮食，有什么情况请立即告诉我们。

（对需要换药的患者）您的伤口需要换药，请您在×日×时到外科门诊换药室换药。如有什么事，请与我们联系。

（对需要门诊治疗的患者）您的口服药用完后，请来找我，我再给您看看。如有什么事，请与我联系。

6. 住院护理服务用语

如：（患者入院时）您好，我是主管护士×××，请您在这儿休息一下，我马上为您安排床位。

（患者进入病房后）您好，我是责任护士×××，负责您护理工作。现在我给您介绍一下病区的有关情况和住院须知。

（介绍病区情况完毕后）您有什么要求和希望，请跟我讲讲。

（告知患者）您的主管医生是×××，一会儿他就会过来为您检查。（做生命体征检查时）现在我给您量一下体温、血压，请配合一下。

（护士长看望患者时）您好，我是护士长×××，负责全科的护理工作，您有什么意见和要求尽管告诉我们，我们一定会认真听取和改进的。

（治疗时）您好，现在为您做××治疗，请配合一下好吗？

（输液时）您好，请问您叫什么名字？现在我要给您输液，大约需要×小时，您需要准备一下吗？准备好了我就开始为您输液。

（穿刺未成功）对不起，给您增加痛苦了，再配合一次好吗？（送药时）这是您的药，请您服下好吗？要注意多喝水。

（对需要做手术的患者）您好，明天上午×时给您做手术，请您按照要求做好准备。

（巡视病房时）您好，昨晚休息得好吗？感觉怎么样？（患者不舒服时）不要紧张，我马上给您处理。

（液体输完时）您的液体马上就要输完了，我马上给您拔针。

（值班护士巡视病房时）您好，我是护士×××，今晚我值班，现在感觉怎么样？如果晚上有什么事，请与我联系。

回应患者，最重要的还是医生的语言。没有一个医生不是真心想把患者治好的。然而现实中，医患矛盾的产生，往往就是在关键时刻，医生们"不会说话"不知道怎样向患者解释病情。比如，患者一进诊室的门，医生就微笑、点头，就可以在短时间内快速建立起医生和患者之间的信任。"让患者感觉到你是他可以依靠的人。"然后，耐心地让患者叙述自己的病情，面临的困惑，尽情释放内心的恐惧和压力，在这个过程中，医生应该频频地点头、用一些"嗯、嗯"的语气词，表示理解，让患者感受到尊重。

在向患者解释病情时，医生要注意患者的背景，农民患者对医生的话较为言听计从。教师人群则被很多医生公认为"最难听话"的患者，这是因为他们有很严谨的探讨精神，喜欢追根求源弄个明白。那么，就请医生在治疗方案的选择、药物副作用与药效的比较、手术与保守治疗的利弊衡量上，一定要注意解释决策的过程。

总之，"言不在多，有爱则灵"。优秀的医疗技术、高新的医疗设备，并不总能减轻患者的痛苦。医生良好的语言，不是药物胜似药物，可以减轻患者心理压力，让他更加配合治疗。美国纽约东北部的撒拉纳克湖畔一片墓地中的一块墓碑上，镌刻着一位名医特鲁多的名言——"有时，去治愈；常常，去帮助；总是，去安慰。"这些话，值得所有的医护人员记一辈子。

（一）接待门诊、急诊患者的礼仪

门诊是医院的窗口，门诊医护人员特别是分诊、接诊、导医、咨询护士更是医院的形象使者，肩负着沟通医患关系、展现医院形象的重任，因此，医护人员必须要有得体的外在形象和良好的交际礼仪修养。

当患者来门诊就诊时，医护人员应热情迎接，诚恳地自我介绍："同志（女士、先生、首长、大娘、大爷），我是门诊的导诊护士，请问我能帮您做些什么吗？""请问您哪里不舒服？""您的病需要外科医生诊治，我送您到外科诊室就诊。"

在使用文明用语的同时，注意形体语言。例如，面对站立着的患者应起立回答问题，指出方位时要等对方明白了才返回工作地点，必要时应将患者送达目的地或介绍给另一位工作人员。

在接待急诊患者时，工作人员应迅速、敏捷、沉着、果断，处处表现出医护人员良好的应急能力。

对重症患者或用轮椅、平车推入的患者，医护人员应立即上前热情迎接；对危重患者，医护人员要迅速而镇静地将患者推入抢救室，果断地采取措施，尽快向家属询问有关情况，抢救患者的同时务必做好家属的解释安慰工作。

（二）迎接入院和迎送出院患者的礼仪

入院患者，是指需要住院进行治疗的患者。要为患者及其家属留下良好的第一印象，就必须面带笑容，热情接待，彬彬有礼，落落大方，使患者有宾至如归的感觉。

当入院患者来了，医护人员要起立面对患者，微笑相迎，边安排患者落座，边亲切地问候和自我介绍："您好，我是办公室护士，今天主要由我来接待您，请您先把病历交给我。"同时双手去接病历，以示尊重。在向患者介绍其责任护士及主管医生时应说："她是×××，是您的责任护士，等会儿她会详细地为您介绍入院后的有关事项。这位是您的主管医师李教授，他会为您做详细的检查和治疗。"

得知患者痊愈出院时，应予以真诚的祝贺。如送别时说："某某先生，祝贺您康复出院！脱去病员服，您气色显得更好了，真为您高兴，再一次祝贺您！""出院后如何进行康复锻炼还记得吗？希望您能按护士指导的方法，坚持锻炼和调养，您会恢复得更快、更好的！"

患者离院时，热诚地送上一段距离，并嘱托"请走好""请慢走""请多多保重"等，但切忌说"欢迎下次再来"。一般可送至病区门口走出视线外，送至电梯口待电梯门关闭后，送至汽车上待马达发动时方可转身返回。

（三）对患儿的礼仪

儿童的特点是善于模仿、接受能力强、求知欲强、有强烈的好奇心等。在住院期间，医护人员的任何言谈举止，都将给患儿以很大的影响，甚至与治疗效果和他们今后的人生观的形成，都有直接的关系。因此，作为一名儿科医生，应针对儿童的生理及心理特性，注意以下几个方面的礼仪。

医护人员要为患儿树立良好的形象，服装得体、清洁、美观；面带微笑，态度和蔼可亲；说话发音清晰，语音柔和，语调婉转，通俗易懂；称呼多用"某某小朋友"和"某某同学"，"请""谢谢""对不起""别客气""没关系"等文明用语应多用，少用"不许""不能""不要""不行"等命令式的语句。

环境的布置尽可能摆放一些儿童喜爱的装饰物和玩具、图片、儿童读物等，以适合儿童的心理特征，增加轻松的气氛，减少其对医院的恐惧。色彩及其搭配上既要适合儿童特点，又要美化环境。

要尽快地与患儿沟通："小朋友，咱俩互相认识一下吧，我已经知道你叫×××，我是×××护士阿姨，现在在办公室工作。""×××小朋友，和阿姨交个朋友，拉拉手吧！""你长得真漂亮！""某某小朋友，认识你很高兴，我们一定会成为好朋友的，是吗？"

"你住在×号病室×床，这是给你用的桌子和柜子，喜欢吗？""这是对讲机，这样轻轻一按就可以和阿姨对话了，你有事可以通过它和阿姨讲话，但使劲乱按就容易坏，就不能和阿姨对话了！""吃饭时请来这个房间，你也可以在这儿看电视和小朋友一起做游戏，看书。"在给患儿治疗和护理时，也必须讲究方法。"你是某某小朋友吗？来！阿姨帮你把药服下，你咽得很好。""真听话，每天都这样吃药，病就会好，就可以早上学了。""×××小朋友，阿姨要给你打针了，阿姨会轻轻地、慢慢地打，你很勇敢，表现真不错，你真行，我一定告诉别的小朋友向你学习。"接患儿对讲机电话时，也说："你好！×××小朋友，有事要阿姨帮忙吗？好，马上就到。"

（四）对孕产妇的礼仪

怀孕、生产对妇女来讲，是一生中的大事。虽说不少孕产妇曾或多或少接受过一些相关知识，但毕竟缺乏系统的理论及实践，所以一般她们（包括亲属团）会担心、害怕、焦躁不安，因此，作为孕产妇的护士必须注意以下的礼仪规范。

无论是在待产室、产房还是病室，医护人员都应在语言上、举止上表现出对孕产妇的极大关怀，突出孕产妇在此的中心地位。当孕产妇来到病室时，可以说："您好，欢迎您来到妇产科，我是×××医生，非常乐意为您服务。"并迅速安排孕产妇到床位上。"请问您现在有什么不舒服？腹痛吗？我先为您听听胎心音。""现在您的子宫收缩已有规律，宫口开大二指，需要到待产室继续观察，我用推车送您过去，好吗？"

在待产室，可以这样与产妇交流："我现将胎心监测仪为您装上。""目前胎心音正常，胎位也正常，您可以抓紧时间闭上眼睛休息，留着力气。我看下另一位产妇，马上就过来。您喜欢听音乐，可以戴上耳机独自欣赏。"

在产房，可以说："正常的子宫收缩节律是……您现在子宫收缩非常正常。""非常对不起，让您疼痛啦！""生孩子对女人来说是人生的一件大事，我们会与您共渡难关的。"医生可握住产妇的手，抚摸其腹部，为其擦去汗水。有条件的医院可设家庭式产房——"爸爸给力量"，使产程缩短，让产妇放心。

产后，可以说："祝贺您做母亲了，宝宝很健康，很漂亮，真为您高兴！"在将新生儿擦洗干净，待产妇胎盘娩出、侧切口缝合处理完毕后，可将新生儿抱到产妇身旁，促进他们之间的亲情建立。

（五）对老年患者的礼仪

老年人曾经或多或少对国家、社会、家庭做出过贡献，虽然其年事已高，或已退居二线，或在家安度晚年，但他们内心仍希望维持自己在社会团体、家庭中的地位，因此，他们非常在乎别人对待他们的态度。医护人员对就诊、住院的老年患者要表现出略高于对其他人的尊重。要选择适度的称呼。对尚不明确其身份、姓名的老年患者，可试探地询问："请问这位老先生（老师傅、老大爷、大伯）贵姓？怎么称呼您呢？""请问前辈（老师、老夫人、老大娘、大婶）您的尊姓大名？"当了解患者的基本情况后，分别给予适当的称呼。

多使用敬语谦语，以商量的口吻交谈。对老年人称"您"，而不是"你"。"您还好吗？""您看这样行吗？""您觉得这样做是不是有困难？有困难就请告诉我们。""在您面前我们都是晚辈，有什么不周的地方还请您多包涵。"

对老年人的经历、特长、爱好等要强调出来："您是革命战争中过来的老首长了，真了不起。""您把这些孙子带大，真不容易呀！"对他们在配合诊断、治疗、护理方面的每一点努力与进步都要予以肯定和表扬。这样可以贴近老年患者，增加其信任度。

充分发挥体态语言的作用。老年人非常在意别人对自己的态度，因其听力逐渐下降，所以在交往中对于他们来说体态语言极为重要。医护人员应以聆听为主，顺势提出自己的建议，辅以适度的表情，如微笑的点头、同情的注视，加上轻柔的动作，协助其顺利完成各项诊疗、护理操作，这样一定会博得他们的信任。

不要将医护人员的意志强加给老年患者。虽然老年人的生理、心理都有了改变，但他们之中不乏善于独立思考、深谋远虑的智者，因此不能一概视之为"老小孩"，要从语言到行为上尊敬他们，还要不惜耗费精力、时间去说服他们。医护人员要经常在患者及其亲属之间充当调解人，在为老年患者提供礼貌服务的同时，医护人员的良苦用心也会赢得患者家属的理解与尊敬的。

第七章 医疗质量管理

第一节 医疗核心制度临床实施解读

医疗核心制度作为确保医院医疗护理质量，规范诊疗行为，杜绝医疗事故发生的医院重点制度，也是医务人员日常医疗活动中必须遵守的工作规则。

根据卫生部要求，各医院结合自身特点制定适合便于规范操作的相应核心制度，在此列出三级医院较为通用的十四项医疗核心制度，并加以解读。

（一）首诊负责制度

是指第一位接诊医师（首诊医师）对所接诊病人，特别是对急、危重病人的检查、诊断、治疗、转科和转院等工作负责到底。

（二）三级医师查房制度

即科主任、教授（副教授）每周查房1～2次，应有主治医师、总住院医师、住院医师、进修医师、实习医师、护士长和有关人员参加，节假日必须有副教授以上职称医生坚持查房；主治医师每日查房一次，应有本病房总住院医师、住院医师或进修医师、实习医生、责任护士参加；住院医师对所管的病人每日至少查房一次，一般要求上、下午下班前各巡视一次和晚查房一次，危重病人与新入院病人及手术病人重点查房并增加巡视次数，发现病情变化及时处理。

（三）疑难病例讨论制度

凡遇到疑难病例，由科主任或主治医师主持疑难病例讨论，并通知有关人员参加，认真进行讨论分析，争取尽早明确诊断，并提出治疗方案。

（四）术前病例讨论制度

对重大、疑难或新开展的手术，必须严格进行术前病例讨论。由科主任或主治医师主持，手术医师、麻醉医师、护士及有关人员参加。订出手术方案、术后观察事项以及护理要求等。讨论情况详细记入病历。一般手术，也要求进行相应术前病例讨论。

（五）死亡病例讨论制度

凡死亡病例，一般应在病人死亡后一周内组织病例讨论，特殊病例应及时组织讨论。已进行尸检病人的病例讨论，待尸检病理报告后进行，但一般不超过2周。死亡病例讨论由科主任主持，医护人员和有关人员参加，必要时，医务办派人参加。死亡病例讨论必须设专门记录本记录，并摘要记入病历。

（六）危重病人抢救制度

危重病人的抢救工作应由总住院医师或主治医师和护士长组织，重大抢救应由科主任或院领导组织，所有参加抢救人员要听从指挥，严肃认真，分工协作。

（七）会诊制度

凡疑难病例，均应及时申请科内或科间会诊。科间会诊包括：门诊、病房、急诊、院内大会诊、院外会诊及外出会诊。申请会诊医师应做好必要的准备，例如化验、X光片等相关资料，填好会诊申请单。

（八）查对制度

临床科室开医嘱、处方或进行治疗时，应查对病人姓名、性别、床号、住院号（门诊号）。执行医嘱时要进行"三查七对"：摆药后查；服药、注射、处置前查；服药、注射处置后查。检查内容：对床号、姓名和服用药的药名、剂量、浓度、时间、用法。

（九）病历书写规范与管理制度

病历记录应用钢笔或签字笔书写，力求通顺、完整、简练、准确、字迹清楚、整洁，不得删改、倒填、剪贴。医师应签全名。

（十）交接班制度

各病室、急诊科观察室、急诊科留观病房均实行早班集体交接班，每天早晨由负责主治医师（或总住院医师）或护士长召集全病室医护人员开晨会，由夜班护士报告晚夜班情况，医师或护士长报告病房工作重点和注意事项，经管医生提出新病人及重点病人之诊疗、手术及护理要点。交接班时必须衣帽整齐、注意力集中，交接班人在未完成交班之前，不得离开病房。各科室医师在下班前应将危、急、重病人病情和处理事项记入交班本，并做好口头交班工作。值班医师对危重病人应作好病程记录和医疗措施记录，并扼要记入值班日志。

（十一） 医疗技术准入制度

根据《医疗机构管理条例》等国家有关法律法规，凡引进本院尚未开展的新技术、新项目，均应按照规定经相关部门审核批准。

（十二） 手术分级管理制度

根据国家新版教材，参照国际、国内专业会议建议，按照手术的难易程度、大小、是否已经开展情况将手术分为甲、乙、丙、丁四类，各级人员参加手术范围，根据医生专业技术水平、从事专业工作时间和职责限定参加手术人员。

（十三） 医患沟通制度

为了强化病人对疾病知情权及治疗方案选择权意识，以利于建立良好的医患关系，达到减少医疗纠纷和医疗事故的目的，主管医生对住院一周以上的病人在住院期间应进行不少于3次（入院、诊疗、出院）的沟通，以及术前的沟通告知。

（十四） 临床输血管理制度

病人输血前应做血型、输血四项、血型血清学检查。报告单贴在病历上，作为重要的法律依据，以备日后信息反馈及资料备查。病人输血应由经治医师根据输血适应证制订用血计划，报主治医师审批后，逐项填写好《临床输血申请单》，由主治医师核准签字后，连同受血者血样于预定输血日期前由相关人员交输血科备血。

根据三级甲等医院临床实践，对于卫生部制定的各种医疗制度在临床实施过程中有一定的调整和细化，具体解读如下。

（一）首次接诊的医师，应做到谁接诊谁负责对患者进行病史采集、系统体格检查，根据患者病情进行相关检查，做出初步诊断并制定相应的治疗措施，并及时详细、完整的记录病历。

（二）对诊断不明确的患者，由首诊医师及科室负责诊治或收住院。

（三）如遇涉及其它科室的疾病，首诊医师或科室应按照医疗规范提出转诊意见，严禁推诿病人。

（四）要求全体医务人员以高度责任心对待每一位患者，杜绝医疗事故发生。

（一）查房前医护人员要做好准备工作

如病历中的各项检查结果、X光片等，经治的住院医师要报告简要病历、当前病情，并提出需要解决的问题。上级医师可根据病情做必要的检查和病情分析，并提出明确的诊治意见。

（二）住院医师查房

要求重点巡视重危、疑难、待诊断、新入院、手术后的病人，同时巡视一般病人；检查化验报告单，分析检查结果，提出进一步检查或治疗意见；检查当天医嘱执行情况；给予必要的临时医嘱并开写次晨特殊检查的医嘱；检查病人饮食情况；主动征求对医务、护理、生活等方面的意见。

（三）主治医师查房

应对所管病人分组进行系统查房。尤其是对新入院、重危、诊断未明，治疗效果不好的病员进行重点检查与讨论；听取住院医师和护士的反映；倾听病人的陈述；检查病历并纠正其中错误的记录；了解病员病情变化并征求对饮食、生活的意见；检查医嘱执行情况及治疗效果，决定出院。

（四）主任、副主任医师查房

要解决疑难病例，审查对新入院、重危病员的诊断、治疗计划；决定重大手术及特殊检查治疗；抽查医嘱、病历，听取住院医师、主治医师诊治意见，做出肯定性指示。

（五）科主任查房

科主任查房制度由科主任主持，每周利用半个工作日，具体时间自行安排，要求全科各级医师参加，护士长、护理人员根据情况参加。

1.全面检查全科各级医师的工作状况及规章制度的执行情况，护理质量以及住院患者情况。

2.主持全科医师讨论疑难重症病例及特殊治疗方案。

3.组织科内学术讲座，商讨科室业务发展。

4.检查各种抢救设备是否到位、有效。

5.安排科内其他行政工作。

各科室应认真安排并遵守科主任查房制度，并将具体的安排时间上报医务处（科）备案，对每次的查房工作情况应做详细的书面记录。

（疑难病例讨论、术前讨论、死亡病例讨论）

（一）医务处（科）应选择适当病例举办定期或是不定期的全院"临床病例讨论会"

或"临床病理讨论会"。

（二）每次医院临床病例（临床病理）讨论会时，必须事先做好准备，负责主治的科室应将有关材料加以整理，做出书面摘要，事先发给参加讨论会的人员以做发言准备。开会时由主治科室的主任主持负责介绍及解答有关病情、诊断、治疗等方面的问题，并提出分析意见（病历由经治医师报告）。讨论会应有记录，可以全部或摘要归入病历内。

（三）术前病例讨论会：对重大、疑难及新开展的手术必须进行术前讨论，由科主任主持，手术医师、麻醉医师、护士长、护士及有关人员参加，定出手术方案、术后观察事项、护理要求等，讨论情况记入病历，一般手术酌情进行相应讨论。

（四）出院病例讨论：各科每月集中讨论1～2次，以此作为出院病历归档的最后审查。审查记录内容有无错误或遗漏；是否按规定顺序排列；确定出院诊断和治疗结果是否存在问题，取得哪些教训。

（五）一般死亡病例可与其他出院病例一起讨论。对诊治疑难、死因不明或处理意见有分歧的病例应进一步确定死亡原因和性质。讨论由科主任主持，医护人员参加。医务科派人参加。死亡病历讨论一般应在死亡后2周内召开，讨论后，由科主任审阅签字，送病案室。病案室每月将死亡病历集中送交主管业务的副院长审阅签字后归档。科主任不签字的死亡病历，经查出要扣科室总分。

（六）各科室必须建立急、危重病人，疑难病历，死亡病历讨论本，将讨论结果记录在案。

（一）科内会诊：由经治医师提交科主任召集科室有关人员参加。

（二）院内单科会诊：是指医院各科室因医疗需要而要求某一个科室给予的会诊。

1.由经治医师提出，上级医师同意，并填写会诊单，本医疗组主治及以上医师审查签字。应邀医师必须为主治医师以上人员，一般会诊在两天内完成，并写会诊记录。

2.如需专科会诊治疗的轻病员，可到专科检查治疗。

3.会诊医师不能确诊或遇到不能处理的问题，应主动请本科上级医师再次会诊。请会诊科室医师认为会诊未能确诊时，也可主动提出再次请会诊医师的上级医师会诊，或必要时请医务处（科）协助组织会诊。如请会诊与被请会诊科室在诊疗意见上不统一时，应由申请会诊科室在两小时内向医务科汇报，医务处（科）须及时决断是否再行单科会诊。

4.医务处(科)有权指定有关会诊医师,被指定的会诊医师,以抢救患者为第一原则,不得以任何理由予以拒绝。

（三）急诊会诊：被邀请会诊的人员必须随请随到。急救时应在接到邀请会诊的通知（电话）5分钟内到达急救现场。会诊时，申请医师必须在场配合会诊抢救工作。

（四）全院会诊：是指由科室根据病情需要或患者与家属自己提出的要求医院组织相关科室参加的集体会诊。

1.需要全院会诊的病例，原则上先由全科讨论，如仍不能确定诊断或治疗时，可向医务处（科）提出申请。申请时应填写患者基本病情、会诊理由、要求解决的问题及所邀请的会诊科室，经科主任审查签字后上报医务处（科），医务处（科）同意并确定会诊时间，再由医务处（科）具体组织相关人员参加，会诊一般由科主任主持，医务处（科）主管人员参加。

2.参加会诊医师必须是副主任医师及以上人员。

（五）派出会诊：请会诊的医院必须持盖有该院医务科公章的介绍信、会诊单与医务处（科）联系，并办理会诊手续。医务处（科）根据会诊要求，通知科主任安排会诊医师。如果请会诊的医院点名会诊，科主任尽可能安排被点名医师前去会诊。任何医师不允许私自外出会诊。针对违章者，发生任何意外，后果自负。

应邀会诊人员应认真负责，切忌敷衍了事，严禁迟到、缺席。对迟到15分钟以上者，扣除会诊费及科室质量管理分0.2分。对无故缺席者，扣除科室质量管理分0.5分。

（一）住院病人10天内不能明确诊断者或诊断尚明确但治疗效果不好者均视为疑难病人。凡遇疑难病例在诊断、治疗上有困难时应及时申请会诊。全院临床科室要高度重视疑难病人的全方位管理，确保医疗安全。

（二）疑难病人经本专业三级医师查房仍不能明确诊断者，由主管医师在住院10天内提交至本科室，由科主任负责组织全科医师进行科内疑难病例讨论。主管医师根据科室讨论意见，积极认真实施治疗。对疑难危重病人应随时会诊、诊治。

（三）疑难病人需要有关其他专业科室进行科间会诊，主管医师要陪同会诊。应邀会诊医师原则上必须为副高职称人员，要求24小时内完成会诊。

（四）经科内及科间会诊仍不能解决问题的病人，在病人住院两周以后，由主管医师以文字形式提出全院会诊申请，同时附一份疑难病人简介（包括：简要病史、诊疗过程、阳性体征、检查项目、初步诊断、会诊目的、邀请会诊科室），经科主任签字后，递交医务处（科），由医务处（科）负责，应提前一天递交邀请会诊医师，组织全院会诊，同时报告院长和主管院长。

（五）接到医务处（科）通知参加院内会诊的医师，应提前查看病人，认真查阅有关文献、资料，帮助解决临床实际问题。

（六）疑难病人经过会诊明确诊断者，由科主任和主管医师向家属或单位及时交代诊治方面的有关问题。对经过院内会诊仍不能解决问题的病人，要向家属及单位提出转外地治疗或请外地专家进一步诊治等事宜，由科主任负责组织实施。

（七）疑难病人会诊管理制度实施的全过程应由主管医师详细记录在病人的病程记录中。

（一）各病房遇有需抢救的危重病人，主管医师或值班医师应立即填写"危重病人通知单"，及时送医教处和住院处，并立即通知家属或单位。凡干部保健对象的病危通知应由医务处通知卫生厅保健办和单位。

（二）各科要建立健全急、重、危症抢救组织技术操作常规和抢救程序。及时做到思想、组织、药品、器械四落实。

（三）对急危重病人要及时、严肃、敏捷地进行救治，严密观察病情变化。做好各项记录。抢救有困难要及时报告上级医师。

（四）急诊科接诊的危重病人，如休克并暂不宜搬动，应在急诊室就地抢救，待病情稳定后再行检查并治疗，如需立即手术的病员应及时送手术室施行手术。

（五）医务处专职工作人员接到病危通知后应立即到病房，帮助临床医生及病人解决一些协调、支持等具体的问题。

（一）分类原则

1.按照卫生行政部门核准的诊疗科目，根据科室专业特点，界定手术类型。（1）甲类：疑难复杂手术类。手术过程复杂、技术难度大、风险度大的各种手术。（2）乙类：大手术类。手术过程较复杂、技术难度较大、风险度较大的各种手术。（3）丙类：中手术类。手术过程不复杂、技术难度不大、风险度中等的各种手术。（4）丁类：小手术类。手术过程简单、技术难度较低、风险度较小的各种手术。

2.根据科室专业人员的职称高低和技术水平要求，界定手术范围。

（1）主任医师：可开展甲类手术以及新技术、新项目手术及科研项目手术或经主管部门批准的高风险科研项目手术。

（2）高年资副主任医师：可开展甲类手术，在主任医师临场指导下可开展新技术、新项目手术及科研项目手术。

（3）低年资副主任医师：可开展乙类手术，在上级医师临场指导下开展甲类手术。

（4）高年资主治医师：可开展乙类手术，在上级医师临场指导下可逐步开展甲类手术。

（5）低年资主治医师：可开展丙类手术，在上级医师临场指导下可逐步开展乙类手术。

（6）高年资住院医师：在熟练掌握丁类手术的基础上，在上级医师临场指导下可开展丙类手术。

（7）低年资住院医师：在上级医师指导下，可开展丁类手术。注：各级医师以从事岗位工作3年为界划分高低年资。

（二）管理原则

为了加快临床医师人才培养，确保医疗安全，医院实行手术分级管理，使各级医师手术责任明确，促使医院手术管理科学化、规范化。

1.手术分级管理实行科主任负责制，各级医师应严格执行。原则上不得越级手术或跨级手术。

2.各级医师手术责任分明，让下级做的手术上级医师可以指导下级医师手术，原则上不做术者。

3.任何科室和个人不得擅自开展超出核准相应范围的手术治疗活动。

4.若遇特殊（急诊）情况，超范围进行手术，应及时报请上级医师会诊，给予指导协助完成。

5.急诊手术例外，但需请示上级医师或科室主任。

6.低聘人员按实际聘任技术职务执行手术分级制度。

7.新开展的手术须由副主任医师以上人员参与把关。

8.进修医师不能单独作为手术者实施手术。

医院各科室对临床实用性强的医疗新技术，在确认其安全性、有效性及伦理、道德等方面评定的基础上，应运用循证医学的原理和方法，本着实事求是的科学态度指导临床实践，同时要具备相应的技术条件、人员和设施。

（一）准入新技术新业务的分类

1.探索使用技术，指医疗机构引进或自主开发的、在国内尚未使用的新技术（含设备）。

2.限制使用技术，指需要在限定范围和具备一定条件方可使用的新技术新业务，其技术难度大、技术要求高，如颅脑外科、心脏外科、介入治疗、大器官移植（肝、肾、肺、心脏、骨髓、干细胞）、生殖技术等。

3.一般诊疗技术，指除国家或省卫生行政部门规定限制使用外的常用诊疗项目。

（二）准入新技术新业务需符合以下条件

1.全新的诊疗技术或手段。

2.常规诊疗技术的新应用（包括药物）。

3.新的疾病或病型的发现与诊治（包括罕见病例）。

4.新医疗技术、新业务的引进（包括新的诊疗设备的使用）。

5.常规诊疗技术核心内容的改进和完善。

6.超出当前诊疗常规规定范围的其他技术业务（包括探索使用技术、限制使用技术）。

7.人员有相关的学习经历，有些技术需有上岗证明或是资格证书。

（三）对新技术、新业务的类型

对新技术、新业务的类型按项目的创新程度划分为创新型（自行开展、区内首创、国内领先）创新应用型（借助外援、邀请专家协助开展）、引进改良型和引进应用型、小发明小创造五个等级，以此作为评估新技术、新业务水平的标准。

（四）对探索使用技术、限制使用技术

对探索使用技术、限制使用技术等难度大、要求高的技术，医院准入后还应报卫生行政主管部门审批后开展。

（五）在实施新技术新业务项目前必须征得病人或其委托代理人的同意并书面签名备案。

（六）准入评审程序

1. 申报

每季度初（1日～10日）申报项目计划，申报项目的负责人原则上为具有副主任医师（副高）及以上专业技术职称的本院临床、医技以及管理人员。经科室讨论，核心小组审核签署意见后报送医务处备案。拟开展的新技术新业务需经准入评审后方可在临床继续开展。

2. 审核

各科室申报材料完善后，由医务处组织专家，对该项目计划的引进来源、主要技术关键、技术指标、创新点、操作规程及流程、目的意义、可预见风险及处理预案、存在的困难、需解决的问题、可行性（经济效益、社会效益）以及科室人员、设施、设备条件（包括开展该项技术的相关设施、设备情况及与应用该项技术有关人员的学习培训情况等）进行准入审核。

（1）科室新开展的新技术新业务须填写"宁夏医科大学总医院新技术新业务申请及可行性论证报告"报医务处，如该技术为本院《医疗机构执业许可证》范围内的，由医务处组织专家审核和集体评估；超出本院《医疗机构执业许可证》范围外的，由医务处负责向卫生厅申报。

（2）需要新增加收费项目的，由物价办按照《医疗服务收费项目审批程序》申报收费标准，批准后方可实施。

3. 结果

（1）准入，同意开展。

（2）准入，需改进后方可开展。

（3）不予准入，不可开展。

（一）医嘱、处置、给药、注射、输液查对制度

1. 各班在医嘱处理、处置、给药、注射、输液时，必须严肃认真，严格执行"三查七对"。三查：医嘱处理、处置、给药、注射、输液前查；医嘱处理、处置、给药、注射、输液中查；医嘱处理、处置、给药、注射、输液后查。七对：对床号、对姓名、对药名、对浓度、对剂量、对时间、对用法。核对无误，方可执行。

2. 备药前要检查药品质量、瓶签、失效期和批号，如不符合要求或瓶签不清楚，不能使用。

3. 药物准备后，必须经第二人核对，即可使用。

4. 使用毒、麻、限、剧药时，一定要经过反复核对才能使用，用后保留安瓿。

5. 给易致过敏药物前，必须询问有无过敏史。

6.使用多用药物时，要注意有无配伍禁忌。

7.对有疑问的医嘱，不可自作主张，盲目执行，须问清后再执行，医师不签名及没有医嘱时间的医嘱不能执行。

8.医嘱处理执行后一定要签名，并写清处理执行时间。

9.一般情况下不执行口头医嘱；紧急抢救时的口头医嘱，护士必须复诵一遍，无误后方可执行。使用抢救药品时，必须医师、护士共同核对后方可执行，用后保留安瓿，抢救结束后及时补写医嘱。

10.重新整理后的医嘱，必须经第2人核对，方可执行。

11.坚持每日查对医嘱，护士长每周对全病房医嘱大查对1次，查出问题及时纠正并予以登记。

（二）输血查对制度

1.采血做血型鉴定和交叉配血标本时，要认真"三查七对"。

2.取血时，要与发血人共同查对科别、病房、床号、姓名、血型、交叉配血结果、血瓶号、采血日期，血液有无凝血或溶血，血瓶有无裂痕。

3.输血前必须2人查对病人床号、姓名、住院号及血型，无误后方可输入。

4.给血者血瓶一定要保留至输完血后无反应方可处理。

（三）饮食查对制度

1.每日查对医嘱后，核对病人床前饮食卡、床号、姓名及饮食种类。

2.发饮食时，查对与饮食卡饮食种类是否相符。

（四）手术室查对制度

1.术前接病人时，必须查对科别、床号、姓名、性别、诊断、手术名称及部位，查对术前用药、配血报告、药物过敏实验结果等。

2.术前必须查对姓名、诊断、手术部位、麻醉方法及麻醉用药。

3.凡体腔或深部组织手术，必须在术前，缝合前、后，清点核对器械和纱布、纱垫、缝针、缝线轴的数目是否相符。

4.手术取下的标本，由洗手护士与术者核对，方能填病理检验单送检。

（五）供应室查对制度

1.注射器包装时，查对是否配套、有无破损，其针头是否带钩。

2.输液器包装时，查对输液瓶的光洁度，皮管有否粘连，莫非氏滴管有否倒置。

3.包装诊疗包时，查对物品是否齐全，性能是否完好，清洁度是否符合要求。

4.发物时要查对名称、消毒日期及灭菌指示卡是否变黑。

5.收回物品时，查对物品是否齐全及清洁处理情况。

（一）值班制度

1.本院原则上实行一线、二线、三线值班制，一线班为住院医师，二线班为主治医师，三线班为副主任医师以上人员。

2.各科室根据实际工作需要、技术人员构成情况决定安排一线、二线或三线班。

3.一线、二线班均需住病房值班，二线班医师值班时应带领一线班医师、进修医师、实习医师查房巡视所管病区，及时妥善处理危重、手术后病人的病情。

4.一线班实行二十四小时值班制（包括医技科室及其他科室在内的值班人员），即自值班当日早晨上班至第二天早晨安排好自己的工作后下班，手术科室值班医师因第二日有手术不能下班，可领一次误餐费，但不能补休。

5.主治医师少或主治医师值班过于频繁时，科主任可提名高年资住院医师参加二线值班，但需报医务科备案。根据科室具体情况上级医师可值一线医师班。不必上报医务科。

6.三线班在家中值班，不得擅自外出，病房有事，被叫一次，报领一次夜班费。如有事离开时，必须向值班医师说明去向，在下午下班前巡视一次病房，做到对重危抢救病人心中有数。

7.值班医师在下班前至科室，接受各级医师交办的医疗工作，了解危重病员情况，并做好床前交接工作。

8.值班医师对重危病人应做好病程记录和医疗措施记录。

9.值班医师负责临时性医疗工作和病人临时性情况处理，针对急诊入院病人及时检查填写病历给予必要的医疗处置。

10.值班医师必须在值班室留宿，不得擅自离开，护理人员邀请时应立即前往视诊。如有事（短时间）离开时，必须向值班护士说明去向。

（二）交接班制度

1.住院医师下班前应向当日值班医师做好重点病人的交班工作，对尚在抢救的危重病人应继续处理，待病情相对平稳后，方可交给值班医师。

2.各病房应设交接班记录本，对危重病人除做口头交班外，需做重点书面交班。

3.值班医师和值班护士在次日晨交班会上汇报重点病人的病情和处理，以及其他重要情况和尚待处理解决的问题，并认真书写值班病程记录和医嘱。

（一）病历是指医务人员在医疗活动过程中形成的文字、符号、图表、影像、切片等资料的总和，包括门（急）诊病历和住院病历。

（二）病历书写是指医务人员通过问诊、查体、辅助检查、诊断、治疗、护理等医疗活动获得的有关资料，并进行归纳、分析、整理形成医疗活动记录的行为。

（三）病历书写内容应客观、真实、准确、及时、完整，重点突出，层次分明；

格式规范、语句通顺、简练，用词恰当；文字工整、字迹清晰；标点符号正确；文字不超过格线；若出现错别字时，应在错字（句）上用双横线画在错字（句）上，不得采用刀刮、胶粘、涂黑、剪贴等方法掩盖或去除原来字迹。

（四）病历书写应当使用中文和医学术语。通用的外文缩写和无正式中文译名的症状、体征、疾病名称、药物名称可以使用外文，但疾病名称不能中外文混用，如肺Ca。简化字、外文缩写字母，一律按国家规定和国际惯例书写，不得自行滥造。

（五）住院病历书写应当使用蓝黑墨水或碳素墨水笔；门（急）诊病历和需复写的资料可以使用蓝色或黑色圆珠笔（如出院记录、麻醉记录单以及某些其他需复写的医疗文书）；过敏药物、异常的化验报告单用红色墨水笔标记。

（六）上级医务人员有审查、修改下级医务人员书写病历的责任，修改时，应使用红墨水笔，保持原记录清晰可辨，并在修改段落的右下方签名，注明修改日期。

（七）疾病诊断、手术、各种治疗操作的名称书写和编码应符合《国际疾病分类》（ICD-10）的规范要求。

（八）入院记录及再次入院记录均应在患者入院后24小时内书写完成，抢救急危重患者未能及时完成病历书写的，应在抢救结束后6小时内据实补记，并注明抢救完成时间和补记时间。对住院不足24小时出院患者，可在出院后24小时内书写24小时内入、出院记录，住院不足24小时死亡者，可在死亡后24小时内书写24小时内入院死亡记录。

（九）对按照有关规定需要取得患者书面同意方可进行的医疗活动（如特殊检查、特殊治疗、手术、实验性临床诊疗等），应当由患者本人签署同意书。患者不具备完全民事行为能力时，应当由其法定代理人签字；患者因病无法签字时，应当由其近亲属签字，没有近亲属的，由其关系人签字；为抢救患者，在法定代理人或近亲属、关系人无法及时签字的情况下，可由医疗机构负责人或者被授权的负责人签字。

（十）入院记录、首次病程记录、阶段小结、交（接）班记录、抢救记录、出院记录、死亡记录及死亡病例讨论记录，必须由住院医师或经认定合格的进修医师书写。其中死亡记录、死亡病例讨论记录必须有上级医师签名。实习医生、试用期住院医师、未经认定合格的进修医师书写的各项记录均须带教老师审改并签名。

（十一）因实施保护性医疗措施不宜向患者说明情况的，应当将有关情况通知患者近亲属，由患者近亲属签署授权委托书，并及时记录，患者无近亲属的或者患者近亲属无法签署授权委托书的，由患者的法定代理人或者关系人签署授权委托书。

（十二）所有住院病人应有"三大常规"医嘱，因故未查，应在病程记录中说明原因。住院期间的化验报告单均应贴在化验粘贴单上，以备查询。化验报告单的右上角应标明检查项目名称，正常结果用蓝黑墨水笔记录，异常结果用红墨水笔记录，标记时首字要上下对齐。对住院期间开出的各项检查及化验报告单，经管医师应及时检查回收，不允许缺失。

（十三）对各种法定传染病，按规定填报传染病卡片，在与其相关的检查报告单应及时收入病历中。

（十四）对各种有创性或费用较高的检查、治疗、手术、输血和自费药品（指医疗保险、区级公费医疗规定）等，均要求患者或近亲属签署同意书后方可施行。

（十五）书写各种记录每自然段起始行必须空两格，以后则顶格。

（十六）门（急）诊病历和住院病历都应当标注页码，病程记录每页应有病人姓名和住院号。

（十七）医疗文书中的各级签名均不得代签，也不得模仿他人签名。

（十八）住院病历纸张大小规格为 27cm×19.5cm，采用书页式装订。

（十九）度量衡单位和时间均用阿拉伯数字表示。

（二十）中医病历按国家中医药管理局印制发行的《中医病历规范》要求书写。

（一）基本要求

1.门（急）诊病历首页内容应当包括患者姓名、性别、出生年月、民族、婚姻状况、职业、工作单位、住址、药物过敏史、初诊日期等。

2.门（急）诊病历手册封面内容应当包括患者姓名、性别、年龄、工作单位或是住址、药物过敏史等项目。

3.门（急）诊患者每次就诊，经治医师都必须填写就诊日期及科别，急诊病历书写就诊时间应具体到分钟。危、急重患者就诊时必须记录体温、脉搏、呼吸、血压、心率、意识状态及抢救措施等。抢救无效死亡的病例，要记录抢救经过，参加抢救人员姓名、职称或职务，死亡日期及时间、死亡诊断等。

4.初步诊断及医师签名应书写在病历右下方，医师应签全名，字迹清晰易辨。处理措施写在左半侧。

5.儿科患者、意识障碍患者、创伤患者及精神病患者就诊须写明陪伴者姓名以及与患者的关系，必要时写明陪伴者工作单位、住址和联系电话。

6.患者在其他医院所做检查，应注明所做检查医院名称及检查日期。

7.法定传染病应注明疫情报告情况。

8.门诊患者住院须填写住院证。

（二）门（急）诊病历书写内容与格式

1.初诊病历记录

（1）首页（封面）：姓名、年龄、性别、地址、就诊号。

（2）就诊日期及科别。

（3）主诉：主要症状及持续时间。

（4）现病史：现病史应重点突出，包括本次患病日期、主要症状及特点、伴随症状、他院诊治情况及疗效等，并简要记述既往史、个人史、婚姻史、月经及生育史、家族史等。

（5）体格检查：一般情况，重点记录阳性体征及有鉴别诊断意义的阴性情况。

（6）辅助检查，阳性结果描述。

（7）初步诊断：如诊断不明确可在疾病名称后打"？"或写"××症状待查"，并在其后按可能性大小排列 2～3 个疾病名称。

（8）处理措施：①药品名称、剂量、总量、用法。②进一步诊治的措施。③注意事项或建议。

（9）医师签全名（楷书）。

2.复诊病历记录

（1）记录就诊日期及科别。

（2）重点询问及记录上次治疗后的病情变化、治疗反应，避免用"病情同前"字样。

（3）体格检查着重记录既往阳性体征的变化及新发现的阳性体征。

（4）需要补充的辅助检查。

（5）诊断：既往已确诊的患者，如诊断无变更，可不再重写。

（6）三次就诊尚不能确诊的患者，接诊医师应请上级医师或他科医师会诊，会诊医师应在病历上写明会诊意见、时间并签全名。

（7）处理措施：①药品名称、剂量、总量、用法。②进一步诊治的措施。③注意事项或建议。

（8）医师签全名（楷书）。

（一）根据《卫生部医疗机构临床用血管理办法（试行）》特制定本办法。

（二）本办法所称临床用血包括使用全血和成分血。临床不得使用原料用血，除批准的科研项目外，不得直接使用脐带血。

（三）成立由医院领导、业务主管部门及相关科室负责人组成的临床输血管理委员会，负责临床用血的规范和技术指导，开展临床合理用血，科学用血的教育和培训。

（四）输血科在本院临床输血管理委员会的领导下，负责本院临床用血的计划申报，储存血液，对本院临床用血制度执行情况进行检查，并参与临床有关疾病的诊断、治疗与科研。

（五）输血科负责全院血液的收领、发放工作，认真核对血袋包装，核查内容如下：①血站的名称及其许可证号；②献血者的姓名（或条形码）、血型；③血液品种；④采血日期及时间；⑤有效期及时间；⑥血袋编号（或条形码）；⑦储存条件。血液包装不符合国家规定的卫生标准和要求应拒领拒收。

（六）输血科对验收合格的血液，应当认真作好入库登记，按不同品种、血型、规格和采血日期（或有效期），分别存放于专用冷藏设施内储存。经办人要签名和签署入库时间。禁止接收不合格血液入库。

（七）输血科的储血设施应当保证完好，全血、红细胞、代浆血冷藏温度应当控制在2℃~6℃，血小板应当控制在20℃~24℃（6小时内输注），储血保管人员应当作好血液冷藏温度的24小时监测记录，储血环境应当符合卫生学标准。

（八）医务人员应严格执行《临床输血技术规范》/（由卫生部另行制定）。

（九）凡患者血红蛋白低于100g/L和血球压积低于30%属输血适应证。患者因病情需要输血治疗时，经治医师应当根据医院规定履行申报手续，由上级医师核准签字后报输血科。

临床输血一次用血，备血量超过2000mL时要履行报批手续，需经输血科医师会诊，由科主任签字后报医务处批准（急诊用血除外）。节假日期间报总值班批准。急诊用血事后应当按照以上要求补办手续。

（十）经治医师给患者实行输血治疗前，应当向患者或其家属告之输血目的，可能发生的输血反应和经血液途径感染疾病的可能性，由医患双方共同签署输血治疗同意书，后者随住院病历保存。

（十一）临床科室应当有专人持配血单（卡）领取临床用血。领血时按本办法第三条规定认真核查，不符合要求的应当拒绝领用。

输血科（血库）发血时，应当认真检查领血单（卡）的填写项目，合格后方可发血。未按第六条规定办理申报手续的不得发血。

（十二）临床科室的医务人员给患者输血前，应当认真检查血袋标签记录，经核对血型、品种、规格及采血时间（有效期）无误后，方可进行输血治疗，并将输血情况详细记入病历。

（十三）对平诊患者和择期手术患者，经治医师应当动员患者自身储血，自体输血，或者动员患者亲友献血。医院将把此项工作作为评价医师个人工作业绩的重要考核内容。自身储血、自体输血由输血科负责采集血液。

（十四）积极推广成分输血，努力达到卫生部要求的临床成分输血比例>70%，医院所需成分血品种，由自治区中心血站负责制备和供给。

（十五）医院因急用需要采集血液时，必须符合以下情况。

1. 中心血站不能满足医院临床急用的需要。

2. 危及病人生命，急需输血，而其他医疗措施所不能替代。

3. 具备交叉配血及快速诊断方法检验乙型肝炎病毒表面抗体，丙型肝炎病毒抗体，艾滋病病毒抗体的条件。

医院在临时采集血液后10日内将情况报告自治区卫生厅医政处。患者亲友献血，由血站采集血液和初、复核，并负责调配合格血液。

（十六）所有临床医师应严格掌握临床输血适应证。务必做到科学用血，合理用血。对600mL以下的输血要从严控制，坚决杜绝"安慰血"、"人情血"、"保险血"。

（十七）凡违反本办法者，医院将依照有关法律、法规给予行政处罚，对直接责任人，将酌情给予处分，情节严重，构成犯罪的，依法追究刑事责任。

为适应社会发展和新形势的要求，加强医务人员与患者的沟通，维护患者合法权益，防范医疗纠纷的发生，维护良好的医疗秩序，确保医疗安全，根据卫生部《医院管理评价指南（试行）》文件的要求，结合我院实际，制定本制度。

（一）医患沟通的必要性

在为患者提供医疗服务的同时，全院医务人员必须与患者或家属进行良好的沟通与交流。

（二）医患沟通的时间

1.门诊医师接诊时，应在规范接诊的基础上，就疾病诊疗的有关情况向患者或家属做必要的告知，争取患者或家属对诊疗的理解。必要时将沟通的关键内容记录在门诊病历上，急诊科对遇有意外事故等情况无家属陪同的患者，应及早设法通知患者家属，并向医务科或行政总值班、主管院领导汇报。

2.病区医、护人员接诊时，应与患者或家属进行有关疾病诊疗、住院事项等方面的沟通。

3.住院患者的主管医师必须在患者入院后12小时内、急诊患者2小时内与患者或患者的委托人（监护人）就疾病的初步诊断、可能病因或诱因、诊治原则、进一步检查内容、饮食、休息及注意事项等相关问题进行充分的交流和沟通，然后签署《住院患者诊疗知情同意书》，危重患者除应向家属告知病情外还应书写病危告知书，危重告知书中应有患者病情简要介绍、拟采取的抢救措施及预后等内容，并有患方同意治疗的意见和签字。

4.患者住院期间，医护人员在下列情况下必须与患者或者家属及时沟通。

（1）患者病情变化时。

（2）有创检查及有风险处置前。

（3）变更治疗方案时。

（4）使用高值耗材、植入材料前。

（5）发生欠费且影响患者治疗时。

（6）危、急、重症患者疾病变化时。

（7）术前和术中改变术式时。

（8）麻醉前（应由麻醉师完成）。

（9）输血前。

（10）贵重药品或副作用较大药品使用。

（11）对医保、合疗患者采用医保、合疗以外的诊疗或药品前。

5.患者出院时，医护人员应与患者或家属就诊疗情况、出院后饮食、用药等注意事项以及是否定期随诊等进行沟通。

（三）医患沟通的内容

1.对患者的诊疗方案，医护人员要主动听取患者或家属的意见和建议，在不违背医疗原则的前提下，充分考虑患者或家属的意见。

2.在诊疗过程中，医护人员应就疾病诊断、主要治疗措施、重要检查目的、患者的病情及预后、某些治疗可能引起的严重后果、药物不良反应、手术方式、手术并发症及防范措施、医疗收费等与患者或家属进行沟通，听取患者或家属的意见和建议，解答提出的问题，争取患者和家属对诊疗过程密切配合。

3.在诊疗中，医务人员要对患者机体状态进行充分的综合评估，科学预测推断疾病转归及预后，尊重患者的知情权，并与患者或家属进行诊疗转归的详细沟通，使其对疾病发展有所了解。

（四） 医患沟通方式

1. 可根据实际情况采取床旁沟通、分级沟通、集中沟通、出院回访等多种方式进行医患沟通。

2. 根据患者病情的轻重、复杂程度以及预后可能，应由不同级别的医护人员及时沟通。如已经发生或有发生纠纷的趋向，要由主管的副主任医师（或以上级别医师）或科主任进行重点沟通。

3. 各病区要加强对患者的健康教育，坚持落实病员座谈会制度，每月至少组织 1 次座谈会，与患者及家属进行集中沟通，并做好记录。

4. 各病区应建立出院患者回访记录本，可以采用预约复查、电话、信件（或电子邮件）等联系方式进行回访沟通，并做好记录。

（五） 医患沟通的方法

1. 如发现可能出现问题或纠纷的病人，应立即采取预防为主的方法，将其作为重点沟通对象，针对性地进行沟通。还应在早交班时，作为重要内容进行交班，使下一班医护人员做到心中有数，并进一步有的放矢地与患者沟通，消除患方心中疑惑。

2. 如责任医师与患者或家属沟通有困难或患者家属情绪激动时，应变换沟通者，即另换其他医务人员或上级医师、科主任与其进行沟通。

3. 对需要进行某些特殊检查、治疗、重大手术的患者，不配合或不理解医疗行为的患者或家属，或一些特殊（如丧失语言能力）的患者，应采用书面形式进行沟通告知。

4. 当下级医师对某种疾病的解释不肯定时，应当先请示上级医师或与上级医师一起共同与患者沟通。

5. 诊断不明或疾病病情恶化时，在沟通前，医师之间，医护之间，护士之间要先进行相互讨论，统一认识后由上一级医师对家属进行解释，避免由于沟通不统一导致病人和家属的不信任和疑虑。

（六） 医患沟通的记录

1. 对医患沟通的情况，医护人员须在病人的病历中结合《病历书写规范》的要求按规定形式记录清楚。

2. 沟通记录的内容要着重记录沟通的时间、地点，参加沟通的医护人员、患者及其家属姓名，沟通的实际内容，沟通结果。必要时应在记录的结尾处要求患者或家属、参加沟通的医护人员签名。

（七） 医患沟通的评价

1. 医院（主管院领导）、医务处、护理部、临床科室对医患沟通制度的执行情况，要定期征求患者意见，进行检查和考评。

2. 因未按要求进行医患沟通，或医患沟通不当引发医疗纠纷的，医院将从经济或行政方面给以从重处罚。

第二节 临床路径的制定与执行

（一）临床路径的概念

临床路径（Clinical Pathway，CP）是指针对某一疾病建立一套标准化治疗模式与治疗程序，是一个有关临床治疗的综合模式，以循证医学为基础，以预期的治疗效果和成本控制为目的，所制定的有严格工作顺序和准确时间要求的最佳程序化、标准化医疗检查和处置流程，并把全面质量管理和持续性质量提高作为监控手段整合到其中，用以减少康复延迟和资源浪费，使患者获得最佳的医疗护理服务。最终起到规范医疗行为，减少变异，降低成本，提高质量的作用。

临床路径是相对于传统路径而实施的，传统路径也即是每位医师的个人路径，不同地区、不同医院、不同的治疗组或者不同医师个人针对某一疾病可能采用的不同治疗方案。采用临床路径后，可以避免传统路径使同一疾病在不同地区、不同医院、不同的治疗组或者不同医师个人间出现不同的治疗方案，避免其随意性，提高了费用、预后等的可评估性。

依据循证医学发展而来的疾病临床路径管理，其是由组织内成员根据某种疾病或某种手术方法制定的一种治疗模式，让患者由住院到出院都依此模式接受治疗。路径完成后，组织内成员再根据临床路径的结果分析和评价每一例患者的差异，以避免下一例患者住院时发生同样的差异或错误，依此方式来控制整个医疗成本并维持或改进医疗质量。与传统管理模式相比，临床路径管理在提高医疗护理质量的同时，还提高了医护人员的团队协作，增加了患者本人的参与，使医疗护理更加合理化、人性化，是目前许多发达国家普遍使用的医疗工具。推行临床路径管理的目的在于进一步促进医疗管理的专业化、规范化、标准化、精细化，提高医疗质量，确保医疗安全，改善医患关系，树立行业新风。

（二）实施临床路径的背景

从20世纪80年代中期开始，欧美及其他一些国家在临床路径上做出了积极探索。美国已有60%的医疗机构相继开始采用此方法，其他发达国家的一些大医院也陆续采用此法管理患者。

在我国，随着医药卫生体制改革的推进，公立医院补偿机制向服务收费和财政补助两个渠道转变。同时，基本医疗保险制度改革进一步推进，总额预付制和按病种预付制逐步推出。这些都对医院进一步缩短患者住院日、提高医疗质量、控制医疗支出提出了挑战。推进临床路径则是应对该挑战的有效方法。2009年年底，卫生部下发

100种常见疾病临床路径，并在全国范围内选择50家医院开展试点工作。其目的也是为了规范临床诊疗行为，保障医疗质量和医疗安全，做到治疗项目精细化、标准化、程序化，减少治疗过程的随意化；提高医疗资源的有效管理与合理利用，加强临床治疗的风险控制；缩短住院周期，降低医疗支出。

（一）执行流程

临床路径包含以下内容或执行流程：疾病的治疗进度表；完成各项检查及治疗项目的时间、流程；治疗目标；有关的治疗计划和预后目标的调整；有效的监控组织与程序。

（二）执行内容

临床路径的具体执行包含以下几方面内容：患者病历及病程记录，以日为单位的各种医疗活动多学科记录，治疗护理及相关医疗执行成员执行相关医疗活动之后签字栏，变异记录表，分开的特殊协议内容。

临床路径所设立的内容应当不断更新，与疾病的最新治疗标准或治疗指南保持一致，同时临床路径也是整个治疗过程的行之有效的记录模式，该模式允许治疗方案根据病人的具体情况进行恰当的调整。

（三）组成要素

临床路径的制定是综合多学科医学知识的过程，这些学科包括临床、护理、药剂、检验、麻醉、营养、康复、心理以及医院管理，甚至有时包括法律、伦理等，路径的设计要依据住院的时间流程，结合治疗过程中的效果，规定检查治疗的项目，顺序和时限；其结果是建立一套标准化治疗模式，最终起到规范医疗行为，减少变异，降低成本，提高质量的作用。

实施临床路径，要求在实际应用中，遵循疾病指南、循证医学的进展不断调整路径的实施细则，使之符合医学科学的发展，从而提供给患者最新的治疗手段与最优化的治疗方案；实施临床路径，可以加强学科之间、医护之间、部门之间的交流；保证治疗项目精细化、标准化、程序化，减少治疗过程的随意化；提高医院资源的管理和利用，加强临床治疗的风险控制；缩短住院周期，降低费用；实施临床路径，还可以为无相关经验人员提供教育学习机会；同时，还要改善病人教育，提高病人及家属参与治疗过程的主动性也是实施临床路径的内容。

（四）实施步骤

1.准备阶段

（1）路径推展的可行性讨论。临床路径作为一种新的临床服务模式要进入医院，必须首先让参与人员有一个清楚的认识，所以医院的院长首先要召集各科室主任开会研究，以便于大家对临床路径有充分的了解，从而能够更好地明白各自科室的责任，并能了解各科室的实际困难与需要。

（2）临床路径选择。病人的来源会影响到临床路径的实施，因此临床路径的病种选择，需要考虑到以下几点：①医院的特长；②医生的兴趣；③已经开展的临床路径的医院的结果与经验；④付费者的承受能力；⑤整体护理的开展情况；⑥系统化贯彻护理程序的情况；⑦护理人员实施护理程序的能力以及对预防结果的理解等；⑧参与人员的素质，即专业水平和沟通协调能力等。

（3）推行临床路径的人员组成。成立临床路径管理委员会，成员主要包括院长、院长助理、医务处、护理部、临床科室、医疗质量管理小组、辅助科室及行政后勤等科室的负责人等。

（4）确立人员职责。

①实施临床路径时医生的职责是：决定病人进入或退出临床路径；执行临床路径表上的治疗项目；评估进度；分析变异。

②实施临床路径时护士的职责是：病人入院后要立即通知个案管理者；执行临床路径表上的护理项目；有变异时及时与医生讨论。

（5）选择开展路径人员。

①科室建立临床路径的实践小组，人员包括：科主任、主治医师、住院医师、护士长、主管护师和护理小组长或个案管理者。

②人员分工：制定出每个人的具体任务。如，主治医师负责收集和统计病人住院期间治疗情况、住院天数等；护士运用护理程序收集和统计通过护理手段促进或延缓病人康复的因素等。

在科主任的领导下医护人员共同商讨对本科疾病要建立的临床路径。设计如何去收集资料、如何分析和运用收集的研究资料，然后选择路径的结构。

收集自己机构或病房内，近几年内，有关此病种的平均住院日；收集此病种的一般用药、检验、治疗等常规；收集此病种每日护理的实践情况、预期结果和并发症的情况；分析对此病种每日照顾的过程、护理计划和记录，以及意外情况；查找国内外有关此病种的最近资料，收集相关的研究结果，提供制定临床路径内容的参考；各专业人员整理所收集的相关资料，并分析、总结与参与制作小组的决策。

2. 建立并执行路径

（1）路径内容及表格制定。在临床路径的实施过程中，对临床路径的设计内容和表格的框架，如治疗、检验、饮食、活动、护理、健康教育、出院计划和变异记录等方面进行适用性的评估。怎么设计最合适，要依据各医院、病房与病种的不同来讨论和设计。

（2）制定标准化医嘱。所谓标准化医嘱，是指依据某一病种的病情发展与变化，制定出该病种、基本的、必要的、常规的医嘱，如治疗、用药等。这种标准化的医嘱应与临床路径的内容相对应。使之相对全面化、程序化，并相对固定，方便明确临床路径的进行。

（3）设定电脑套装检验单。临床路径是控制品质与经费的工作模式。因此在临床路径的实施过程中，应将某病种某日所需要做的检验单一并输入电脑中，即套装化，方便明确临床路径的进行，避免漏检或多检的发生，达到控制服务品质与经费的目的。

（4）各部门的教育宣传。临床路径是多种专业人员合作的工作模式。因此，在实施临床路径之前应举办说明会，对各专业人员进行说明，使医生、护士和其他科室人员明确各自的角色和职责，通过沟通协调以达成共识。还要向社会、病人和家属说明所开展的现代化服务的目的和相关内容。

（5）试行临床路径。通过试行可对临床路径进行检测，找出存在的问题，加以修改，逐步制定出一个相对完善、合理，并切实可行的临床路径。

（6）实施结果的评估与评价。临床路径是由一组专业人员为病人提供的，以减少康复的延迟及资源的浪费以及提供服务品质，使病人获得最佳照顾的服务方法。因此在对临床路径进行结果评估和评价时，应包括以下项目：①住院天数；②医疗费用，病人的平均住院成本；③照顾品质／临床结果；④病人／家属的满意度；⑤工作人员的满意度；⑥资源的使用；⑦病人的并发症发生率；⑧病人再住院率。

（7）修正与改良。临床路径的宗旨是为患者提供最佳的照顾，因此每一次每一种疾病的临床路径实施后，都应根据对其评价的结果，及时加以修改和补充。

（8）追踪与评价。除了对临床路径的预期结果，需要不断监测和评价外，临床路径应随着医学与社会的发展，不断地发展，因此对某一病种和其临床路径也需要进行不断的追踪与评价。

3.变异处理

（1）变异的定义：变异是假设的标准临床路径与实际过程出现了偏离，与任何预期的决定相比有所变化的称为变异。

（2）变异的分类：实施临床路径时有时会产生变异，即任何不同于临床路径的偏差。变异有正负之分，负变异是指计划好的活动没有进行（或结果没有产生），或推迟完成，如延迟出院、CT检查延迟；正变异是指计划好的活动或结果提前进行或完成，如提前出院、CT检查提前等。变异可分为病人／家庭的变异、医院／系统的变异、临床工作者／服务提供者的变异。

（3）应对变异的措施包括：收集、记录变异，在临床路径变异记录单上记录与病人有关的变异，其他变异记录在科室的变异记录本上；分析变异，确定是不是变异，引起变异的原因，同一变异的发生率是多少，是否应修改临床路径等。

在对各临床科室的大量医疗信息进行收集、整理、归纳、研究后，在现有的电子病历系统中加入临床路径，从而借助电子病历的治疗计划提醒、常用医嘱下达、药物配伍禁忌、医疗方法不当预警、患者病情监控等功能完成对临床路径业务全程的支持，是实施临床路径的有效方法。

（一）电子病历系统框架

支持临床路径的电子病历系统整体框架具体分为权限控制、病历书写器、病区视图、临床路径提示系统、临床路径设计器、医学元素设计器、模版设计器7大功能模块。

各模块的功能介绍如下：

权限控制模块：患者的病历信息具有保密性，医生及护士对病历的使用也有一定的限制，所以必须对患者、医生及护士操作权限进行分类，形成不同角色。用户对病历操作仅限于所属角色允许的范围内，这种功能由权限控制模块来完成。

病历书写器：病历书写是电子病历的主要功能，系统借助 XML、DHTML、DPC 等技术搭建了类 WORD 病历书写器，用户可以快速、准确地录入患者的个人信息和医疗信息，将确认后的内容存入数据表中。

病历视图：为了方便不同医务人员调阅信息，电子病历系统分为按科室显示文档树的文档科室视图，按患者的发生的医疗事件的时间顺序显示的文档流水视图，根据医生、护士、质控办、医务处等不同角色显示指定病区相关患者的病区视图和按照个人调阅习惯的自定义视图。

临床路径设计器和临床路径提示系统：医院临床路径制定是医院临床路径专家组对特定病种治疗过程进行过程调研、路径制定、专家论证后，形成完整的临床路径文件，通过电子病历的临床路径设计器，把文件信息存入 EMR 临床路径知识库中。当患者入院后，医生根据入院诊断为患者选择相应的临床路径进行治疗，即为患者进入临床路径。EMR 临床路径提示系统会根据预先设定的路径信息在遇见特定时间或者事件触发下，对患者治疗过程进行提示，包括医生书写病历提醒、药品配伍禁忌提醒、费用预警（医疗费用超过临床路径设定费用）等功能。

医学元素和模版设计器：电子病历系统不同于传统纸质病历的书写，由于普通字库不存在复杂的医学符号。医学元素设计器把自定义特殊医学符号存入电子病历知识库中，医生使用类 Word 书写器通过快捷键就能方便在文书中引用各类医学元素。另一方面，为了对各类文书进行标准化管理，模板设计器能定义各类医疗文书的基本格式和必须记录的内容，借助模板进行病历书写，既保证病历质量，又能加快医生病历书写的速度。

（二）电子病历对临床路径支持基础

电子病历系统对于医疗机构，是提高医疗质量，减少医疗事故的一种辅助工具。从一定意义上讲，电子病历和临床路径的使用是相辅相成的，电子病历系统的其他功能及信息有助于临床路径的优化和选择、变异处理及分析。临床路径的使用过程就是自动生成病历信息的过程，而且对于患者病情的记载更加系统化、科学化，对科研等方面，电子病历的使用有着重要的作用。

临床路径的思想可以用电子病历中 DPC（Dynamics Paragraph Control 动态段落控件）技术实现。临床路径专家小组根据特定病种治疗要求，制定必要的入院检查、医嘱、治疗计划等信息，医生根据患者具体病情选择合适的临床路径，同时对其进行必要的变异处理、路径确认，同时填写变异处理的原因以便事后分析完善临床路径。最后，电子病历系统自动分析医生确认的临床路径信息，进行结构化提取信息用于自动生成相应的领药清单、化验条码、治疗清单等各类医疗单据。这个过程减少护士抄录医嘱的工作，更重要的是使得临床路径的管理方式在医院得以实现，从而能更及时地控制患者的医疗费用，提高医疗服务质量。

（三）临床路径知识库架构组织

临床路径知识库根据国际疾病分类系统ICD-10，对病种进行筛选，并对相关病种医疗实践的信息进行回顾、归纳、分析，制定对特定病种的治疗费用构成，从患者的住院天数、用药、治疗项目、手术项目等方面入手设计临床路径表，内容包括入院体检、评估、宣教、护理、饮食、检查、治疗及其结果、出院随访等信息。设计异变表内容包括患者退出临床路径的原因，以总结经验教训，日后完善特定病种的临床路径计划。为了更好地控制医疗质量和住院费用，临床路径还设置了效果评价知识库，对应用特定病种的临床路径中的实际住院天数、住院费、患者满意度、并发症发生率等信息作评价，以此来保证临床路径的合理实施。

（四）临床路径知识库与电子病历系统的整合

随着电子病历系统提供资料库支持不断完善，除了基本的用药指南（Drug Guide）、医药计算公式（如 Archimedes）、临床医学概要（Outline in Clinical Medicine，OCM）、医学字典等信息外，临床路径文件体系被整合于电子病历系统，这些文件具体包括临床路径表单、变异记录单、标准化医嘱单、术后康复状况评价表、交班记录本、病历文书模版等文件。这些文件从路径开始使用到最终评价都提供了完整的、详细的记录。这些表单在实施过程中的流转实际上体现了临床路径实施过程中的知识流程。

骨科临床路径专家组成员在对大量的髋关节置换术案例进行调研后，在现有电子病历系统的基础上增加了髋关节置换术的临床路径工作表。

（一）髋关节置换术临床路径工作表

髋关节置换术临床路径的工作表根据临床的日常工作，分别为标准住院流程、护理宣教、药物治疗、检验检查及预警、质量控制、变异记录和其他临床病历六大部分。

标准住院流程规定了临床路径适用对象、治疗方案、选择用药、出院标准、变异及原因分析等。

护理宣教是规定疾病宣传、术前告知、术后跟踪、出院教育等宣教内容和实施宣教的时间点。

药物治疗制定了临床路径的用药标准，避免医务人员不当用药、用药过量等有害患者利益的行为。

检验检查及预警整合了 LIS、PACS 等检验检查系统，及时将病人检验检查报告信息传入电子病历系统，为临床路径安全实施提供各项辅助检查资料。

质量控制规定了病史病历、治疗计划、术前诊断和术后小结等的书写规范。变异记录规定必须记录在临床路径实施过程中的病情突发情况描述、处理手段和是否退出临床路径的分析及原因。

其他临床病历规定在某个时间点上，需要对哪些临床病历要求的文档进行记录，并包括首次病程记录、入院诊断、治疗计划、术后小结等各类医疗文书模板。这部分主要是为了加强临床病历的质量管理，增加的一个辅助功能。

（二）髋关节置换术临床路径应用流程

骨科病人在入院后，电子病历系统从 HIS 系统中获得病人的入院基本信息，根据病人的入院诊断，判断是否符合该髋关节置换术临床路径的诊断，如果符合临床路径要求，医护人员就可以直接按照临床路径工作表中的内容对病人进行处置。

电子病历临床路径还与 LIS 和 PACS 系统结合在一起，如果病人有个别检验、检查指标超标时，电子病历系统会在提醒医务人员及时处理的同时，将超标信息记录在临床路径异变信息库中，并要求医护人员详细记录异变情况及处置方式。

在入院 3～5 天时，电子病历的临床路径会在治疗任务栏里提醒医务人员其是否对病人实施髋关节置换术并用红色标记。医务人员打开提醒对比临床路径知识库提供的术前准备，符合病人做手术的要求，即可在电子病历系统中为病人安排手术，选择临床路径建议使用的手术用药，详细编写手术计划，并告知病人手术注意事项和签署《手术知情同意书》。手术结束后，系统会提醒手术医生及时完成手术报告的编写并记录文书编写时间等信息，对手术医生的评估打分也会记录在系统中。

病人出院后，电子病历系统还对其临床路径的内容进行评估，评估的工作由系统在人工的干预下进行，通过评估后的临床路径，说明该临床路径有效，系统会把该临床路径的内容进行保存，并可以被其他病人所调用，如果一个临床路径适用的病人超过一定数量，系统会把该临床路径作为某种疾病的标准临床路径。通过电子病历系统对临床路径的有效性评估，可以逐步制定出一个相对完善、合理，并切实可行的临床路径。

临床路径是一种新的医院管理模式，它可以提高医院的运行效率，改善医护质量，降低医疗费用，因此许多发达国家已广泛采用。且随着我国医疗保险制度的进行，临床路径也将被认识和推广。

第三节　医疗质量控制与评价体系构建

医疗质量管理是医院管理的核心，是医疗业务管理的基本内容。医疗质量直接影响到患者的生命和健康，也影响到医院的信誉和综合效益，也是医院各项工作和综合实力的集中体现，是评价医院整体水平的重要指标。

对于大型综合性医院而言，医疗质量涵盖医疗技术和服务的各个层面，是医院生存和发展的基础和核心，是整个医院发展的决定性因素。测定和评价医疗质量是医院质量管理的重要内容，也是质量管理的关键环节。一个良好的医疗质量评价指标体系可以真实、客观、公正地反映医疗质量的实际水平，从而促进医院进一步提高医疗质量、改善医疗服务。

（一）什么是医疗质量

医疗质量是指"医疗服务增加人群与个人所期望的健康结果方面所达到的程度，以及医疗服务与现有专业知识的一致程度"。现阶段医疗质量评价指标设计原则是以患者为中心和注重医疗服务的结果。

从狭义角度：医疗质量主要是指医疗服务的及时性、有效性和安全性，又称诊疗质量。

从广义角度：医疗质量不仅涵盖诊疗质量的内容，还强调病人的满意度、医疗工作效率、医疗技术经济效果（投入产出关系）以及医疗的连续性和系统性，又称医院（医疗）服务质量。

WTO对医疗质量的定义：医疗质量是卫生服务部门及其机构利用一定卫生资源向居民提供医疗卫生服务以满足居民明确和隐含需要的能力的综合。中文概括为：高效安全，费用合理，病人家属满意，社会多数人认同。

（二）医疗质量控制的内容

医疗质量控制的内容主要有：疾病的诊断是否正确全面、治疗措施是否科学有效、护理工作是否精细周到、有无差错和事故发生、医疗工作效率如何及病人心理、医疗环境的满意程度等。可以说，医疗质量是医疗技术、管理方法及效益概念的综合体现，也是医疗机构工作质量的核心。

（一）医疗质量控制的方法——管理

管理是所有的人类组织（不论是家庭、企业、政府）都有的一种活动，这种活动由四项要素组成：计划、组织、指挥、控制。

（二）管理的四项基本要素解读

1.计划：确定组织未来发展目标以及实现目标的方式。
2.组织：服从计划，并反映着组织计划完成目标的方式。

3. 领导：运用影响力激励员工以促进组织目标的实现。同时，领导也意味着创造共同的文化和价值观念，在整个组织范围内与员工沟通组织目标和鼓舞员工树立起谋求卓越表现的愿望。

4. 控制：对员工活动进行监督，判定组织是否朝着既定的目标健康地向前发展，并在必要的时候及时采取矫正措施。

（三）管理的意义

医疗质量管理的根本出发点在于医疗质量的提高，以较小的投入获得较大的效益。

作为医疗质控职能部门的管理者自喻为交通警察，而将作为控制对象的医务人员比喻为司机。作为交通警察的职责是保持良好的交通秩序，保证道路最大的通行效率。从本位主义的角度评价，没有一个司机会乐于接受交警的监管乃至处罚，但从通行保障的角度评价，没有人会不认同交警的行业价值。

医疗质量评价指标的选择要体现科学性、可操作性、统一性、可比性、规范性等原则。

按照指标的用途，目前国内医院多选用效率指标、质量指标、效益指标等作为评价指标，根据三级综合性医院的综合管理需要，管理指标的设计也是不可或缺。

（一）医疗质量评价指标体系

三级医院常用的医疗质量评价指标体系包含效率、质量、效益、管理四个方面。

1. 效率指标

包括床位使用率、病床周转次数、平均住院日；年门诊人次、年出院人次、年手术人次（含门诊手术）等。

目前，不同地区对于三甲医院的指标核定尚不统一，上述常用指标中平均住院日常被用于卫生行政主管部门对所辖三甲医院的责任目标，以宁夏地区2012年三甲医院责任目标制定为例，平均住院日 ≤ 12 天。

2. 质量指标

包括治愈好转率、危重患者抢救成功率、出入院诊断符合率、二次手术人次、抗菌药物使用率、I类手术抗菌药物预防使用率、门诊病人处方药物中抗菌药物使用率、甲级病案率等。

其中，抗菌药物使用情况做为近年来的医疗质量重要控制指标，已被明确列为三甲医院责任目标，如住院患者抗菌药物使用率 ≤ 60%；I类手术抗菌药物预防使用率 ≤ 30%；门诊病人处方药物中抗菌药物使用率 ≤ 20%。

3. 效益指标

包括人均次住院费用、人均次门诊费用、药占比（住院、门诊）医保人均支出费用等。随着新医改的推进，医疗付费制度的改革也带动了医院医疗效益指标设计的变化，如高值耗材使用、介入（微创）手术推广等都成为新的医疗质量控制点。

4.管理指标

包括患者满意度、院内感染发生率、传染病漏报率等。随着临床路径管理的推进，实施临床路径是深化医改的一项重要内容，也成为医院管理机制创新、推动现代医院发展的客观需要。

（二）医疗质量的控制指标

根据国家卫生部对三级综合医院评审标准的设计，设定三级医院医疗质量管理与控制指标，主要包含以下七类指标。

1.住院死亡类指标

住院死亡类指标作为衡量医疗机构医疗技术水平的主要评价指标之一，包含住院患者总死亡率、新生儿患者死亡率、手术患者死亡率、恶性肿瘤患者死亡率、重点病种患者死亡率等多项指标。

2.重返类指标

重返类指标包括"患者出院31天内再住院率"、"各类疾病二次手术率"、"ICU重返率"等，成为近年来三级医疗机构医疗质量重点控制指标。

3.医院感染类指标

自有医院以来就存在着医院感染问题，但是，从科学上来认识医院感染以及减少医院感染发生的必要性，乃是近代科学在发展过程中逐步认识、逐步深入和解决的。目前我国已开始进行全国医院感染监控和管理。

医院感染类指标常用的有院感总发生率、手术相关院感发生率、新生儿院感率、手术部位感染总发生率等。

4.手术并发症类指标

手术并发症是患者手术后发生的疾病或情况，一般分为两类，一类也是某些手术特有的并发症，另一类多数为手术后并发症。积极控制手术并发症，是保证医疗安全，减少医疗纠纷的重要举措。

5.患者安全类指标

患者安全类指标可以用来帮助医院确定潜在的不良反应事件，通过病历记录，评估不良事件的发生概率和院内并发症。例如住院患者压疮发生率、输血反应发生率、新生儿产伤发生率、医源性损伤（如气胸）发生率等。

6.医疗机构合理用药指标

医院合理用药控制指标主要包括：处方指标、抗菌药物用药指标、外科清洁手术预防用药指标等。

7.医院运行管理类指标

（1）资源配置：①实际开放床位、重症医学科实际开放床位、急诊留观实际开放床位。②全院员工总数、卫生技术人员数（其中：医师数、护理人员数、医技人数）。③医院医用建筑面积。

（2）工作负荷：①年门诊人次、健康体检人次、年急诊人次、留观人次。②年住院患者入院、出院例数，出院患者实际占用总床日。③年住院手术例数、年门诊手术例数。

（3）治疗质量：①手术冰冻与石蜡病理诊断符合率。②恶性肿瘤手术前诊断与术后病理诊断符合率。③患者放弃治疗自动出院率。④住院手术例数、死亡例数。⑤住院危重抢救例数、死亡例数。⑥急诊科危重抢救例数、死亡例数。

（4）工作效率：①出院患者平均住院日。②平均每张床位工作日。③床位使用率。④床位周转次数。

（5）患者负担：①每门诊人次费用（元），其中药费（元）。②每住院人次费用（元），其中药费（元）。

（6）资产运营：①流动比率、速动比率。②医疗收入/百元固定资产。③业务支出/百元业务收入。④资产负债率。⑤固定资产总值。⑥医疗收入中药品收入、医用材料收入比率。

（7）科研成果：①国内论文数 ISSN、国内论文数及被引用数次（以中国科技核心期刊发布信息为准）、SCI 收录论文数。②承担和完成国家、省级科研课题数。③获得国家、省级科研基金额度。

随着我国"医院管理年"、"医疗质量万里行"、"医院等级评审"等活动的深入开展，各综合医院分别探索适合自身工作需要的质量管理和评价体系，与有些医院出台的"绩效考核体系"有异曲同工之处。

现行的医疗质量评价体系主要体现在 10 个方面的内容，如科室医疗质量评价指标、科室重点监测指标、单病种质量控制、医疗技术综合指数等内容。重点在医疗行为的规范、核心制度的落实等方面加以明确，规范患者服务与患者安全目标、病区医疗质量与持续改进、手术治疗管理与持续改进，强化微创、介入的规范化管理及医院感染防控、围手术期抗生素使用，对大型手术及危重患者进行评估，引入"手术安全核查"与"手术风险评估"的标准；急救质量方面，对院前、院内急诊、院前培训、专科医疗分别作重点规定；医技方面，不同学科需要有更适合本专业的质量控制指标，如放射专业，分别对急诊、普通放射作出规定，对放射介入包括人员、大型设备、诊疗规范及术后随访作明确要求，对放射的特殊性、安全、个人防护作了明确规定；规范消毒供应室、手术室、重症病房、内镜室的医疗质量评价体系与考核标准；护理质量，重点是护理分级管理、护理工作制度、护理操作常规、护理缺陷管理及专科护理等内容。

医院医疗服务工作可分成两大部分：一是医疗技术服务，即医务工作者运用丰富的医学知识、娴熟的医疗技术和先进的医疗手段，为病人解决生理上疾病的过程；二是非医疗技术服务，包括医疗服务过程中，医务人员的言行、医疗的流程、医院的环境等影响病人心理感受的因素和行为。随着医学模式由传统的生物模式向现代的"生物—心理—社会"医学模式转变，医疗服务应更多地关注与病人相关的心理因素和社会因素，如何尊重、理解、关怀病人，即如何为病人提供适应生活轨迹的非医疗技术服务，如何加强医患之间沟通，提高医院的服务竞争力，就成为医院管理的重要内容。

近年来，随着医院"以病人为中心"的意识逐渐建立并贯穿于医疗活动的方方面面，病人对治疗过程的满意度、对护理的满意度，以及病人所承担的经济负担等指标已设计到医院的医疗质控体系之中,这些指标才更加符合国际上医院质量管理的总体趋势。构建和谐医患关系,不仅是医院、医护人员的期盼,这也是和谐社会的需要、人民(患者)的呼声。

第四节　医院信息化管理

任何一个医院,要想成功地管理和经营,一定要有良好的信息管理和信息处理系统。无论哪种类型的医院,不论是如何组织和管理的,每一项活动都要产生数据信息,这些数据又可以加工成控制其他活动的信息。计算机应用系统成功地进入医院,将迅速改变医院的管理面貌,使各级管理者在进行组织和管理方面如虎添翼。

医院信息系统是对医院信息执行分散收集、统一管理、集中使用、全员共享的计算机网络系统。医院信息系统是软件系统或应用软件系统,它一定是在计算机网络环境下运行的应用软件系统。医院信息系统的定义及概念到目前为止并不十分明确,根据大多数学者的观点,归纳起来可以这样来表达:把医院产生的各种信息输入计算机网络系统,由计算机完成信息的储存、处理、传输和输出,在院内形成信息共享,以提高医院工作质量及工作效率。医院信息系统是一门实践性很强的学科。它研究的对象是信息技术以及信息技术与管理业务的结合,而信息来源于医院内部和错综复杂的社会环境的各个方面,信息输出也同样要求有千变万化的方式和去向。其应用对象是管理、医疗、护理、科研、教学、卫生经济、药品物资等医院方方面面的工作人员。所有这一切都绝不是简单地用一些固定模式就可以概括的。

医院信息系统是一个完整的基于数据库的系统。在这类结构模式中,数据库服务器为客户应用提供服务,这些服务包括查询、更新、事务管理、索引、高速缓存、查询优化、安全管理及多用户并发存取控制等。它提供信息以支持医院的计划、控制和操作。它提供既适应过去、也适应现在和将来的有关内部操作和外部情报的信息以帮助运行、管理和决策。它以实时方式提供一致信息。

医院信息系统把从事物处理中选出的数据浓缩、加工成为用于管理的信息。

发挥好医院信息系统的作用,有的放矢地抓好医院信息系统的运行,要求医院管理者必须了解医院信息化管理的基本特点和规律。

(一) 信息的原始性

只有原始信息才能真实地反映事物的本质。信息的原始性是保证信息准确可靠基础,是有效信息服务的生命。要维护信息的原始性,就应注意在收集信息时,必须坚持"信息发生点采集"的原则，做到信息发生与采集同步进行，尽量避免数据录入的超前或滞后。信息流是既定的组织管理过程，也是既定的工作规范过程。所以，管理者在规划医院信息系统网络工程方案时，要根据科学的系统设计和信息流向，布设网点，保证采集的信息可靠，提高信息服务的有效性。只有合理分配信息的采集点，理顺工作流程，才能使网络终端设置充分满足医院医疗服务和管理工作的需要，才能为信息的原始性奠定坚实的物质基础。管理者必须在选择和设定信息采集点上下工夫，使管理的事物处于多点控制状态。

（二）信息的可用性

收集信息的目的在于使用。管理者在使用信息时，要特别注重信息的可用性，要精选有用的信息，去伪存真。信息筛选得越精，反映事物的规律越强。另外，信息的可用性还在于保持高度的共享性，要达到一方收集多方共享，多点采集、全程共享要求，其共享性越高，管理效能越强。

（三）信息的时效性

信息的时效性与管理的总体目标密切相关，在实施某一点或某一时间段的管理时，一定要了解当时发生的最新信息，要做到信息"保鲜"，若使用了陈旧的信息，就会引发管理决策的偏差。

（四）信息的动态性

事物总处在不停的运动过程中，当事物变化时，反映事物特征的信息也在不断地变化着。所以，信息收集过程应当是一个连续不断的过程。只有信息系统的持续运转，才能保证信息始终处于动态运动之中，实时反映工作过程。因此，管理者在实施医院信息系统时，必须采取必要的监控措施，保证网络系统的正常运行。

（五）信息的标准化

在建立应用系统时，信息的标准化是一个非常重要的问题。管理者在系统开始建立时，就必须狠抓信息系统的标准化建设。因为，标准化的信息是建立在标准化的基础数据之上的。只有标准化的基础数据，才能规范所有系统的使用者的日常行为，使收集到的信息符合标准化的要求，达到充分共享信息的目的。在卫生行业，各种常规、国家标准、部颁标准都是实际工作的依据，如《医疗护理技术操作常规（第四版）》《国际疾病学分类（ICD）》《中华人民共和国药典（1995版）》等。标准化的信息可提高其自身的使用价值，为在更大范围内进行信息交换与汇总提供必要条件。所以，信息的标准化是管理者信息开发和利用必须共同遵循原则。

（六）信息的安全性

医院信息系统本身是一个完全开放的系统。其快捷方便、高度共享，为医院工作和管理提供了自动化的有效手段，同时存在系统的安全与保密等诸多问题。所以，要使系统能够正常稳定地运转，必须建立和遵守一定的操作规则，如防止病毒侵袭、防止各种错误操作造成的人为破坏、防止信息丢失等配套制度。信息管理部门要制定出本单位的规章制度，并实行行之有效的奖惩措施。

（七）信息的完整性

一个覆盖整个医院的信息系统，包容了医院的全部工作内容，首先是管理系统方面，如财务、设备、药品、入出院病人等；其次是临床医学方面的内容，如病案、各种检查、检验结果、医学影像等。完整的信息才能客观真实地反映医院各项工作的全过程。

（一）要全面完整地运行系统

医院信息化管理的内容相当丰富，对于系统中的模块要有步骤、有计划地全面启用，不能留有空档和死角。要达到相关工作站全部上网运行，系统提供的功能模块全部应用，涉尽的工作岗位全面理顺工作流程。特别要尽快转变到新的网络化管理模式上来，坚决克服系统应用的"两张皮"问题。这样才能优化工作流程，切实做到方便病人、方便临床的应用要求。

（二）要充分利用信息为管理服务

运用信息化管理后，管理的方法就应从传统的经验型向信息化、现代化转变。充分利用系统提供的各种信息，对实际工作实行科学的量化控制，一切用数字来说话。管理者要养成利用信息去分析和解决问题的良好工作习惯，并从信息中不断发现医疗工作特点、规律，使管理的手段更科学、有效。

（三）要加强微观指导和宏观管理

信息化管理是贯穿于信息化应用全过程的一个问题。从微观角度讲，系统中的各模块要充分使用，所有功能都要用到，只要是能通过系统完成的工作就都应由系统来完成，不能遗漏。从宏观角度看，由于各种医疗新设备的使用，医学技术的不断发展，对系统的功能开发提出了更高的要求。要把握好各系统间的接口，注重功能的扩展性。所以，医院信息系统的应用要有总体目标与长期规划。

（四）要理顺各子系统间的关系

随着医学科学技术的发展，新学科的不断涌现，医院的内部分工越来越细，互相之间的联系越来越密切。基于这样的工作现实，使信息系统中各子系统间的互动性也越来越大，要认真分析研究这一现象，搞清楚他们之间互相影响、互相关联的关系，理顺工作程序，最大限度的发挥信息系统的作用。

（五）要体现网络化、电子化服务优势

网络传输与信息资源共享是电子化服务的特点之一，是计算机服务向电子化服务的一个进步，也是电子化服务智能性的体现，它可以达到无人值守，降低劳动强度，减员增效，大大提高工作效率和质量。要发挥计算机的"智能"作用，利用计算机模仿智能作用，简化和优化工作流程。特别对原手工方式下的数字统计、传递单据等岗位人员，可向临床一线充实调整，增加医院直接为病人服务的人力，以便切实达到省人省力高效优质的作业效果。

（六）要解决好系统应用的技术支持

医院信息系统是通过人的应用而发挥效益的，系统的使用、维护、再开发，关键在于人，要有各类专门人才提供的技术支持，特别是计算机专业人员的支持。医院信息化是卫生行业新兴的一个重要学科，必须有一支强大的专业技术支持队伍，否则系统应用就不可能发展，甚至带来负面影响。

（七）要考虑到系统应用的发展性

信息系统的理论基础属于边缘学科，涉及的领域很广，决定了其建设的复杂与艰巨。在实际工作中，医院管理需求是不断发展和变化的，系统作为医院的辅助管理手段，其建设、完善和发展也有较长的过程，往往不能一步到位。管理者必须掌握医院信息系统建设与应用规律，立足长远，狠抓系统应用。医院信息系统建设重在应用，应用越活跃，需求越强烈，效益就越显著。应当不断把先进管理思想引入系统中，促使系统在应用中发展，不断完善、扩充系统功能，从而满足医院全面信息化管理的要求。

综上所述，医院信息系统的应用，标志着医院工作流程和思维方式、管理模式的变化，对医院领导和管理者提出了新课题。系统能否建设好，应用好，管理者的作用非常重要。所以，管理人员一定要加强学习，把握好信息化管理的若干要素，提高解决新模式下新问题的能力，适应医院现代化发展的需要，做新技术革命带头人。

医院信息系统的应用已成为医院管理的重要工具及手段，它是医院深化改革、强化管理和内涵发展的重要保障，对加强医院管理和提高医疗护理质量有十分重要的作用。

（一）改变了工作方式，提高了工作效率

有效的管理离不开信息系统的支持，信息系统效能的充分发挥有助于管理模式和工作流程的变革。医院信息系统的应用，对医院原有的管理模式和工作流程进行重组、改革。在计算机网络管理模式下，医院原有的手工作业方式得到很大的改进甚至废弃，既加快了医院内部的信息流动，提高了信息资源的利用率，又减轻了医护人员的劳动强度。各部门的联系和反馈更加方便、快捷，各环节的工作效率普遍提高，有利于缩短病人的平均住院日，加快病床周转。

（二）减少了"跑、冒、滴、漏"，提高了经济效益

医院在计算机网络管理模式下，能够对医疗经费与卫生物资进行有效的管理，大大减少了药品、物资的积压和浪费，减少了库存及流动资金的占用，降低了医疗成本，节约和充分利用卫生资源。另外，还可以对"搭车开药"、"人情方"等进行有效的控制，"跑、冒、滴、漏"的现象得到遏制。

（三）加强过程控制，提高医疗护理质量

在自动化作业的方式下，可以很方便地随时掌握全院的医疗动态情况，使医院管理从医疗系统管理深入到医疗过程环节的控制管理，及时发现医疗护理过程中各环节的问题，及时采取相应的管理措施，将事后管理变成事前管理。

（四）提高医院信誉，增强竞争能力

采用自动化管理方式，一方面可以保证按标准收费，避免漏收、错收，既维护了病人的权益，也增加了医院的收费透明度，从而提高病人和保险公司对医院的信任感，增强医院在当地的信誉、知名度和竞争力，利用好医院良好形象的无形资产，其有利于医院的发展。

（五）实现卫生资源共享

数据共享是国家信息化的一条根本原则和重要目标，只有共享才能发展。从工程建设角度讲，统一开发医院信息管理系统，可以避免重复建设，提高经济效益；从信息资源开发角度讲，网络采集数据可提高采集率，增强分析数据的客观性、可比性；从信息资源利用讲，可提高信息综合分析水平，提高咨询和服务能力，提高整体信息网络的效能；从为保障服务的角度上讲，只有保证采集数据的客观性、准确反映病种的医疗规律及医疗消费水平，才能使用好有限的卫生事业费，提高卫勤保障水平。

（六）强化了医院的科学管理

医院实行计算机网络自动化管理，使医院管理模式发生了重大的变革。首先由模式管理变为环节控制，加大了工作过程的管理，提供实时信息使超前管理成为可能，克服了管理中的盲目性和滞后性。其次是促进了医疗、护理、卫生经费、药品物资等工作的标准化管理。第三是加强了各部门间的密切协作。由于医院信息管理涉及到医院所有部门及各类人员，因此，只有在院领导和机关统一协调部署下，加强各部门间的协调、加强与院外有关单位的协调，方能充分发挥信息管理作用和保证信息工作畅通无阻。

第五节　医院感染的预防与控制

医院感染是伴随着医院的诞生而产生的。在现代社会，且随着医疗技术的进步，人口老龄化进程的加快，医院中高危病人的比例不断增加，给医院感染管理带来了前所未有的挑战。医院感染的发生，不仅关系到病人的生命和健康，对医院也有诸多的不良影响。医院感染的预防与控制，已经成为提高医疗质量，保障医疗安全的重要目标之一。

（一）定义

医院感染（Nosocomial Infection）指住院病人在医院内获得的感染，包括在住院期间发生的感染和在医院内获得出院后发生的感染；但不包括入院前已开始或入院时已存在的感染。医院工作人员在医院内获得的感染也属医院感染。

广义上讲，任何人员在医院活动期间遭受病原体侵袭而引起的任何诊断明确的感染性疾病，均称为医院感染。

（二）医院感染的对象

医院感染的对象包括住院患者、门诊患者、探视者、陪护家属、医院各类工作人员等，这些人员在医院内所得到的感染性疾病都应称"医院感染"。但是，门诊病人、探视者、陪护家属及其他流动人员，由于他们在医院内停留时间短暂，院外感染因素较多，其感染常常难以确定是否来自医院。正因为这种难确定性，医院感染的对象狭义地讲主要为住院患者和医院工作人员。实际上，医院工作人员与医院外的接触也较频繁、密切，很难排除医院外感染，因此通常在医院感染统计时，对象往往也只限于住院患者。

（三）医院感染的诊断原则

1.属于医院感染的情况

（1）无明确潜伏期的感染，规定入院 48 小时后发生的感染为医院感染；有明确潜伏期的感染，自入院时期超过平均潜伏期后发生的感染为医院感染。

（2）本次感染直接与上次住院有关。

（3）在原有感染基础上出现其他部位新的感染（除外脓毒血症迁徙灶），或在原感染已知病原体基础上又分离出新的病原体（排除污染和原来的混合感染）的感染。

（4）新生儿在分娩过程中和产后获得的感染。

（5）由于诊疗措施激活的潜在性感染，如疱疹病毒、结核杆菌等的感染。

（6）医务人员在医院工作期间获得的感染。

2.不属于医院感染的情况

（1）皮肤黏膜开放性伤口只有细菌定植而无炎症表现。

（2）由于创伤或非生物性因子刺激而产生的炎症表现。

（3）新生儿经胎盘获得（出生后48小时内发病）的感染，例如单纯疱疹、弓形体病、水痘等。

（4）患者原有的慢性感染在医院内急性发作。

（四）医院感染分类

1.内源性感染

又称自身感染，指免疫机能低下病人由自身正常菌群引起的感染。即病人在发生医院感染之前已是病原携带者，当机体抵抗力降低时引起自身感染。

2.外源性感染

又称交叉感染，是指引起病人发生医院感染的病原体来自病人身体以外的地方，如其他病人、带菌者、工作人员、探视者、陪护者，或者病人身处的环境，污染的医疗器械以及食物和水等。大部分的外源性感染是可预防控制的。

医院感染管理组织建设是医院感染管理工作的基础，2006年颁布的《医院感染管理办法》，从管理层面对医疗机构中医院感染管理组织的形式提出了较高的要求，规定床位100张以上的医院都应该设立医院感染管理委员会和独立的医院感染科，临床医技科室还应该设立医院感染监控小组。

医院感染管理委员会应该定期召开例会，对全院存在的医院感染管理方面的重大问题进行讨论、分析、研究，形成决议并责成医院感染科等相关部门落实。医院感染科必须根据国家有关法规，制定规章制度，规范开展各种监测，及时发现存在的问题，提出控制措施并指导实施，还要对控制措施的效果进行评价，持续改进质量。临床、医技科室医院感染监控小组必须依据本科室的特点，制定相应的感染管理规章制度并组织实施。定期召开例会，讨论感染管理方面存在的问题，提出控制措施，重点在消毒隔离、无菌操作技术、手卫生等环节，落实医院感染管理的各项措施，降低本科室的医院感染率。

医务人员是医院感染管理各项工作的执行者，其主要职责是严格执行无菌技术操作规程等医院感染管理的各项规章制度，掌握抗感染药物临床合理应用原则，做到合理使用，掌握医院感染诊断标准，发现医院感染病例，及时送病原学检验及药敏试验，查找感染源、感染途径，控制蔓延，积极治疗病人，如实填表报告；发现有医院感染流行趋势时，及时报告医院感染管理科，并协助调查；发现法定传染病，按《传染病防治法》的规定报告；参加预防、控制医院感染知识的培训；即时掌握自我防护知识，正确进行各项技术操作，预防锐器刺伤。

抗菌药物具有杀菌或抑菌活性，可以治疗由细菌、真菌等病原体所致的感染性疾病。自从1935年第一个磺胺药应用于临床和1941年青霉素问世后，抗菌药物迅速发展，使感染性疾病的预后有了很大改观，但同时也出现了耐药性、菌群失调、二重感染、抗菌药物毒副作用和过敏反应等一系列问题。越来越高的抗菌药物研发成本使新品种的价格也成倍上升。加强抗菌药物临床应用管理，促进合理使用、安全使用，对于提高医疗质量，保障医疗安全，减轻社会医疗负担具有十分重要意义。

WHO 于 2000 年发布推广"遏制抗微生物药品耐药性全球战略"，其中制定"抗微生物应用指南"是其重要的内容之一。为推动我国合理使用抗菌药物、规范医疗机构和医务人员用药行为，卫生部、国家中医药管理局和总后卫生部共同委托中华医学会同中国医院协会药事管理专业委员会和中国药学会医院药学专业委员会，组织有关专家制定了《抗菌药物临床应用指导原则》，分抗菌药物临床应用的基本原则、抗菌药物临床应用的管理、各类抗菌药物的适应证和注意事项和各类细菌性感染的治疗原则及病原治疗等四个部分，2004 年发布并正式实施。

抗菌药物临床应用是否正确、合理，基于两个方面：一是有无指征应用抗菌药物；二是选用的品种及给药方案是否正确、合理。各医疗机构必须按照抗菌药物的特点、临床疗效、细菌耐药、不良反应以及当地社会经济状况、药品价格等因素，将抗菌药物分为非限制使用、限制使用与特殊使用三类实行分级管理。同时还应加强病原微生物检测和耐药性监测，要求抗菌药物应用以病原学监测为基础。三级医院必须建立符合标准的临床微生物实验室，配备相应设备及专业技术人员，开展病原微生物培养、分离、鉴定及细菌药敏试验工作。在日常医疗活动中，临床医生必须了解各种感染的病原构成以及细菌耐药的变迁，要尽量选择抗菌谱涵盖致病菌的抗菌药物，并根据细菌培养和药敏试验的结果及时调整用药。

（一）隔离技术

1.建筑布局的隔离与功能流程：建筑布局应达到"防止医院内交叉感染，防止污染环境"的要求，功能流程做到洁、污分开，防止人流、物流导致的污染。

2.个人防护用品：医务人员应熟练掌握和正确使用防护用品如口罩、护目镜、手套、隔离衣等，并了解使用中注意的问题。

3.标准预防：针对医院所有患者和医务人员采取的一组预防感染措施。包括手卫生，根据预期可能的暴露选用手套、隔离衣、口罩、护目镜或防护面屏，以及安全注射。也包括穿戴合适的防护用品处理患者环境中污染的物品与医疗器械。

标准预防基于患者的血液、体液、分泌物（不包括汗液）非完整皮肤和黏膜均可能含有感染性因子的原则。

4.基于传播途径的预防，针对确诊或可疑的传染病人在标准预防的基础上，采取的附加基于传播途径（飞沫、空气、接触）的隔离预防，即根据传播途径不同采取相应的隔离技术措施。对多重耐药菌也要采取隔离措施。

（二）隔离原则

1.在标准预防的基础上，医院应根据疾病的传播途径（接触传播、飞沫传播、空气传播和其他途径的传播），结合本院的实际情况，制定相应的隔离与预防措施。

2.一种疾病可能有多重传播途径时，应在标准预防的基础上，采取相应传播途径的隔离与预防。

3.隔离病室应有隔离标志，并限制人员的出入，黄色为空气传播的隔离，粉色为飞沫传播的隔离，蓝色为接触传播的隔离。

4.传染病患者或可疑传染病患者应安置在单人隔离房间。

5.受条件限制的医院，同种病原体感染的患者可安置于一室。

6.建筑布局符合相应的规定。

（三）阻断传播途径的方法

1.空气传播

长期停留在空气中的含有病原微生物的飞沫核（≤5m）或是含有传染因子的尘埃引起的病原微生物在空气当中播散可以被同病房的宿主吸入或播散到更远的距离。如果病人确诊或可疑感染了经空气传播的疾病，如结核、水痘、麻疹等，应在标准预防的基础上还要采用空气传播的隔离预防，要采用以下隔离措施。

①有条件时，应收住负压病房，病人住单间或同种感染病人住同一病室。

②进入病房时，戴帽子、医用防护口罩，并注意口鼻连接处结合紧密，及时更换。

③进行可能产生喷溅的操作时，应戴护目镜或防护面罩，穿隔离衣或防护服。

④接触病人血液、体液、分泌物等时戴手套。

⑤接触病人前后，摘手套后应进行洗手或手消毒。

⑥保持门窗关闭，定期进行严格的空气消毒。

⑦禁止病人到病房外活动，病情允许时戴外科口罩。

2.飞沫传播

是一种近距离（1m以内）传播。传染源产生带有微生物的飞沫核（≥5m）在空气中移行短距离后移植到宿主的上呼吸道而导致传播。如果病人确诊或可疑感染了经飞沫传播的疾病，如SARS、百日咳、病毒性腮腺炎等，在标准预防的基础上还应采用飞沫传播隔离预防措施。

①病人住单间，或同种疾病的病人可以住同一间病房，但床间距应保持1m以上。

②从事一般诊疗和护理工作时要戴外科口罩。

③近距离接触病人，进行可能产生喷溅的操作时，应戴帽子、医用防护口罩，戴护目镜或面罩，穿隔离衣或防护服。

④接触病人血液、体液、分泌物等时应戴手套。

⑤脱去手套等防护用品后应认真洗手或是进行手消毒。

⑥限制病人活动，病情允许时，病人应戴外科口罩。

⑦加强病房通风，或进行空气消毒。病情允许时病人也要佩戴医用防护口罩。

3.接触传播

接触传播是医院感染医、患之间交叉感染的最重要的传播途径，分为两类：一是直接接触传播，即在没有外界因素参与下，易感宿主与感染或带菌者直接接触的一种传播途径；二是间接接触传播。即易感者通过接触了被污染的医疗设备、器械和日常生活用品而造成的传播。

被污染的手在此种传播中起着重要作用，对确诊或可疑感染了经接触传播的病原微生物，如胃肠道感染、多重耐药菌感染、皮肤、伤口感染等疾病时，在进行标准预防的基础上，还应采用接触传播隔离预防。

（1）病人住单间病房，或同种疾病的病人可以住同一间病房。

（2）接触病人及周围环境前后，应洗手和或手消毒。

（3）接触病人血液、体液、分泌物等感染性物质时应戴手套，脱去手套等防护用品后应认真洗手或进行手消毒。

（4）近距离接触病人时穿隔离衣。

（5）所有仪器设备用后应清洁、消毒和 / 或灭菌。体温表、听诊器、血压计等尽量专用。

（6）物体表面，每天定期擦拭消毒，抹布用后消毒。

（7）限制病人到病房外活动；病人在出院后终末消毒。

4.保护易感宿主的措施

保护易感宿主的措施可以采取：

①对易感宿主实施特殊保护性隔离措施，必要时对易感宿主实施预防性免疫注射。

②免疫功能低下和危重病人与感染病人分开安置。

③必要时根据不同的感染病人进行分组护理。

（一）医务人员手卫生

手卫生是预防和控制医院感染、保障病人和医务人员安全最重要、最简单、最有效、最经济的措施，因此，世界各国对手卫生均给予了高度的重视，采取了各种积极有效的措施来促进医务人员手卫生，以预防和降低医院感染的发生，提高医疗质量。所有医务人员必须正确掌握六步洗手法，洗手时应当彻底清洗容易污染微生物的部位，如指甲、指尖、指甲缝、指关节及佩戴饰物的部位等。手术人员还必须熟练掌握外科手消毒方法，保证洗手与手消毒效果。

在下列情况下，医务人员应选择洗手或使用速干手消毒剂消毒双手。

①直接接触每个患者前后，从同一患者身体的污染部位移动到清洁部位时。

②接触患者黏膜、破损皮肤或伤口前后，接触患者血液、体液、分泌物、排泄物、伤口敷料等之后。

③穿脱隔离衣前后，摘手套后。

④进行无菌操作，接触清洁、无菌物品之前。

⑤接触患者周围环境及物品后。

⑥处理药物或配餐前。

在下列情况下，医务人员应先洗手，之后进行卫生手消毒。

①接触患者的血液、体液和分泌物以及被传染性致病微生物污染的物品后。

②直接为传染病患者进行检查、治疗、护理或处理传染患者污物后。

（二）医务人员的无菌操作技术

医务人员的无菌操作技术贯穿于整个医疗活动，如不严格遵守，即可直接导致病人发生感染，增加病人的痛苦，甚至危及病人的生命。因此医疗机构必须做到：

1. 制定医院医务人员的无菌操作技术规范，并认真落实；定期进行培训与考核，使医务人员的无菌操作成为医疗活动中的良好习惯。

2. 医疗机构应为医务人员的无菌操作技术提供必要的、合适的设施与设备，以保证医务人员严格遵守无菌操作技术规范。

3. 定期对医务人员的无菌操作技术进行监督与指导，同时做到持续质量改进，以提高医院感染预防和控制的效果，保障医疗质量。

医疗器械、器具和其他物品根据其危险性分为关键器材、半关键器材和非关键器材。消毒时需要根据其危险性分别采取消毒措施。《消毒管理办法》《医院感染管理办法》均规定，进入人体组织、无菌器官的医疗器械、器具和物品必须达到灭菌水平；接触皮肤、黏膜的医疗器械、器具和物品必须达到消毒水平；各种用于注射、穿刺、采血等有创操作的医疗器具必须一用一灭菌。医疗机构使用的消毒药械、一次性医疗器械和器具应当符合国家有关规定。一次性使用的医疗器械、器具不得重复使用。

2003年传染性非典型肺炎（SARS）的暴发，导致许多医务人员在救治SARS病人的工作中发生感染，甚至付出了宝贵的生命，使全社会充分认识到医务人员职业卫生防护工作的重要性，卫生部在2004年颁布了《医务人员艾滋病病毒职业暴露防护指导原则》，为预防医务人员的医院感染及职业卫生防护提供了科学依据。为此医疗机构应做到。

1. 为了保护医务人员的职业安全与身体健康，有效预防与控制医务人员因职业暴露而引发的各种感染性疾病，医疗机构应根据国家的相关法规，制定医院医务人员的职业卫生防护制度，并认真落实；定期进行培训，使医务人员充分掌握其相关知识与防范措施，有效预防自身感染。

2. 医务人员应掌握医院感染"标准预防"的基本原则和具体措施，并能根据情况，在必要时采取适当的额外预防措施。

3. 医疗机构应为医务人员提供合格和充足的防护用品，以备需要时使用。

4. 医务人员发生职业暴露时，应有登记、报告、追踪制度及处理流程与措施等。

第八章 医务人员医学信息素养的提升

第一节 医学信息系统的基础

（一）医学信息学的基础内涵

1.医学信息学概念

医学信息学是探讨生物学、医学或是更广义的健康数据的采集、存储、交互和展现过程的科学。探讨如何利用信息科技来优化这些过程，以及探讨如何利用这些数据实现信息和知识层次的各种应用的科学。是医学、计算机学、人工智能、决策学、统计学和信息管理学等学科的交叉学科。

医学信息学研究的最新进展包括电子病历、医院信息系统、决策支持系统、影像信息技术、远程医疗与互联网以及数据标准。

2.医学信息学任务

通过对医学信息（数据）的挖掘，有效组织和管理，实现医学信息（知识）的充分利用和分享，提高医学决策与管理的效率和质量。

3.医学信息学研究内容

研究医学信息的概念、属性、本质和度量，这属于基础的理论研究。

研究医学信息系统的概念、构成、功能、原理、方法与手段。在一般信息论的指导下，研究医学信息的产生、提取、检测、变换、传递、存储、处理和识别。

研究利用医学信息进行控制的原理和方法，在控制论的指导下，研制各种信息化、智能化的诊疗设备。

研究实现医学信息系统最佳组织的原理和方法。在系统论的指导下，运用系统工程的技术，以及硬件工程、软件工程和知识工程的方法，研制最有效的医学信息系统。

4. 医学信息学的产生与发展

医学信息学的产生：20世纪初，美国医院标准化浪潮最先发展和体现在物资、设备及财务管理之中。20世纪40年代，数字计算机发明后形成学科。20世纪60年代，形成医学信息学最早的雏形。

（1）利用计算机来解释生物医学方面的问题。

（2）利用光谱和其他物理方法来分析探测可能的分子结构。20世纪70年代，医学信息学这一术语始用学科名称是借用法语单词 informatique medicaleo。

医学信息学的发展历史分三个阶段：第一阶段：初期探索（20世纪60年代）以MEDLARS的建成为标志；第二阶段：发展时期（20世纪70～80年代）开始建立医院信息系统成立了国际医学信息学会（IMIA）；第三阶段：通过深入研究时期（20世纪80年代中期至今）从以数据处理的阶段进入知识处理的新阶段，以医学人工智能和专家系统的研究为主要标志。

美国医学信息学的发展在美国，医学信息学的研究可追溯到20世纪50年代，其发展主要分为三个阶段：启蒙阶段：1950～1968年，以探讨基本概念和开展启蒙教育为主；系统开发阶段：1968～1977年，这一阶段以开发医院信息系统为主，这一时间段内出现了几种与医院信息系统完全集成的医学信息系统；深入研究阶段：1977年至今，在美国国立医学图书馆和美国医学信息学会的组织和自主下，开展了许多大型的研究项目。

我国医学信息学的发展：我国医学信息学的发展是在医学图书情报的基础上，伴随着我国医药卫生事业信息化的发展而逐渐发展起来的。1987年，中国医学信息学会（CMIA）成立。

1995年，国家卫生部领导建立"金卫工程"，它将信息科学、计算机技术和通信集成应用等技术集成于医疗卫生领域，是我国医疗卫生系统的重要基础建设，也是国家信息化建设的重要组成部分，更是造福于国家和全国人民健康的综合性、跨世纪工程。2004年11月，中国卫生信息学会成立。

医学信息学的发展趋势研究与应用领域不断扩大；重视价值和质量管理；电子病历研究的深入；卫生信息系统建设投入的加大；加快专业人才培养；建立健全医学信息学研究体制；加强国际和国内合作。

5. 常用医学信息系统及主要功能

（1）医院信息系统。随着医药卫生体制改革的深入及医院服务模式的改变，医院信息系统已成为现代化医院的基础。医院信息系统要逐步实现从以经济财务为主线的管理信息系统，向以患者为中心的临床信息系统拓展，实现和医保系统的双向交互，利用远程医疗技术，为患者提供多种形式的医疗服务。

开展医院信息系统基础建设，要以卫生部《医院信息系统基本功能规范》为指导，避免单纯模仿手工作业方式，充分利用信息技术，改造和规范医院管理流程，降低医疗成本，增强管理效率，提升医院的竞争能力和服务水平。

1)概念。医院信息系统(Hospital Information System,HIS)指利用计算机硬件技术、网络通讯技术等现代化手段,对医院及其所属各部门对人流、物流、财流进行综合管理,对在医疗活动各阶段中产生的数据进行采集、存贮、处理、提取、传输、汇总、加工生成各种信息,从而为医院的整体运行提供全面的、自动化的管理及各种服务的信息系统。

20世纪60年代开始,一些发达国家相继把计算机引入医院管理工作。我国于80年代中开始按模块(如病案管理、药库管理、财务管理、医院统计等)研究医院信息系统。90年代初,国家主管部门将HIS列为国家"八五"攻关课题。1995年我国开始实施的"金卫工程"也将HIS作为重要的组成部分。近年来,医院信息系统也正在从以人、财、物管理为核心的"经营管理型"模式向以患者为中心的全民终身保健的"信息管理型"模式转化。

2)功能划分。医院信息系统是根据医院管理模式采用科学化、信息化、规范化、标准化理论设计建立的。医院信息系统是一个综合性的信息系统,根据数据流量、流向及处理过程将其划分为以下五个部分:临床诊疗部分;药品管理部分;经济管理部分;综合管理与统计分析部分;外部接口部分。

临床诊疗部分主要以患者为核心,将整个患者诊疗过程作为主线,医院中所有科室将沿此主线展开工作。医院的所有医疗信息在这类系统中产生、收集、储存、处理和应用,另外,大部分与管理有关的信息也在这类系统中产生。临床诊疗系统可以说是整个医院信息系统的核心部分。

这类系统主要包括:门诊医生工作站、住院医生工作站、护士工作站、临床信息系统、临床检验系统、放射信息系统、输血管理系统、医学影像存档与通信系统、手术麻醉系统等。

(2)临床信息系统。临床信息系统(Clinical Information System,CIS)指整个医院信息系统中非常重要的一个部分,以患者信息的采集、存储、展现、处理为中心,为临床医护人员和医技科室的医疗工作者提供临床咨询、辅助诊断、辅助临床决策的信息系统。临床信息系统主要包括:医生工作站系统、护理信息系统、检验信息系统(LIS)、放射信息系统(RIS)、手术麻醉信息系统、重症监护信息系统、医学影像存档与通信系统(PACS)等。

临床检验系统的基本功能有:预约管理;检验单信息;登陆功能;提示查对;检验业务执行;报告处理功能;检验管理功能;检验质量控制功能;统计功能。

(3)放射信息系统。放射信息系统(Radiology Information System,RIS)是在放射科的相关事务中用计算机及通讯设备收集、存储、处理、检索和通讯患者的诊断、治疗及科室管理数据,满足被授权用户功能需求的信息系统。

RIS是优化医院放射科工作流程管理的软件系统。一个典型的流程包括登记预约、就诊、产生影像、出片、报告、审核、发片等环节。RIS系统内含PACS系统,配合医学分类和检索、放射物资管理、影像设备管理和科室信息报表等外围模块,实现了患者在整个流程中的质量控制、实地跟踪和差错统计,为医患纠纷的举证倒置提供依据,以便使得放射科室的管理进入到清晰的数字化管理阶段。

（4）医学影像存档与通信系统。医学影像存档和通信系统（Picture Archiving and Communication System, PACS）是临床医学、医学影像学、数字化图像技术与计算机技术、数据库技术、网络通信技术结合的产物，是医院用于管理医疗设备如 CT、MRI、DR、DSA、CR、RET 等产生的医学影像的信息系统。

PACS 主要解决医学影像的采集和数字化、图像的存储和管理、医学影像的高速传输、影像的数字化处理和重现、图像信息与其他信息的集成等五个方面的问题。所涉及的影像数据量最大，是最重要的医疗信息之一。

PACS 摒弃图像诊断传统的肉眼观察和主观判断，通过对医学影像和信息的智能化处理，使医学图像诊断技术走向更深层次，代表着新时代医疗服务质量，开创了医学影像诊断与管理的新纪元。PACS 实现医学影像在医院内外的高速传递和分发，使医生或患者能随时随地获取需要的医学影像，有助于实现医疗数据共享与远程专家会诊，促进医院信息化、现代化发展。

PACS 的基本功能有：

1）影像处理部分：数据接收功能；图像处理功能；测量功能；保存功能；管理功能；远程医疗功能；系统参数设置功能。

2）报告管理部分：预约登记功能；分诊功能；诊断报告功能；模版功能；查询功能；统计功能。

（5）药品管理信息系统。药品管理信息系统是用于协助整个医院完成对药品管理的信息系统，主要处理药品有关的数据与信息。其主要任务是对药库、制剂、住院药房、药品价格、药品会计核算等信息的管理以及辅助临床合理用药，包括处方或医嘱的合理用药审查、药物信息咨询、用药咨询等。

药品管理信息系统主要包括药品的管理和临床使用，可分为两个部分：一部分是基本部分，包括药库、药房及发药管理；另一部分是临床部分，包括合理用药的各种审核及用药咨询及服务。

药品管理信息系统的基本功能有：药品库房管理功能；门诊药房管理功能；住院药房管理功能；药品会计核算及药品价格管理功能；制剂管理基本功能；合理用药咨询功能。

（6）经济管理系统。经济管理系统属于医院信息系统中的最基本部分，处理的是整个医院中各有关部门产生的费用数据，并将这些数据整理、汇总、传输到各自的相关部门，供各级部门分析、使用并为医院的财务与经济收支情况服务。

经济管理系统主要关注财务信息，对医院加强管理、减少浪费、正确核算、合理分配具有重要意义。

经济管理系统主要包括：门急诊挂号，门急诊划价收费，住院患者入、出、转，住院收费、物资、设备，财务与经济核算等系统。

（7）综合管理与统计分析。综合管理与统计分析部分主要包括病案的统计分析、管理，并将临床诊疗、药品管理、经济管理类系统的所有数据汇总、分析，综合处理，辅助领导管理和决策。

综合管理和统计分析部分主要包括：病案管理、医疗统计、院长综合查询与分析、患者咨询服务等系统。

（8）院长综合查询与分析系统。院长综合查询与分析系统指为医院领导掌握医院运行状况而提供数据查询、分析的信息系统。该系统从医院信息系统中加工和处理出有关医院管理的医、教、研和人、财、物分析决策信息，以便为院长及各级管理者决策提供依据。

（9）社区卫生服务信息系统。开展社区卫生服务，是我国在卫生事业上曾经取得巨大成功的基本经验之一，也是当前世界各国卫生改革与发展的趋势。

社区卫生服务是指由全科医生（GP）为主体的卫生组织或机构所从事的一种社区定向的卫生服务，是在政府领导、社区参与、上级卫生机构指导下，以基层卫生机构为主体，合理使用社区资源和适宜技术，以人的健康为中心，以家庭为单位，以社区为范围，以需求为导向，以老年人、妇女、儿童、慢性患者、残疾人、低收入居民为重点，以解决社区主要问题、满足基本卫生服务需求为目的，融预防、医疗、保健、康复、健康教育、计划生育技术指导为一体的，有效的、经济的、方便的、综合的、连续的基本卫生服务。

（10）电子病历。电子病历（Electronic Medical Record，EMR）也叫计算机化病案记录，它将传统的纸张病历完全数字化，用数字设备如计算机、健康卡等储存、管理、保存、传输和重现患者的医疗记录。电子病历包括纸张病历的所有内容，而且可适时地反映患者整个诊疗过程，储存患者现今纸张病历的所有医疗资料，能为医务人员提供及时准确信息，实现资源共享，服务于社会、教育及科研。

电子病历具有超越纸张病历的功能：方便自动处理、快捷检索、网络传输，能进行声音、照片、图像等有关患者的多媒体情报的综合处理；能自动进行所有杂务的处理；能辅助诊断、自我学习、网络通信等决策支援功能；使"模板"技术得到普遍应用，书写病历的过程更加简单快捷，阅读也比较容易，通过简单的学习，则能很方便地掌握使用。

（二）数据、信息及信息管理概述

1.数据
数据就是指对客观事物特性和特征的一种抽象的、符号化的表示。

患者就诊或入院时，一般要填写登记基本情况，如姓名、性别、出生年月、家庭住址、病情信息等项目，每个项目表示了登记者的一种特征或特性，通过数据表示出来。通常意义下的数字、文字、图画、声音、动画、影像等都是数据。

2.信息
信息是对人有用的数据，这些数据将可能影响到人们的行为与决策。

医生根据患者的基本信息（体检、化验），对提供的数据进行综合分析，从而对患者进行诊断。又如：人们每天要收听天气预报，然后根据气温的高低等情况决定是否带上雨具或多穿些衣服。这种经过加工处理后获得的有用数据就是信息。

3.信息管理
从实际工作方面来定义，信息管理就是为各行各业各部门搜集、整理、存储并提供信息服务的工作。

但广义上信息管理是在管理科学一般原理指导下，对信息活动中的各种要素，包括信息、人员、资金、设备、技术等，进行科学的规划、组织、协调和控制，以充分开发和有效利用信息资源，从而最大限度地满足社会的信息需求。

4. 信息系统

输入数据，经过加工处理后，输出信息的系统，称之为信息系统。如新农合、居民健康档案、门诊收费系统等。

5. 信息的特性

客观性宇宙间的普遍现象，是一种客观存在。

普遍性信息是普遍存在的，"无处不在、无时不有"。

依附性信息本身不能独立存在。信息只有通过数据表现出来才能被识别、存储、传递、显示与利用。

可识别性信息是能够通过人的感觉被接受与识别的，而且因信息载体的不同导致感知的方式与识别手段的差异。比如，医生通过望、闻、切来得到信息。

可存储性信息不但可以通过人的大脑隐性存储，也可以通过物质载体加以显性存储。这些物质载体包括现代信息技术设备，如计算机设备。

可转换性信息的表达方式与物质载体是可以相互转换的，信息可以从一种状态转换为另一种或几种状态，比如，图像信息可以转换为语言、文字、数据、代码、电信号等。

共享性信息人人都可以享用，随着信息技术及信息网络的飞速发展。人类共享信息已越来越方便。

可再生性人们可以利用各种信息创造出各种新的信息。

知识性信息经过人类的智力加工，去粗取精、去伪存真，成为人类公认的知识。

时效性信息在人们的使用过程中表现出时效性，"瞬息万变"。因此，要求人们在获取、交流信息的过程中应及时掌握信息并加以利用。

6. 卫生信息管理的概念与范围

（1）概念

指为卫生行业搜集、整理、存储并提供信息服务的工作。是围绕收集、处理、存储和使用卫生信息，数据的活动。是对涉及卫生行业领域的信息活动和各种要素（包括信息、人、技术与设备等）进行合理地组织与控制，以实现信息及有关资源的合理配置，从而有效地满足卫生事业信息需求的过程。

（2）范围

卫生行政组织信息管理研究范围：决策信息：政策法规、监督执法与信息服务；组织信息；人事信息；计划信息，指在制订、控制和实施卫生事业发展计划、防病治病计划、卫生教育和卫生干部培训计划、医学科学研究计划、卫生基本建设计划、卫生事业经费预算计划过程中的信息支撑条件；法规信息，指制定卫生行政管理的行政法律规范与管理条例，及执法监督所需的信息保障。

（3）卫生事业组织的信息管理

1）医院信息管理。对在医院运作和管理过程中产生和收集到的各种医疗、教学、科研、后勤等方面信息进行收集、加上、存储、传递、检索及开发利用，并以此为手段推动医院信息系统有序进行，加速医院信息化的进程。

2）疾病控制信息管理。涉及基层卫生、劳动卫生与职业病防治、环境卫生、学校卫生、放射卫生、传染病防治、计划免疫消毒、杀虫、灭鼠等业务内容。

3）妇幼保健信息管理。对妇幼保健工作中的信息收集、处理与统计分析。主要是为领导决策提供准确、及时、全面的信息资料。妇幼卫生信息资料的收集包括常规性登记和周期性调查两大部分。

4）药品检验信息管理。药品检验信息管理，主要指药品检验机构在药品质量监督、检验、技术仲裁，以及有关药品质量、标准、制剂、药检新技术等科研工作中有针对性地进行信息收集、整理、分类及开发利用等管理过程。药物不良反应的监测、报告、公布等信息管理。

5）医学教育信息管理。

6）医学科技信息管理。为满足医学科研任务的需要而有计划、有目的地搜集、整理、存储、检索、分析利用并提供信息服务的工作与活动过程。

7）新型农村合作医疗信息管理。

8）其他卫生组织机构的信息管理，主要包括卫生社团组织的信息管理。

（三）卫生信息标准

1. 卫生信息标准概述

卫生信息标准是指在卫生事务处理过程中，信息采集、传输、交换和利用时所采用的统一的规则、概念、名词、术语、代码和技术，包括信息表达标准和信息技术标准。至2014年初，卫生信息标委会总共制定了200多项卫生信息标准，内容涵盖电子病历、电子健康档案、居民健康卡、卫生信息平台等标准。业务应用领域覆盖基层医疗、疾病控制、远程医疗、妇幼保健、新农合、医疗救治与综合管理等方面。卫生信息标准化是指信息标准化在卫生领域的具体应用，包括卫生信息本身表达的标准化、卫生信息交换与传输的标准化和卫生信息技术的标准化。从卫生信息标准和卫生信息标准化的定义可见，卫生信息标准大致涉及以下三类：

信息表达标准信息标准化的基础，包括命名、分类编码，如人类与兽医学系统术语 SNOMED（the systematized nomenclature of human and veterinary medicine），国际疾病分类 ICD（international classification of diseases）。

信息交换标准解决信息传输与共享问题，往往比信息的表达要复杂。交换标准更注重信息的格式，其语义和内容依赖于表达标准，如美国卫生信息交换标准健康第7层 HL7（health level seven），可扩展标记语言 XML（extensible markup languages），临床文档架构 CDA（Clinical Document Architecture），医学数字影像与通信 DICOM（digital imaging and communications in medicine）等。且随着区域医疗的开展，卫生信息交换标准变得越来越重要。

信息处理与流程标准指信息技术方面的标准，用来规范信息处理流程，与具体的领域业务规范相关联，对信息系统的开发与推广具有十分重要意义，如医院平台交互服务规范等。卫生信息标准的应用可以保证多个独立信息系统间信息的兼容性，保证数据的可得性、可比性和明晰性，最终使不同地域、不同机构、不同部门的信息实现共享。实现以上目标的最终路径是通过采用卫生信息标准实现互操作性或互联互通性。

2.卫生信息标准体系

由于卫生业务系统的复杂性和信息的广泛性，以及不同业务需求方的多样性互操作要求，决定了卫生信息系统标准化对象和应用领域的多样性和广泛性，卫生信息标准组成非常复杂。为了满足各种卫生信息标准需求，科学地规划卫生信息标准研发工作，并促进各类卫生信息标准的协调、统一和衔接，同时，为帮助用户正确地选择使用合适的卫生信息标准，必须对庞杂的卫生信息标准进行系统的分类和整理，即建立卫生信息标准体系。借鉴国家标准体系框架及有关行业标准框架，卫生信息标准体系框架有基础类标准、数据类标准、技术类标准和管理类标准四大类及若干子类组成。

基础类标准是其他各类标准的上位标准，具有指导性和全局性，如参考信息模型、数据标准编制规范等，涉及卫生信息标准的体系框架、理论方法、术语及高层信息模型等。如"卫生信息数据元标准化规则""卫生信息基本数据集编制规范"等。

数据类标准是指卫生信息采集、表达、处理与传输交换过程中涉及的相关数据标准，是保证语义无歧义的重要基础，如术语体系，数据元标准、值域代码标准、数据集标准等。如："卫生信息数据目录""城乡居民健康档案基本数据集""电子病历共享文档规范"等。

技术类标准是指对业务应用系统设计、开发、实施、运行等各建设环节的技术要求、系统架构、技术实现方式以及信息网络安全和隐私保护等予以规范约束，涉及业务应用系统设计、开发、实施、运行等各建设环节，诸如系统功能规范、平台技术规范等，已颁布的标准例如"基层医疗卫生信息系统功能规范""基于健康档案的区域卫生信息平台技术规范""居民健康卡技术规范"等。

管理类标准是指用于指导业务应用系统合理应用相关标准，并对其标准应用实施水平进行评价与监督管理，如标准符合性测试规范、测试方案等。

要解决卫生信息系统"信息孤岛"等问题，就要求实现系统间的互操作性。互操作性绝大部分将涉及卫生信息标准中的数据类标准，比如卫生信息数据元、值域代码、数据集、共享文档、交互规范等。目前国家已经发布卫生信息数据元目录1703个，基本数据集134个，数据元值域代码40000多条，共享文档73个，其中健康档案共享文档20个，电子病历共享文档53个，交互服务规范52个，且其中医院平台交互服务32个，区域平台交互服务20个。

3.数据元标准

数据元是能够用一组属性描述其语义、标识、表示、和允许值的数据单元，在特定的语义环境中是不可再分的最小数据单元。一个数据元规范由一组属性组成。

从图中可以看出卫生信息数据元由标识符、名称、定义、数据元值的数据类型、表示格式和数据元允许值6个基本属性组成。

4.数据元值域代码标准

数据元值域代码标准数据元值域是数据元允许值的集合。一个允许值则是某个值和该值的含义的组合，值的含义称为值含义。例如"患者病情状态"的值域是："1"表示"危"，"2"表示"重"，"3"表示"一般"。1，2和3是值，其值含义分别是危、重和一般。数据元值域有两种类型：

可枚举值域由允许值列表规定的值域，每个允许值的值和值含义均应成对表示。例如，巩膜检查结果代码数据元的一个可枚举值域列表。

不可枚举值域由描述规定的值，如疾病死亡率的值域是大于等于0小于1的实数。

数据元值域的数据类型，有字符型（S）、布尔型（L）、数值型（N）、日期型（D）、时间时期型（DT）、时间型（T）、二进制型（BY）等。其中字符型的又分为三种形式，S1表示不可枚举的，且以字符描述的形式；S2表示枚举型，且列举值不超过3个；S3表示代码表的形式。

数据元值的表示格式进一步明确规定了该数据元值的值类型、最小长度和最大长度等内容。如AN10，表示固定为10个字符（相当于5个汉字）长度的字符，AN4.10表示可变长度，最小为4个最大为10个字符长度的字符。

5.数据集标准

数据集是具有主题的、可标识的、能被计算机处理的数据集合。卫生信息数据集中有很多数据元组成，这些数据元来源于卫生信息数据元目录，在数据元目录中描述数据元的基础上，再给每个数据元加上内部标识符，表示特定主题下的数据元，这样就构成了卫生信息数据集，比如城乡居民健康档案基本数据集中的"个人基本信息登记"数据子集一共由42个数据元组成。内部标识符采用字母数字混合编码，如个人基本信息登记数据集中的"姓名"数据元的内部标识符为"HDSDO0.00.001"。目前，国家发布的卫生信息数据集有城乡居民健康档案基本数据集，其中包括22个子集；电子病历基本数据集，其中包括55个子集；健康卡基本数据集包括2个子集，还有一些疾病管理的数据集等。

6.共享文档标准

共享文档是以满足医疗卫生服务机构互联互通、信息共享为目的的科学、规范的电子病历或电子健康档案信息记录，其以结构化的方式表达电子病历业务或电子健康档案共享信息内容。共享文档需遵循共享文档架构规范。文档架构规范借鉴了国际上已有的成熟的文档架构标准ISO/HL7CDAR2，同时结合我国医疗卫生实际，进行本土化约束和适当扩展，以适合并规范我国医疗卫生环境下的卫生信息共享文档的共享和交换。该文档架构规范描述和规定了共享文档最基本的通用结构和语义。卫生信息共享文档由文档头和文档体组成，其中文档体又由文档章节和文档条目组成。卫生信息共享文档可以分为三级。等级1：仅仅对文档头做规范性约束，文档体采用非结构化表达的共享文档；等级2：文档体采用章节模板进行规范性约束和编码的共享文档；等级3：文档体不仅采用了章节模板进行规范性约束和编码，而且对部分信息或全部信息采用条目进行结构化编码的共享文档。具体的业务文档等级根据业务内容确定，在各个具体的文档规范中说明。

7.交互服务规范

要实现医疗卫生信息系统互联互通，除了需要标准化的数据、共享文档以外，还需要统一的卫生信息交互服务规范。卫生信息交互服务规范规定了标准化、规范化的卫生信息传输通信协议，是卫生行业领域中不同医疗信息系统之间的电子传输交换协议，它使得各个异构医疗机构信息系统之间能够进行数据交互，互联互通。

卫生信息交互服务规范目前有两个：区域卫生信息平台交互服务规范和医院卫生信息平台交互服务规范。总共涉及 52 个交互服务，如个人基本信息注册服务、医护人员注册服务、个人信息查询服务，申请单接收服务等，方能基本满足医疗机构系统间业务协同。该交互服务规范中的交互消息是借鉴国际 HL7V3 消息标准，结合我国实际医疗行情而制定的。该交互服务规范规定采用 SOAP 通信协议，UTF8 编码格式，消息模型只列出了和业务相关的最小数据集，并且规定了平台接口的相关的内容。

（一）卫生综合管理信息平台

1.平台设计原则

卫生综合管理信息平台系统架构的设计原则是根据综合卫生管理用户信息需求和数据资源现状，以及软件、硬件、网络技术发展特点，提出平台的逻辑设计方案。系统架构设计的特点是从业务需求出发，按照信息处理过程维度，提出卫生综合管理信息平台的逻辑组成与结构关系。系统架构设计与具体技术实现方式和手段无关，因而更简洁和便于理解。系统架构设计对下一步技术架构设计提出要求。按照加强卫生信息资源开发利用，在区域和行业范围内实现信息共享、互联互通的要求，系统架构目标是构建"一体化信息平台"，打通信息孤岛，以便实现业务协同。

2.平台基础条件

卫生综合管理信息平台的设计目标是为卫生管理相关用户提供统一的数据信息采集、处理、分析、利用手段和技术支撑，以实现资源整合和信息共享，为卫生管理与决策人员提供高效的信息支持和服务，实现部门之间信息共享和业务协同，提高管理效率和科学决策水平，提升深化医药卫生体制改革各项任务落实和应对突发公共卫生事件的能力。平台设计与建设任务的提出是当前我国卫生信息化发展的阶段性要求，是信息集成与标准化发展的必然趋势，也是深化医药卫生体制改革提出的重要任务。

近年来，我国公共卫生信息化建设取得了突飞猛进的发展，以业务管理为中心的信息系统先后形成，建立了全国疾病预防控制与突发公共卫生事件报告系统、部省级应急指挥与决策信息系统、卫生统计网络直报系统、新型农村合作医疗信息系统、医疗救治信息系统、卫生执法监督等系统。这些以业务应用为主线的信息系统对于提高业务效率和决策水平发挥了重要作用，同时带来系统应用分割，资源利用不足，共享成本过高等方面问题。这些独立的业务信息系统，有其各自的目的性、层次性和局部整体性特征。过去主要采用业务应用驱动方式分别建设，其优势在于管理体系完整、责任明确、信息处理流程清晰和规范，因而系统建设周期短，成功率高。但是随着卫生信息化应用发展，各种独立的业务信息系统迅速增加，分散系统的信息资源共享与业务协同问题又成为主要矛盾。从分散式建设，过渡到集约式发展是信息化发展的客观规律。集约式发展就是通过优化资源配置，实现信息化建设效益的最大化，是从"外延扩大"转向"强化内涵"，是从"各行其是，各自为战"转向资源要素相对集中、从建"系统"向建"平台"方向发展的必然趋势。

当前卫生信息技术和应用水平的发展已经为"信息平台"建设奠定基础。一是卫生信息标准开发有了一定的积累，卫生信息标准组织逐步健全。原卫生部成立了"卫生信息学会信息标准专业委员会""电子病历研究委员会"和"卫生部卫生信息标准专业委员会"等组织，研究卫生信息标准内容和方法。先后开发出《医院信息基本数据集标准》《公共卫生基本数据集标准》和《社区卫生信息基本数据集标准》。并以征求意见稿或试行稿的方式发布了《健康档案基本架构与数据标准》《电子病历基本架构与数据标准》《基于健康档案的区域卫生信息平台建设指南》《综合卫生管理信息平台建设指南》《卫生系统电子认证服务管理办法》《电子病历基本规范》等技术标准和规范。正是这些研究成果和工作的基础，为卫生信息化建设任务目标的实现奠定了基础。二是信息集成整合技术的发展与成熟，包括简单对象访问协议、服务描述语言、跨平台服务描述规范和企业服务总线等面向服务的体系结构，为数据资源共享、服务资源整合与业务协同奠定了基础。与此同时，虚拟化、商务智能、数据仓库、安全技术、数据存储、IT治理等技术快速发展，也为平台理念的实现铺平道路。

3.平台设计目标

卫生综合管理信息平台作为一种特殊的计算机信息系统，是由计算机相关软件、硬件、网络等配套设施构成的人机结合系统。平台建设主要目的是满足部省两级综合卫生管理及改革对信息利用和辅助决策需求通过进行信息资源整合，信息标准化和部署相关技术设施和工具，制定相关管理制度和业务规范，实现单位内部、单位与直属机构之间、单位与相关部门之间的信息交换、数据共享和业务协同。综合管理信息平台任务内容包括规范化数据采集、一体化数据存储、一致性信息表示，多源异构资源汇集、整合和管理，信息共享和交换，支撑综合信息集成和业务协同等内容。

卫生综合管理信息平台建设的远景目标是实现全面的信息共享与整合，但是在具体的运作过程中却面临各种各样的困难和障碍，这里既有制度和体制方面的因素，也有技术方面的问题，真正实现全面共享，做到"一数一源"，需要一个较长期的发展过程才能实现。因此界定卫生综合管理信息平台建设目标，必须充分考虑其技术可行性和业务可行性，关注以下两个维度上的问题一是要满足卫生管理各环节上的信息共享需求，二是要考虑资源共享的层次界定。

卫生管理各环节上的信息需求卫生管理各环节上的信息需求设计目标卫生综合管理信息平台作为一种特殊的计算机信息系统，是由计算机相关软件、硬件、网络等配套设施构成的人机结合系统。平台建设主要目的是满足部省两级综合卫生管理及改革对信息利用和卫生管理环节包括计划、组织、指挥、协调、控制等过程，在管理工作每个环节上都存在信息收集和利用问题。计划指对未来的行动或活动，以及对未来资源供给与使用进行情况的统筹规划设计，与信息有着密不可分的关系，需要基础性统计信息测算和推测计划实施需要使用信息进行监测和计划完成后，还需要使用信息对效果和效益进行评价分析是从管理的目的出发,按照一定规划组成一个实体开展工作。在组织环节上，信息的作用是对组织参与者行为监测与评价。指挥则是调动组织成员同心协力执行组织计划，实现组织目标。协调是跳出资源安排，通过信息沟通和交流，实现行为的统一和一致。控制则是根据既定目标要求对活动的跟踪和修正，使其朝着既定目标方向发展。

资源共享的层次界定卫生综合管理信息平台的作用是资源共享，降低信息化建设投入成本。这些共享的资源包括信息资源、应用资源、硬件和网络资源、安全资源和人力资源等。信息资源共享，是通过不同系统之间数据和信息资源的互操作，实现数据资源整合和资源发布，并依据需求情况对各个相对独立的数据和信息资源系统中的数据对象、功能结构及其互动关系进行融合、类聚和重组，形成一个逻辑完整的新的资源服务提供体系。应用资源共享是应用软件系统和模块的贡献，通过对各个系统内部各种应用资源整合，实现共享和复用的要求。例如使用综合信息采集平台，实现数据集中采集，满足各个业务系统数据采集要求通过综合短信平台，支持各个应用与用户沟通通过数据分析和信息展现平台支持所有用户对各自业务系统中的数据进行分析处理。硬件和网络资源共享是通过对各系统硬件资源集成和虚拟化，降低总体建设与运维成本。安全资源共享是统一部署信息安全设施，如统一病毒防护、统一边界控制、统一安全认证、统一安全审计、统一访问控制、统一终端管理、统一版本管理等安全共享设施。

4. 平台设计重点

综合卫生管理平台的设计涉及业务内容多，技术范围广，设计一个包罗万象又能适合长期发展的技术方案难度较大，为此做好方案一重点部分的设计工作分十重要。平台设计的工作重点包括平台基础框架、指标体系、信息资源管理和信息安全体系建设等部分。

基础框架设计卫生综合管理信息平台建设和设计工作是一个逐步发展和提高的过程，做好基础框架设计十分重要，是保障平台建设与使用可持续发展的根本要求。因此必须坚持开放性和标准化的原则，做好基础框架设计工作，提高平台硬件、软件和数据投资的复用性。在基础框架设计中，必须坚持标准化原则，选择符合开放性和国际标准的产品和技术，遵循各种数据规范、标准代码，采用模块化设计，保证系统具有架构的稳定性和健壮性。

指标体系设计卫生综合管理信息平台的服务对象是卫生管理，而卫生管理工作的各个环节，都需要使用各种各样的卫生管理指标去衡量、预测、评价、评估业务活动开展情况。卫生综合管理信息平台必须具备卫生管理指标制订、相关数据收集、对比分析和利用的支持能力。目前，卫生指标信息大多从分散的信息系统中收集数据，由各部门自己计算，以满足特定的、局部的业务管理要求，因而导致卫生管理指标定义混乱，概念和标准相互不统一，指标体系不完整，没有形成完整的卫生管理信息指标体系。卫生综合管理信息平台建设，首先是要研究制定能够反映卫生工作本质的卫生管理指标体系，将分散在不同业务系统中的各种指标，整合为一体化的指标体系，并通过规范化与标准化的方法对各个指标的基本属性进行定义和描述，实现对各相关指标的对比分析和利用提出规范化的要求。

信息资源管理体系设计卫生综合管理信息平台的核心作用是实现信息资源共享，需要做好两个方面的设计工作。一是卫生管理信息资源整合设计，通过对现有卫生管理业务和信息资源进行梳理、抽象、分类与标准化工作，以满足卫生综合管理对信息资源共享的需求，设计出以技术手段实现信息资源与业务系统之间的交互和关联，同时逐步完善和建立信息资源共享机制与管理规则。二是做好信息资源目录管理体系设计，信息资源目录体系是按照统一的标准规范，对分散在各级业务系统和各地区的信息资源进行整合和组织，形成逻辑上集中，物理上分散，可统一管理和服务的政务信息资源目录，为使用者提供统一的信息资源发现和定位服务。信息资源目录体系是实现信息资源共享的初级目标，其作用是实现对资源的管理，解决有什么信息资源信息资源内容是什么信息资源存放在哪里，可以提供给谁使用等信息资源的发布、查找和定位等方面的问题。信息资源分类目录按不同应用主题建立信息分类体系，内容包括信息资源名称、主题、摘要或数据元、分类、来源、提供部门等元数据组成。

信息安全体系设计是信息资源共享的前提和条件。此外，综合卫生管理信息平台的服务对象是卫生行政部门，属于政府建设与使用的重要业务信息系统，因此必须遵循国家有关信息安全等级保护制度要求。卫生综合管理信息平台的系统设计工作，必须符合有关信息安全建设规范和技术标准，提高信息系统安全保护能力。卫生综合管理信息平台安全体系设计是从制度规范与信息安全技术标准两个方面，做好信息系统安全体系设计工作，从信息等级保护角度提出卫生综合管理信息平台安全体系的设计思路和安全防护策略，以"整体合规、资源可控、数据可信、持续发展"的安全保护原则，界定平台的网络区域边界范围、安全保障技术路线、安全防护策略等方面设计。

（二）基于健康档案的区域卫生信息平台建设

区域卫生信息建设目标是运用现代信息技术，以建立电子健康档案为主线，以建设医疗信息发布、统一门户管理、医疗卫生决策支持和区域卫生信息管理等系统为切入点，建设一个功能比较完善、标准规范统一、系统安全可靠、服务于政府、医疗卫生机构和居民、并适应卫生体制改革和发展要求的区域卫生信息平台。该平台能够实现卫生资源、信息和服务的共享，实现医疗服务、医疗保障和卫生管理等多个业务之间的协同；医务人员能够随时随地获取所需的卫生信息，提高卫生服务质量；居民能够获取个人完整的健康记录，减少其医疗过程中重复检验检查所带来的开销，缓解看病贵等问题；卫生行政机构管理者能够实时掌握卫生行业服务动态，提高卫生管理水平以及应对和处理突发事件的能力，从而提高卫生事业的宏观决策能力。

1.基于健康档案的区域卫生信息平台简述

传统的居民健康档案，就是居民病案，是指医务人员在医疗活动中形成的符号、文字、图表等资料的总和，其中包括急诊病历和住院病历等。且随着信息化的不断普及，健康档案电子化日益成为我国卫生信息化建设的重点。电子健康档案是指与居民健康相关活动过程的电子化记录，包括个人病历、免疫接种、体检记录、接受保健服务以及个人和家庭基本情况的记录等。电子健康档案是将传统的以医疗机构为中心的信息系统建设转化为"以人为本"的健康信息系统建设，也就是以人的健康为中心，是深度数字化的、关联到个人终身的医疗保健记录，从时间上来说覆盖一个人从出生到死亡的整个生命过程，从内容上来说强调个人健康信息的完整性。它包括居民从生到死的整个生命周期所有的关于医疗健康保健的信息和资料，主要包括居民的基本信息、出生证明、个人健康档案、家庭健康档案、每次就诊的病历、报告、处方、体检结果等。卫生部在《基于健康档案的区域卫生信息平台建设指南（试行）》中明确指出"电子健康档案，也称为电子健康记录，即电子化的健康档案，也是关于医疗保健对象健康状况的信息资源库，该信息资源库以计算机可处理的形式存在，并能够安全地存储和传输，各级授权用户均可访问"。

区域卫生信息化是利用计算机技术、网络技术和信息技术来实现区域内医疗卫生机构中的各个信息系统之间的数据交换与共享，并对不同系统进行信息集成和整合，以构成用户统一管理、权限统一控制、资源统一管理和合理分配；通过信息整合与分析实现区域内医疗机构的管理统一化、决策科学化、资源分配合理化，提高卫生服务效率，解决信息孤岛问题，实现信息共享和业务协同。

我国区域卫生信息化建设是以电子健康档案为核心，面向卫生信息资源，进行统筹规划、整合资源、统一管理、协同服务，建立"快速、高效、共享"的基于电子健康档案的区域卫生信息化平台。

2.区域卫生信息建设相关技术

基于健康档案的区域卫生信息平台所用到的相关技术，其包括采用技术线路、数据交换的技术实现。采用技术线路又含有：采用 BS 结构、采用先进 SOA 架构、采用 AJAX 技术、基于标准的 JJ2EE 技术、完整的 Web 应用的事务处理机制、基于构件化、平台化的应用开发；数据交换的技术实现含有：基于 ESB 总线的技术实现、基于消息的技术实现。

3.区域卫生信息平台需求分析

基于健康档案的区域卫生信息平台，国家卫健委要求省、市、县建立了以动态的、连续的城乡居民电子健康档案为基础的数据中心，主要职能建立记录居民在各类医疗公共卫生机构进行就诊、保健、预防、康复为一体的贯彻全生命过程的业务信息系统，包括医疗服务信息系统、妇幼保健信息系统等；通过该平台实现区域内各医疗公共卫生机构、卫生行政部门之间所有信息系统的整合和互联互通，从而达到数据交换、信息共享的目的，最终建立动态的居民电子健康档案。

信息孤岛现象仍然突出产时信息、新生儿出生证信息、免疫接种信息、传染病报告信息、慢性病报告信息等分散在妇幼、疾控等公共卫生机构建立的业务信息系统中，有的是国家层级的，有些是省级或市级的，其业务系统资源整合度差，共享难度大，难以形成统一的卫生数据库。为社区卫生服务和管理提供有效支持的居民健康档案中断档残缺部分很多。

城市化带来的人员流动、人户分离挑战随着城市化进一步推进，居民人员流动频繁，人户分离情况日益增多，老百姓迫切希望在家门口享受儿童保健、计划免疫、孕产妇保健、慢性病管理等公共卫生服务，这就对传统基本公共卫生服务的户籍地管理模式提出了挑战。

各自为政的信息化建设难以解决监管难、评价难和决策难问题各区县（市）之间、业务系统之间、医疗机构之间因缺乏统一的规划，信息化建设十分不平衡，从而造成数据的收集难、可信度低，卫生行政部门难以及时有效开展监管与决策。

4.健康档案信息平台功能模块设计

基本公共卫生服务功能满足基层医务人员开展基本公共卫生服务的需求具体功能模块包括：健康档案基档（个人档案、家庭档案、家族谱），慢性病管理（高血压、糖尿病），妇女围产保健管理儿童保健管理，老年人管理，重症精神病管理，婚前医学检查，心血管评估，周期性体检等大社区业务功能模块共项功能。

统计分析功能满足不同层面卫生管理者统计分析的需求。支持实际业务数据的统计报表、基于规范化业务的考核指标体系和基于健康管理的区域健康状况分析。通过建立统计指标模型对数据指标进行统一存储，报表应用统计指标数据来源一致并用同一个逻辑统计出来，使得在相同条件下得到的报表数据可以进行历史追溯并保持一致对指标库中的指标能进行灵活组合，进而满足指标的可配置性和准确性。现已配有国家统计报表、其他统计表项不同纬度展示的管理考核指标。

健康查询功能以某市卫生信息门户网站子网站的形式利用互联网技术基于某市卫生信息平台的电子健康档案数据，开发居民健康互动平台。某市所有户籍居民及常住人口到居住地所在的社区卫生服务机构，与社区健康管理师签订健康管理制服务协议后即可免费开通互动平台。使居民足不出户即可享受个性化、智能化的网络健康服务，可以与社区全科医生进行一对一网上医疗咨询，可以全面查看自己在接受医疗保健服务时产生的病史、慢性病控制情况、检查检验报告、用药、出院小结等就医信息。网站还提供居民健康日记可以记录自测的血压、血糖等健康指标以及获得社区健康管理师的健康预警提示和建议等，以提高自我预防保健意识和主动识别健康危险因素的能力。

与医生工作站集成《国家基本公共卫生服务规范(版)》要求乡镇卫生院、村卫生室、社区卫生服务中心（站）通过多种信息采集方式建立居民健康档案并及时更新健康档案信息。某市电子健康档案信息系统采用接口调用的方式嵌入到医生工作站中，当患者在医生工作站刷卡（市民卡或其他就诊卡）就诊时由社区医院信息系统根据交互信息提醒社区医生为未建样的患者建立健康档案，对高血压、糖尿病等慢性患者进行随访在医疗活动中及时更新档案信息实施动态管理。与市卫生信息平台数据交互某市电子健康档案信息系统向区域卫生信息平台提供健康档案的结果记录同时也实时获取某市卫生信息平台上的数据。目前主要获取以下数据：来自公安、市民卡中心的个人基本信息（姓名、性别、身份证、出生日期、户籍、二代身份证照片等），多用于建档活动中的个人身份管理。

5.健康档案信息平台实施效果

基于健康档案的区域卫生信息平台从需求入手，以实现"以人为本"的基本诉求为出发点有步骤、有计划地分步实施。在建设过程中，居民群众、社区医生、各级管理者切实感受到了信息化带来的可喜变化。

满足居民个人健康信息全程记录的需求基于健康档案的区域卫生信息平台突破了卫生行政管理区域和不同医疗卫生单位的限制，对居民个人健康信息从时和健康状态域进行有效组织使得每个人的健康信息树上汇聚了产时出生信息、计划免疫信息、慢病保健信息、医院就诊信息、体检信息等，区域卫生信息平台能全程记录民众个人健康信息，向记录一生、管理一生、服务一生、健康一生的目标迈进。

满足居民参与健康管理的需求一直以来患者在医疗活动中往往处于被动地位，成为被管理对象，缺乏知情权、主动权。电子健康档案则实现了居民群众参与健康管理的愿望。居民群众可以通过互联网在任何地方调阅住院、门诊、体检等健康信息和各种检验检查结果和医生进行在线互动交流，能随时表达对自身健康状况的探知需求。

满足居民就近享受基本公共卫生服务的需求由于城市人员流动频繁、人户分离普遍居民群众更希望就近享受基本公共卫生服务。电子健康档案信息系统按照居住地进行管理如果居民居住地址发生改变，可由档案责任医师提出申请按照档案迁移流程将档案迁出，实现档案跨中心甚至跨区范围内变迁，居民可在全市范围跨区域享受慢病管理、妇幼保健服务切实解决外来流动人口管理、居民迁入迁出带来难题为改变市民就诊模式和就诊流程提供信息化支撑。

实现信息化为人服务的转变电子健康档案信息系统设有责任医师工作列表，系统按照业务规范进行慢性病分级评估，自动生成随访工作任务列表按紧急程度分级以不同的颜色及时提醒个人和团队，方便社区医生有计划地开展工作。

实现健康档案动态生成责任医生可以在入户调查、儿童保健、孕产妇保健、全科医生诊疗、健康体检的工作过程中建档，改变了原来为建档而建档的模式，通过信息化实现了公共卫生服务工作、医疗服务工作与建档工作的紧密结合。

满足基层卫生管理者精细化管理的需求电子健康档案信息系统在规划局的地理空间数据、房屋地址数据基础上开发了基于地理坐标系的公共卫生服务网格化管理功能，按照一人配一名责任医师的原则将网格地址与责任医师配对，每一个网格地址对应一名责任医师且只有一名责任医师。若干名责任医师组成责任医师团队，以每一个责任医师和责任医师所在的团队为考核责任主体，实现公共卫生服务网络化、精细化。社区卫生服务中心管理者通过绩效考核机制，使社区卫生服务从偏重医疗逐步向医疗与公共卫生并重转变。

满足业务管理者规范化管理的要求业务管理者梳理业务管理规范，通过系统设置任务目标和完成时间实现高血压的分层评估、分级管理以及糖尿病的分级随访等，要求按照基本公共卫生服务规范来完成。同时通过提取规范化建档数、建档率、系统管理率、未访人数、未访率、产后访视率等考核指标，实现规范化管理与绩效考核紧密结合。

满足行政管理者监督和决策支持需求电子健康档案信息系统支持市级、区级、医疗机构的分级管理，以电子健康档案数据为基础制定统一业务指标口径，构建建档数量、管理数量、管理率、规范管理率、工作延迟率等业务主题数据模型，形成指标库字典对管理指标进行实时监控，开展工作量和管理率的绩效考核。

以区域医疗卫生信息网络互联互通为基础的健康档案的区域卫生信息平台其推广应用打破各个卫生机构相对独立、相互封闭、信息分散、连续性和协调性差、信息不能共享和交换的现状，可极大促进各卫生信息系统之间的沟通和交互，切实提高居民享受卫生和医疗服务的水平。

（三）基于电子病历的医院信息系统

1.电子病历概念

电子病历在不同的国家有不同的称谓，例如 EMR、CPR、EHR 等，不同的称谓所代表意义和层次有所不同。虽然人们对电子病历应当具备的一些基本特性有相同或相近的认识，但由于电子病历本身的功能形态还在发展之中，对电子病历尚没有形成一致的定义。美国电子病历研究所对 CPR 的定义是电子病历是指以电子化方式管理的有关个人终生健康状态和医疗保健的信息，它可在医疗中作为主要的信息源取代纸张病历，满足所有的诊疗、法律和管理需求。尽管不同的机构对电子病历的定义有所不同，但基本上都从电子病历应当包括的信息内容和电子病历系统应当具备的功能两个方面进行了描述。信息内容方面，目前比较倾向的看法是，EHR 不仅包括了个人的医疗记录，即门诊、住院就诊的所有医疗信息，还包括个人的健康记录，如免疫接种、健康查体、健康状态等内容。也有人认为，电子病历除了专业医疗和健康机构产生的信息外，还应包括个人记录的健康信息。从时间跨度上，电子病历应当覆盖个人从生到死的全过程。功能方面，电子病历强调发挥信息技术的优势，提供超越纸张病历的服务功能。在医院内部，电子病历不是一个独立的系统，其建立在各类临床信息系统充分发展的基础上，临床信息系统构成了电子病历的信息源。医生工作站作为临床信息系统的重要部分和电子病历系统的核心部件，既是电子病历的信息源，其也是电子病历最重要的展现载体。

电子病历是用信息化高科技手段实现对患者医疗记录的实时保存、管理、传输和应用，取代传统的手写纸张病历。随着现在医院信息化建设的不断深入，医院信息系统不断地完善，现在医院信息系统已不满足单纯的医疗业务流程自动化，而是希望能够更好地利用系统中积累的大量医疗数据以辅助业务处理、提供数据分析等，针对医院医疗记录文档手工书写不利于保存，查阅和信息的重复利用，随着医院信息系统的不断完善，制定一套利用电子设备实现医疗信息管理，保存和传输的电子病历信息系统。

美国国立医学研究所将 EMR 定义为是基于一个特定系统的电子化患者记录，该系统提供用户访问完整准确的数据、警示、提示和临床决策支持系统的能力。EHR 则规定电子病历不仅包括患者在各医院的就诊记录，还包括了患者的健康信息。

2.电子病历系统需求分析

在现代的医院的运行和管理中，临床诊断资料管理的信息化已取代医院基本管理的信息化，成为建设的重点。原来医院所具备的以财务管理、人员管理为主的医院信息系统已经渐渐的通过一系列的整合，改变为以病患为主体的临床诊断综合信息管理的模式。电子病历是患者信息的全程记录，它记录了患者的症状、医生的诊断、处方、患者接受的检查、治疗、后期护理等多种信息，能够在发生医疗事故的时候，提供第一手具有法律效力的资料，还能够提升医疗技术并为科研和教学提供了丰富的材料。电子病历逐渐成为医院信息化系统的重中之重，它的普及使得医院业务在效率、质量和水平上得到长足的进步。

电子病历可以实现在不同的地点、任意时间通过电脑或电子设备获取患者的诊疗信息、诊疗记录，这为医生的诊断提供了很好的参考，避免因重复用药、重复检查带来的不必要的损失，同时医生可以通过观察患者症状的历史变化，更多的参考数据减少了误诊的可能，规范了医生的医疗行为，提高了医生处方的准确性和合理性。

根据电子病历所储存的大量真实的临床信息，通过现代数据仓储与数据挖掘技术对数据进行分析和统计，可以对并发症、多发性疾病职业病的发生规律进行总结归纳，进行相关的应急处理，为医学的科研提供充足的素材，对于一些疾病易发人群的情况进行有效避免，对于快速有效的治疗方法通过例证加以传播，有利于促进我国医疗技术水平的发展和提升，协助健全和完善社会医疗保险制度的实现。

基于电子病历的医院信息平台应用于区域平台时，区域范围内小型社区医院和大型的医院资源和资料都将被统一整合起来，患者在该区域内的一切诊疗行为都可以实现检查结果数据的共享，避免重复检查给患者带来的经济负担。对于医院来说，减少了医疗设备的购买，节省经费的同时增加了医疗设备的利用率。如此以来，患者的转院不再成为问题，甚至可以足不出户接受医生的远程医疗服务。

电子病历的具体数据需求如下：

医疗机构信息指的是创建和使用电子病历的法人信息，电子病历系统在对数据进行存储之时，应该标记该患者的该条记录是在那个医疗机构生成的，即患者看病的医院信息。

病历概要记录了病患的基本信息、健康状况及医疗费用的记录。

病历记录病历记录包括：门（急）诊病历记录、住院病历记录和健康体检记录等三个方面的内容。

门（急）诊病历记录指的是之前我们所使用的纸质病历的电子化，主要内容是此次入院的症状、医生的处方、检查、交费等信息。当患者入院时，给患者分配一个唯一的 ID，建立以患者为主题的索引信息，同时为患者建立就诊卡，记录此次诊疗的全过程。患者使用就诊卡就可以挂号、看病、缴费、取药，省去了医生重复填写各种诊断单据的麻烦。

住院病历记录的内容较为复杂，项目较多，涉及住院过程的每一项行为。主要包括住院病案首页、住院志、住院病程记录、住院医嘱、住院治疗处置记录、住院护理记录、检查检验记录、出院记录、转院记录、知情告知信息等基本内容。

健康体检记录。指的是电子病历所有者在日常接受的、周期性的以检测、预防和保健为主要目的的常规体检产生的记录。

转诊记录指的是患者在不同医疗机构转入转出的主要工作记录。

法定医学证明及报告。指医疗机构必须依法向有关业务部门上报的各类法定医学报告信息，或负责向服务对象签发的各类法定医学证明信息。主要包括：出生医学证明、死亡医学证明、传染病报告、出生缺陷儿登记等。

电子病历必须保证其对服务对象就诊记录的完整和详实，通过对以上信息进行按照标准化的方式记录，便可以实现个人历次就诊记录能被记录下来，且能被不同的医疗机构调取使用。

3.电子病历系统组成

患者办理入院，其中最基本的是其基本信息的建立，其基本信息贯穿整个信息系统，具有唯一性和可追溯性。患者入院后按每次诊疗计划进行记录，医生填写入院记录、初步诊断，根据病情开具相关医嘱，护士填写护理记录单。患者在住院期间，医生每天进行查房，填写病程记录并下达医嘱单，护士每天记录护理记录单并执行医生开具的医嘱。如果患者需要进行手术治疗，则由手术医生、麻醉医生及手术室护士根据手术情况填写术前小结、术后记录、手术记录、护理记录等。患者出院，医生要填写出院记录、出院证明及住院病历首页。

简要归纳如下：

患者的基本信息包括姓名、性别、年龄、民族、婚姻状况、出生地、职业、入院时间、记录时间、病史陈述者等。

患者的入院病情、出院情况。

患者病程记录。

住院医嘱及诊疗计划。

住院护理记录。

住院会诊、谈话记录及手术申请执行等。

病案首页、出院证明等。

4.电子病历系统业务分析

病历系统的主要业务流程中主要是实现医生对整个就诊过程电子记录，查询、统计分析和保存。

数据录入：主要包括患者基本信息和入院信息的记录与修正，是生产数据的源头，医生在就诊过程中进行病历的书写、下达诊断、病程记录、操作记录、会诊信息、护理记录、医嘱下达等出院后对病历进行完善、出院诊断、出院小结、出院证明和病案首页的完善。

基本信息的填写与修正办理入院后，医生完善基本信息，对姓名、性别、身份、年龄、身份证、地址、入院诊断、床位等的核对，实现对患者的分组管理。

病历的书写病历的书写主要包括以下几个元素主诉、现病史、既往史、个人史、家族史、体格检查，女性增加婚育史和月经史。

主诉：指记录患者目前病症情况，包括主要症状及其持续时间。现病史：是指患者本次疾病的发生、变化及诊疗等的详细记录，按时间顺序记录。主要包括发病情况、症状及其变化情况、平时生活状况如睡眠和饮食等的变化，以及与鉴别诊断有关的阳性或阴性资料等。

发病情况：记录发病的时间、地点、起病缓急、前驱症状、可能原因或诱因。主要症状特点及其发展变化情况：病症的部位、性质、持续时间、程度、缓解或加剧因素，以及演变发展情况。伴随症状：描述伴随症状与主要症状之间的相互关系。既往史：指患者过去的健康和疾病情况。内容包括以往的身体健康状况、曾患过的疾病史、外伤史、输血史、药物过敏史等。个人史：生活习惯及有无烟、酒、药物等嗜好，职业与工作条件及有无工业毒物、粉尘、放射性物质接触史，有无冶游史。婚育史、月经史属于女性记录。包括婚姻状况、结婚年龄、配偶健康状况、有无子女等。女性患者记录月经及生育等情况。家族史：父母、兄弟、姐妹健康状况，有无与患者类似疾病，主要记录有无家族遗传疾病情况。体格检查：内容包括体温、脉搏、呼吸、血压，一般情况，皮肤、黏膜，全身浅表淋巴结，头部及其器官，颈部，胸部，腹部系统等情况。专科情况：指记录专科特殊情况。辅助检查：指入院前所作的与本次疾病相关的主要检查及其结果。

诊断的书写临床对诊断的书写是医疗工作中的重要环节，是直接影响疾病分类的关键步骤。疾病诊断是病症分类的基本，没有疾病诊断就没有疾病的分类。疾病诊断还应符合国家 ICD-10 编制。

诊断的书写主要包括：入院诊断、初步诊断、主要诊断和出院诊断。入院诊断：指门诊上级医师下的诊断，作为患者入院的根据初步诊断：指医师根据患者入院时的状况进行分析所作出的诊断。如含有多个初步诊断时，主次顺序应当分明。主要诊断：指本次治疗过程中对身体疾病最突出、对患者危害最大，花费精力最多，治疗时间最长的疾病诊断。出院诊断：指患者出院其主治医师做出的最近诊断。诊断的书写统一采用国家一标准字典进行诊断的规范化检索录入，入院时书写入院诊断，诊疗过程中书写修正诊断，出院时书写出院诊断。

病程记录及其他就诊记录的书写病程记录是指继入院记录之后，对患者病情和诊疗过程所进行的连续性记录。内容包括患者的病情变化情况、重要的辅助检查结果及临床意义、上级医师查房意见、会诊意见、医师分析讨论意见、所采取的诊疗措施及效果、医嘱更改及理由、向患者及其近亲属告知的重要事项等。在治疗过程中填写的病历表类型有病程记录、谈话记录、操作记录、出院小结、首次护理记录、护理记录单、术前小结、术后记录、手术记录、会诊记录、长期医嘱单、短期医嘱单、体格检查表等。国家对病历生成时间有着严格的格定，例如，入院记录要在患者入科 24 小时内录入，首次的病程记录要在患者入科 8 小时内录入、出院记录应在出院后 24 小时内录入等，病历录入并提交后就不能再进行修改。

病程记录内容：

首次病程记录是指患者入院后由经治医师或值班医师书写的第一次病程记录，应当在患者入院 8 小时内完成。首次病程记录的内容包括病例特点、拟诊讨论诊断依据及鉴别诊断、诊疗计划等。

日常病程记录是指对患者住院期间诊疗过程的经常性、连续性记录。

上级医师查房记录是指上级医师查房时对患者病情、诊断、鉴别诊断、当前治疗措施疗效的分析及下一步诊疗意见等的记录。

疑难病例讨论记录是指由科主任或具有副主任医师以上专业技术任职资格医师主持、召集有关医务人员对确诊困难或疗效不确切病例讨论的记录。

阶段小结是指患者住院时间较长，由经治医师每月所作病情及诊疗情况总结。

抢救记录是指患者病情危重，采取抢救措施时作的记录。

有创诊疗操作记录是指在临床诊疗活动过程中进行的各种诊断、治疗性操作如胸腔穿刺、腹腔穿刺等的记录。应当在操作完成后即刻书写。

会诊记录含会诊意见是指患者在住院期间需要其他科室或其他医疗机构协助诊疗时，分别由申请医师和会诊医师书写的记录。会诊记录应另页书写。

手术记录是指手术者书写的反映手术一般情况、手术经过、术中发现及处理等情况的特殊记录，应当在术后 24 小时内完成。

出院记录是指经治医师对患者此次住院期间诊疗情况的总结，应当在患者出院后 24 小时内完成。内容主要包括入院日期、出院日期、入院情况、入院诊断、诊疗经过、出院诊断、出院情况、出院医嘱、医师签名等。

病重病危患者护理记录是指护士根据医嘱和病情对病重病危患者住院期间护理过程的客观记录。病重病危患者护理记录应当根据相应专科的护理特点书写。内容包括患者姓名、科别、住院病历号或病案号、床位号、页码、记录日期和时间、出入液量、体温、脉搏、呼吸、血压等病情观察、护理措施和效果、护士签名等。记录时间应当具体到分钟。

住院医生完成对病历的书写，上级医生及科主任对病历进行审核和修改，并留下修改痕迹。医生下达医嘱，护士完成对医嘱的核对与执行。

5. 电子病历医院信息系统设计

总体设计思路平台的总体设计思想是：以临床服务为中心，以经济为主线，以医院信息集成平台为基础，构建两大管理闭环。既满足临床业务更好地为患者服务的需要，也满足医院医疗和运营管理更加现代化、科学化、规范化的需要。

设计目标电子病历是采集、录入并生成 EMR 文档的基本工具，是处理电子病历文书的核心组件，是形成结构化临床的关键工具。基于电子病历的医院信息平台，利用电子病历编辑器完成信息整合，按 EMR 文档的标准化要求进行存储。电子病历系统包括所有生成 EMR 文档的电子文档编辑工具，例如病历书写、报告书写及其他动态记录文档的编辑器。电子病历的设计目标主要是可以根据自身掌握的信息和知识，主动进行判断，在个体健康状态需要调整时，做出及时、准确的提示，并给出最优方案和实施计划。设计原则如下：

基于医院信息化现状，实现信息共享与业务协同。医院信息平台是以现有信息系统数据为基础，通过该平台来整合信息数据，实现信息的交互和系统之间的业务协同。

采用企业信息架构分层设计思路。信息平台参照企业信息架构理论和方法，分层设计，解决不同的问题。

专业化、一体化集成设计。平台需要集成多个厂家和多种技术架构的系统，集成的范围除了数据之外，还包括各应用界面，需要组装并编排原有应用系统，使之达到流程优化、适应未来变化的目的。

支持电子病历相关业务规范与标准体系。信息平台设计遵循《电子病历基本架构与数据标准》，在电子病历生成和使用上符合电子病历相关业务规范。

系统设计为整合各部门的应用系统（HIS、LIS、PACS、EMR等）、通信标准以及数据格式，满足医疗信息共享与交互需求，我们分数据源层、通信交换层、数据整合层、应用服务层4个层次来实现目标。

数据源层包括来自医院HIS，LIS，PACS的数据，也包括来自垂直管理系统的数据，还提供统一网关功能，是各医疗服务机构进行数据共享和交换的统一数据交换通道。通过采集、转换、加密/解密、传输各医疗服务机构的数据和信息，为各医疗服务机构系统提供统一的接入和服务手段。

通信交换层有2个作用，即向下实现和外部数据源的接口和通信，向上提供数据和接口功能。同时，将数据信息和通信信息通过不同的数据流向完全隔离分开，并且提供流程集成功能，对应用系统的互操作提供支持。

数据整合层完成整个医院数据的集中和标准化存储，完成对来自各业务系统数据的整合。它建立了7个医疗卫生信息数据存储库：个人基本信息存储库、主要疾病和健康问题摘要存储库、儿童保健存储库、妇女保健存储库、疾病控制存储库、疾病管理存储库以及医疗服务存储库。通过这些存储库为在其之上的众多基础医疗服务和公共卫生等信息系统提供数据抽取和转换的基础。

应用服务层完成医改需求中所要求的公共卫生监控、卫生医疗服务、医疗信息共享、卫生资源共享、远程医疗等各类需求。

6.电子病历在医院信息管理系统中的实现

电子病历书写过程中应该实现以下功能，首先医生利用电脑在线书写病例，由计算机根据书写情况进行判断是否进行下一步工作，如果书写不够完善会出现提示，告知医生病例尚未完成。然后在电子病例中还可以查看医嘱、过敏史、其他检测报告区等其他辅助数据，对医院的病例进行整合，形成病例目录，方便管理人员和科研人员进行查阅，杜绝因为患者转科造成的病例记录缺失的问题。最后建立相应的数据库，将常见多发病的医嘱和病情提前收录，在医生书写病历时，数据库根据具体病情，自动生成完整的病例数据库。这种电子病历的合理应用，最大程度的减少医患纠纷发生的可能，维护医生和患者的合法权益。除此以外，电子病历还可以应用于医院科研人员针对不同病情的研发药物，完善各种典型疾病的预防，辅助决策，深入研究病例和治疗之间的特殊关系，开展正确的治疗活动。

7.电子病历在医院信息管理系统中的应用

医院电子病历的集成终端在电子病历的真正应用的过程中，首先要对医院的其他信息系统进行综合整理，配置相应的工作站和管理系统部门，确保电子病历可以合理有效的得到应用。在电子病例中形成了所有关于患者信息的集成终端，进一步完善了医院的信息化平台建设，帮助医生全面掌握患者的动态和状况的变化，提升医院现代化技术的发展。我院经过统一的界面设置，生成完善的电子病例报告，并且将患者的每日体温、血压等数据定时更新，确保无论何时，医生都能够第一时间看到就医患者最为准确的病例信息数据。

电子病历中医嘱信息录入传统的人工录入医嘱的形式，会在录入过程中出现很多错误的信息，对患者造成误导，耽误患者就医时间，最终影响患者整体的治疗效果，严重阻碍了医院的发展和进步。通过电子病历功能的引进，将医嘱录入到电子病例中，最大程度的避免了传统人工手写病例中可能存在的漏洞，通过计算机技术，生成对应的电子医嘱信息，并且在电子病历和医嘱录入的过程中，完善了临床医嘱的辅助条件，形成了良性效应。医嘱对医生和患者都是极为重要的，因此医院在对电子病历的应用过程中应该加强医嘱录入的重要性。某医院在开发电子病历的过程中，加入了医嘱录入的工程，通过对医生手写医嘱病例的扫描，自动识别输入相关医嘱信息，信息录入人员只需要检查医嘱中是否存在技术性错误，并结合患者具体情况，确认医嘱无误后，即进入生成电子病例的下一环节。电子病历中加入医嘱录入的功能，加强了医院对患者相关信息的具体保存，不仅能够保护医患两者的自身权益，还能够加强对医院数据的进一步管理。

电子病历的数据综合浏览医院信息系统电子病历进一步实现能够帮助医院有效开展关于病例的更多活动，在电子病历中结合患者的心电图、CT 等多种医疗数据信息，建立起综合浏览视图，方便医生根据患者具体情况制定正确的治疗方法，及时修正在方案中的具体计划，跟进患者的实时信息，实现跨科室之间的信息流通，进而提升医院的工作效率，减轻医生的工作负担。以北京某综合医院为例，该医院在建立了电子病例后，将患者的 X-Ray 和 MIRI 相关数据也存入到患者病例中去，完善患者不同的医疗数据信息，让医生可以实现对患者情况的实时观测，并且在建立综合视图的过程中，该医院还积极的同设备厂商进行交流沟通，不断更新医院电子病历的系统功能，提高数据值之间的完整传递性能。在实现电子病历的综合视图浏览的设计中还应该注重相关参数的设计，根据系统的实际情况配置相应的接口端。实现数据之间的高效传递供给功能，真正的提升医院的服务质量，实现患者高效就医根本要求。

（一）医学信息分析

1. 医学信息分析

医学信息分析（information analysis）的概念。信息分析是一种以信息为研究对象，根据拟解决的特定问题的需要，收集与之有关的信息进行分析研究，旨在得出有助于解决问题的新信息的科学劳动过程。

医学信息分析的主要内容：

从混沌的信息中利用比较、判别、检索、相关分析等方法获取或提炼出有针对性的、有助于解决问题的信息。

通过聚类分析、内容分析等方法，从表层信息中发现隐藏信息，从离散信息中识别聚类信息。

利用预测方法从过去和现在的信息中推演出未来信息，使用统计、系统辨识、内容分析等方法从部分信息中推出总体信息，从不完整、不充分局部信息中得出整体的状态。

利用模型方法、关联树法等揭示相关信息的结构和变化规律。

2.卫生信息分析

卫生信息分析的概念卫生信息分析是对卫生、医疗、保健等领域中产生的信息活动的各种因素（包括信息、技术、人员、机构等）进行提炼、加工、鉴别和筛选，经分析研究得出有助于解决问题的新信息，为与卫生事业相关的活动提供决策服务的科学劳动过程。

卫生信息分析的特点共性：针对性与灵活性；系统性与综合性；智能性与创造性；预测性与近似性；科学性与特殊性；循环性与连续性。

卫生信息分析的功能与作用整理功能；评价功能；预测功能；反馈功能。

卫生信息分析的步骤：

选题信息分析的课题主要是为了解决卫生保健服务实践中遇到的具体问题。选题是课题成败的关键，也是研究水平的标志。选题时要考虑到需要与可能、求实与创新、战略与战术、长远与当前等诸多关系，做到审时度势、扬长避短、讲究效益。选题一般要经过提出课题、分析课题、初步调查和撰写开题报告等步骤。

制订研究计划信息分析是一项研究型活动，和其他科研活动一样，也要有详细的研究计划。计划的内容要阐述课题目的、制定调查大纲、选定研究方法、预计成果形式、明确人员分工和完成时间与实施步骤、制定课题计划表。

收集信息信息分析所要收集的信息可以分为文献信息和非文献信息两种。文献信息根据载体的不同，可分为印刷型、缩微型、机读型、声像型、网络型等；根据编辑出版形式不同，可以分为图书、期刊、报纸、研究报告、会议文献、专利文献、标准文献、政府出版物等。非文献信息包括实物信息、口头信息。对非文献信息主要通过社会调查法获取。

信息整理、鉴别与分析，信息整理的过程就是信息组织的过程，使信息从无序变为有序，成为方便利用的形式；信息整理一般包括形式整理与内容整理两个方面。

鉴别的过程就是剔除质量低劣、内容不可靠、偏离主题或者重复的资料，也是区别重要信息与次要信息的过程，以便在选用信息资料时做到心中有数。鉴别时要考虑信息的可靠性、新颖性、全面性和适用性等指标。

分析的过程是对整理、鉴别之后的信息进行系统分析，通过定性或定量的方法，提出观点、得出结论，形成新的增值信息产品。

分析是整个信息分析流程中最重要的一环，是一项综合性很强的思维活动，需要运用多种方法、手段将获得的经整理鉴别后的信息进行定性或定量分析，得出结论。信息分析的智能性和创造性的特点正是通过该阶段才充分体现出来的。

撰写分析报告任何研究成果，最终总是要用文字记录下来，一方面便于得到社会的认可，另一方面可以使其进入科学交流系统，发挥更大的社会作用。因此，编写研究报告是信息分析工作的最后一道工序，也是很重要的一个工作环节。

分析报告由题目、绪言、正文、结论、附录和参考文献几部分组成。①绪言：阐明课题的基本情况，包括课题目前的研究水平和发展概况，可能遇到的困难和各种限制条件，本课题与其他问题的关系等。绪言还应当交代选题目的，说明对原始信息选择和收集的原则与依据以及收集的时间、地理范围等。②正文：是研究报告的核心部分。主要是作为论证或预测所依据的事实和数据，论证或预测所采用的方法以及详细的推演、论证及预测过程。③结论：结论部分一般是对报告中最重要和最新颖的数据和事实进行分析研究，将研究结果用简洁明了的文字表达出来。④附录：把一些经常引用的图、表、数据以及技术经济指数等重要资料作为附录，统一集中放在结论或者建议部分的后面。⑤参考文献：研究报告的最后要列出撰写这篇报告时所参考的文献目录，目的是为别人进行类似课题研究提供线索，同时也提高用户对于研究报告的信赖程度。

3. 卫生信息分析方法

信息分析方法的来源是多方面的，为能系统、全面地认识和掌握各种分析方法，许多学者对信息分析的方法体系进行了研究，这些方法体系为建立新体系提供了基础，其中有代表性的有：层次性的方法体系、流程与方法集成的方法体系和功能与结构对应的方法体系。这些方法体系都认为信息分析方法分为定性分析法、定量分析法及定性和定量相结合的分析法。

信息分析方法的演变，伴随着计算机软硬件技术的飞速发展，现代信息分析方法和手段也愈加趋于自动化、智能化。

计算机辅助信息分析，代表了信息分析发展的重点和未来方向，其实现及发展大体可分为三个阶段：计算机辅助数据处理阶段；系统支持阶段；人工智能的阶段。

（二）决策

1. 决策与决策系统

决策（decision）就是人们为了达到一定的目标，运用科学的理论与方法，系统地分析各种条件，从得出的若干个可能的策略（例如行动、方案等）中选取效果最好的策略的过程。简言之，决策是在分析信息的基础之上选择最佳行动方案的过程。

决策的基本要素包括决策者、决策对象和决策方法。

决策系统是决策者、决策对象和决策方法在一定条件下构成统一体。决策是决策者的思维活动过程，而决策系统是在此过程中为决策者提供数据、信息和分析方法的信息系统。一个决策系统可包括多个子系统。

2. 决策的分类

（1）根据决策活动特征分类

可将决策分为非结构化决策、结构化决策和半结构化决策。

非结构化决策缺乏决策准则，决策过程没有规律可循，解决方法具有较强的不确定性，只能根据当时情况和现有资料，凭决策者的经验、智慧进行决策。

结构化决策决策目标明确，决策过程是常规的，可事先确定一系列决策准则，按照这些准则能够得到明确的决定。

半结构化决策介于非结构化决策与结构化决策之间，一些决策阶段是非结构化的，还有一些决策阶段是结构化的，这样的决策活动称为半结构化决策。

（2）根据决策者在组织中的地位分类

战略决策该决策活动会对组织的整个活动造成较大的影响，也是全局性的，重点在于系统的方向与目标的选定，具有全局性、方向性、战略性和长期性等特点。通常属于非结构化决策或半结构化决策。决策过程中各阶段的输入输出结果无明确规定，会对组织全体产生很大的影响，因而无法预测每一步的结果，也没有标准的解决过程。

作业决策是对常规问题的决策，在系统的方向与目标确定以后，选择达到目标的方法等手段的决策，带有局限性，常常不断变化和调整。这类决策符合结构化决策的条件。

战术决策指为了保证战略决策的实现而制定的，是对局部的战术性问题的决策，具有局部性、暂时性和策略性等特点。处于战略性决策和作业性决策之间，其中一部分属于结构化决策。

（3）根据决策条件分类

1）确定型决策。所面临的各种条件和因素以及结果都准确知道时，这类问题的决策称为确定型决策。这类决策问题只可能有一种状态，状态变量只能取一个值，一般可通过数学上求最优解的方法来选择方案。这是一种理想的状态，现实中的大多数问题是不能用确定型决策解决的。

2）风险型决策。若每一种方案的可能结果有两种或两种以上，且知道每一种结果发生的可能性（概率），这类问题的决策称为风险型决策。各种结果出现的可能性可以通过预先估计或用历史的资料测算来得到。但无论选择哪一种方案，都可能冒一定的风险。

3）不确定型决策。每种方案所需的条件及可能带来的结果都不可能确定的决策称为不确定型决策。不确定型决策对每种方案的各种可能的结果无法得到具体的发生概率，也不宜对这一概率做出主观上的估计，易受决策者心理导向的影响。

3.决策的步骤

确立目标首先必须明确要解决的问题。管理中的问题是指在组织目标的实现过程中需要研究讨论并加以解决的矛盾、疑难点，在明确问题的基础上确立决策目标。决策目标必须明确，要在时间、地点、数量等方面加以确定。

收集信息分析预测预测是计划和决策的前提和基础，没有科学的预测，就不会有科学的决策和成功的计划。要解决问题，首先要分析问题。因此，要求在已确立的决策目标的基础上，有目的、有针对性地收集内外信息资源，分析所掌握的信息，找出问题产生的原因以及未来可能的影响因素，从而为决策活动做好基础性工作，为决策提供一个活动范围。

拟定方案找出能够解决问题的所有可能方案，且针对每个具体问题的解决方案可能有几种，而决策所依据的就是这些方案。因此，在这一阶段，决策者在知道什么是他们的目标，并且就明确的计划工作的前提条件取得一致意见的情况下，就要拟定出各种备选方案。

评估方案就是对所拟订的备选方案进行评价和估计。应分两步进行：首先，经过初步分析，淘汰一些，并补充修改一些方案；然后把主要精力放在几个可能是最有效的方案的分析上。评估的标准或依据应该是各种方案的预期结果，从经济、学术、社会价值来衡量各方案的远、中、近期效果。

选择方案是决策过程中最关键的一步，需要从几个有效的备选方案中选取一个最佳方案，需要考虑方案实施后的各种结果。

执行方案是在实际中应用最终选取的最佳方案，要制订实施计划，明确分工，按时、按质地实施。

评价与控制对方案的实施效果及实施过程中遇到的问题进行分析处理，提出改进措施，为新一轮决策提供必要的信息，保证决策方案正确执行和决策本身正确。

4.决策支持系统

决策支持系统（decision support system，DSS）是一个辅助决策者实现科学决策的综合集成系统，它利用数据库、人机交互进行多模型的有机结合。它是管理信息系统（MIS）向更高一级发展而产生的先进信息管理系统。它为决策者提供分析问题、建立模型、模拟决策过程和方案的环境，调用各种信息资源和分析工具，帮助决策者提高决策水平和质量。

决策支持系统的特征是对决策者提供支持，而不是代替他们的判断；支持解决半结构化和非结构化决策问题；支持决策过程的各阶段；支持决策者的决策风格和方法，改善个人与组织的效能；支持所有管理层次的决策，进行不同层次间的沟通和协调；易于非计算机专业人员以交互对话方式使用；需要用户通过对问题的洞察和判断来加以控制；强调对环境及用户决策方法改变的灵活性及适应性。

决策支持系统分类：

（1）按系统特征分类：①面向数据的决策支持系统：主要用于大量数据处理，其重要功能是进行数据检索和数据分析。②面向模型的决策支持系统：主要提供基于模型的分析功能，如模拟功能、优化功能等，这类决策支持系统通常有很强的模型库管理系统，针对某一类问题，用户可在线进行模型操作，在与系统交互过程中找出问题的解决方案。

（2）按使用形态分类：①制度化的决策支持系统：通常用在反复出现的决策环境中；②动态的决策支持系统：常用来处理很少重复的问题，必须具有快速构造模型的能力。

决策支持系统的结构决策支持系统的基本结构主要由四个部分组成：

数据部分：是一个数据库系统；模型部分：包括模型库及其管理系统；推理部分：由知识库、知识库管理系统和推理机组成；人机交互部分：是决策支持系统的人机交互界面，用以接收和检验用户请求，调用系统内部功能软件为决策服务，使模型运行、数据调用和知识推理达到有机统一，有效解决决策问题。

5.常用卫生决策方法

判别分析方法。判别分析（discriminant analysis）也是一种根据观测变量判断研究样本如何分类的多变量统计方法，它对于需要根据对样本中每个个案的观测来建立一个分组预测模式的情况是非常适用的。

判别分析的分析过程基于对预测变量的线性组合产生一系列判别函数，但是这些预测变量应该能够充分地体现各个类别之间的差异。判别函数是从一个每个个案所属的类别已经确定的样本中拟合出来的，并且生成的函数能够运用于同样进行了预测变量观测的新的样本点，以判断其类别归属。

判别分析的过程分为两个部分：首先是依据已知样本及其预测变量建立起一系列分类规则或判别规则；其次是运用这一规则对样本的原有分类进行检验以确定原有分类错判率。同时如果原有分类具有较低的错判率，则应建立起来的分类规则可以应用于实际工作中。

第二节　计算机技术在医学中的应用

计算机技术是推动医学技术发展的主要助力，现代计算机技术在医学中的应用范围越来越广，很多医学领域中都加入了计算机技术，如医学信息处理技术、医学统计技术、医学设备人工智能技术、医学通讯技术等。计算机技术在医学领域中的发展，使医学设备的精确度更高、医疗数据统计准确率更高，成为我国近年来医学发展战略中的重要组成部分，计算机技术的在医学中的应用问题，目前已成为各国医学专家和计算机科研工作者讨论的重点问题，其实际应用治疗价值非常大。

（一）计算机技术应用在医院信息系统中

医院的信息系统是医院为患者提供各种诊疗技术、疾病预防的治疗场所，所以要推动医院信息系统化的发展进程，就必须不断提高其医疗技术水平、科研水平。在医院信息系统发展的过程中，有大量的病例、临床数据需要分析与处理。在提高医院管理水平的同时，进一步强化医院管理的工作效率，是医院管理人员面临的重要挑战。我国现代化医院应用的计算机技术为网络技术和计算机软件，通过对医院各部门的数据进行有效的收集、储存、统计、分析处理和维护等措施，实现医院信息化管理，这种计算机技术的应用可以为医院提供高效的、科学的管理。

（二）医学信息数据资源的检索

医学信息数据的资源共享是现代医学要考虑的重要问题，计算机技术在医学系统中的应用，很好的推动了信息共享平台的建立，为医院信息检索提供了更为有效的服务。目前各国家、地区纷纷建立了国家自有的医学信息数据库，如美国加州 PubMed、北京第四医院 CBM、上海利民医院 EBSC、MMDB 等，医学信息数据库收录了大量的医学资源，其数据信息资源多样，覆盖范围广，年代跨度大，收入形式规范，检索方便，通过声音、视频、文字、图片等形式多方面展示医学信息，为医院提供广阔的数据信息资源共享平台。

（一）电子病历

病历是医院记载患者健康状况和疾病状况的重要档案，也是医生制定治疗方案的重要依据，所以病历是医院工作人员和病人之间交流沟通的重要文件。传统医院的病历通常采用手写的方式记录病人的疾病状况和身体状况，但是这种疾病记录方式有很多缺点，如：①医生的书写和主观思想会影响病历内容、病历质量；②储存查找很不方便，由于传统病历大多是纸质结构，所以在储存过程中很容易受到损耗，同时医院每天出入的病人很多，病历的数目、种类繁杂，要及时查找到病人的病历难度非常大；③病历资料数据无法实现共享，传统病历不能由多名医院工作人员同时借阅，若患者需要不同地区的医生同时会诊，则需要事前将病历拷贝送到异地医生那里，提高了医疗成本，也延误了患者最佳治疗时间。

计算机电子技术应用到病历中后，形成的电子病历有效的解决了上述问题，电子病历可以将患者疾病状况和身体状况通过电子设备详细、有序的记录在计算机上，将患者的病历进行数字化处理和保存。电子病历的应用特点主要有以下几个方面：①储存方面，一张内存容量很小的储存卡便可以储存医院所有的患者病历，即方便携带，又便于保存；②浏览方便，医院医务人员可以通过电子病历对其管辖的患者进行系统的管理，及时获取、检索患者信息，从而制定出合理的治疗恢复方案，同时也降低了医务人员的工作量；③便捷的病历信息共享平台，在网络的支持下，通过电子病历共享，各医院可以同时对一名患者进行会诊，方便了医生对患者病情的研究与讨论。

（二）临床决策系统

医院的医疗决策是根据医院医疗设备水平、药品储备、病人信息等现有信息，从众多医疗方案中选取合理方案的一种决策方式。科学准确的方案能够帮助医生做出正确医疗诊断，制定出的医疗方案，基本满足医疗技术要求、符合患者治疗要求。通过计算机技术对医疗数据进行采集并做系统分析，其分析结果和临床技术经验可以为医生的决策提供很大的帮助。

1.计算机决策系统可以预先收录临床医学数据

临床医学数据可以向医生提供多种医疗决策提醒。如：在监测患者临床症状时，系统如果发现患者有多食、多饮、多尿、口干等病状，决策系统会及时提醒医生注意患者有患糖尿病的可能。

2.计算机决策系统与医学数据库相结合

可以提供医生医疗诊断信息，帮助医生解决相关诊断问题，患者临床医疗病症普遍复杂，所以医生在对患者进行诊疗时，需要掌握大量病状信息和医疗知识，这些数据信息的支持可以让决策系统为医生提供及时、准确的专项医学问题解决建议和案例参考。

3.计算机系统决策

可以将患者药物过敏史、患病史以及疾病和药物间的反映信息及时反馈给主治医生。帮助医务人员做好录入医嘱。

（一）医学图像种类

医学图像信息是医生做临床诊断的重要依据，目前我国临床诊断和医学研究所需要的医学图像有很多种，如B超、CT、PET、MRI、数字X光、X射线等图像，应用计算机技术可以对这些医学图像进行系统处理，有效的提高了医学临床诊断水平，为医学研究、临床外科手术、医学培训等提供了必要支持。

（二）医学图像处理技术概述

计算机技术在医学图像处理中应用很广，主要内容包括：图像的获取、存储、传递、处理和输出等都要用到计算机图像处理技术。计算机图像处理技术主要体现在以下几个方面：①几何处理，医学图像的大小变换，旋转、移动等；②逻辑预算和推理，医学图像的函数运算、非运算等；③医学图像数字转化，将模拟图像转化为数字图像；④图像变换，通过对医学图像表示数据和表示域的变换，如傅里叶、余弦、小波等变换，可以简化后续的医疗诊断操作过程；⑤增强图像效果，改善医学图像质量和视觉效果，如对比度、清晰度等；⑥图像复原，计算机图像处理技术可以将不清晰、失真的图像进行还原处理；⑦图像压缩，经过图像压缩的医学图像方便传送和储存，通过压缩器将容量较大的文件压缩成容量较小的文件，如编码压缩器、人工神经网络压缩技术、小波压缩技术等；⑧图像分割，这对医学图像中的重要图像进行部分分割，为后期图像的提取和分析做好准备，如图像边界检测、区域检测等等；⑨图像的描述和表示，对分割的医学图像进行系统的描述和表达，如图像颜色和纹理提取、图像区域集合特性等；⑩图像识别，根据提取图像的不同特征对图像进行分类和识别，如人工神经网络、支持向量机、模糊识别等；⑪图像重建，根据目标图像的某一剖面做成维度投影曲线，重构该剖面的图像技术，如3D重建、投影重建技术等。

（三）计算机图像处理技术在医学领域中的应用

计算机图像处理技术在超声医学成像中的应用有很多种，如图像平滑、伪色彩、锐化、分割、增强处理，以及纹理分析等图像处理技术的应用。本文主要研究计算机图像处理技术在B超图像中的应用。通常情况下，噪音和噪声会对B超图像产生非常大的影响，计算机图像处理技术可以很好的削弱这样的影响，对其进行除噪声处理，使医生更好的识别B超图像反映出的图像信息。B超图像不同灰度级表示不同空间层次，识别度差较小的话可以用彩色来代替，这种计算机技术是伪色彩图像处理技术。

B超图像中经常会出现颗粒状的纹理，其主要因图像本身的斑纹和孕妇组织结构引起的，在B超图像中，组织结构和纹理分布不同，其图像表现出的清晰程度就不同，要更好的处理和分析孕妇和胎儿的情况，必须对其图像进行系统处理，去掉不清晰的地方，对关键的地方进行纹理处理，以达到更好的B超图像效果。

应用在MIR和CT的计算机技术是通过计算机进行数据处理与成像处理的断层图像技术，通过对X线人体图像结构进行系统分析，根本上解决了图像分辨率低、像素低等问题。在CT系统中计算机图像处理技术可以完成图像去噪、增强、重建等工作。近年来，我国医学科研工作者首次将计算机图像处理技术应用在磁合共振中，主要包括图像去噪、增强、复原、三维重建等操作技术，这些先进技术的加入，推动了医学磁共振成像的技术发展，所以，医学技术的发展离不开计算机技术的支持。

在传统外科手术中，由于患者的患病部位不同，手术的地方通常很隐蔽，用肉眼无法看清或了解患病部位的具体情况，这不但妨碍了医生的治疗，在一定程度上还降低了质量效果，图像处理技术很好的规避了这一点，利用计算机图像处理技术，建立可视化三维模型，通过对模型的系统分析和研究，制定出合理的手术计划。现阶段，我国术前模拟医学科研项目发展迅速，在外科手术之前，医生可以通过三维图像对病人物理患病空间进行配准或注册，将手术器械、患者患病位置的空间位置映射到三维图像空间中，对其位置数据进行实时采集，医生可以通过三维图像，了解病变部位及医疗器械之间的对立关系，从而对患者进行精确的外科手术。

现阶段，人类科学知识的发展很快，但是其发展范围却是有限的，相关医学专家、社会学家、哲学家预计，在未来的几年，计算机技术应用在医学领域中，与医疗技术相结合，必然会产生更高效、更具价值的作用。

（一）生物芯片

生物芯片是通过对计算机芯片研究分析演义而来的，采用微量点样、光导原位合成等方法，将生物大分子，如多肽分子、核酸片段、环氧树脂分子等有序地固化在聚丙烯酰胺、硅片等载体表面，通过相关仪器检测分析。

（二）远程医学

20世纪90年代，世界医学学会对发展远程医学给予了很大的鼓励，随着计算机技术的不断发展和完善，远程医学中应用的计算机技术越来越多，如：计算机技术、遥感技术、卫星通信技术、遥控技术、电子技术、全息摄影技术等。远程医学的发展对我国医学发展具有重要意义，很多国家相继建立了远程医学研究站，其目的就是为了提高本国的医学治疗能力与扩大医学治疗范围。远程医学也可以让分隔两地的医疗人员和患者同步实施治疗诊断措施，是现代科学技术、治疗技术发展的重要方向。

结合现代先进计算机网络技术、机器人技术、虚拟现实技术的医疗技术，是目前最先进的医疗技术。目前，我国医学中计算机技术的应用已逐渐完善，计算机技术作为医学发展战略的重要组成部分，并大力推动着医学技术的进步与发展。

参考文献

[1] 宋世贵.医院护理工作管理规范 [M].成都：电子科技大学出版社，2019.

[2] 左晓丹.医学生人文素质培养路径研究 [M].延吉：延边大学出版社，2019.

[3] 朱宏斌.基层医务人员公共卫生防治知识 [M].兰州：甘肃科学技术出版社，2018.

[4] 刘晖.基层医务人员综合素质教育 [M].北京：科学技术文献出版社，2018.

[5] 邱海波.医疗机构医务人员三级训练指南 重症医学科 [M].南京：东南大学出版社，2018.

[6] 周继重.现代医务人员人文服务规范 [M].北京 / 西安：世界图书出版公司，2018.

[7] 孙学礼，秦叔逵，莫丽玲.肿瘤专业医务人员心理健康读本 [M].北京：科学出版社，2018.

[8] 邱海波.医疗机构医务人员三基训练习题集 重症医学科 [M].南京：东南大学出版社，2017.

[9] 高金生，王景祺.让医院走向人文管理 [M].北京：中国协和医科大学出版社，2017.

[10] 吴安华，黄勋.医院感染问答题集 [M].长沙：湖南科学技术出版社，2017.

[11] 雷新云，金正江，邰朝霞.妇幼医疗机构医院感染防控指南 [M].武汉：武汉大学出版社，2017.

[12] 李芝菊.职业病护理与医院消毒供应实务 [M].北京：科学技术文献出版社，2018.

[13] 李济宇，顾文君，吴帅.现代临床医学知识产权战略与实务 [M].上海：上海交通大学出版社，2018.

[14] 唐华平.呼吸内科疾病诊治 [M].北京：科学技术文献出版社，2018.

[15] 丁国玉.现代中医针灸治疗学 [M].北京：科学技术文献出版社，2018.

[16] 李春深．常见病的治疗方法 [M]．天津：天津科学技术出版社，2018．

[17] 陈晓凤．现代常见病临床护理精要 [M]．上海：上海交通大学出版社，2018．

[18] 刘吉梅，李卫平．心理素质教育 [M]．北京：中国轻工业出版社，2020．

[19] 谌基财，易宵，张婉璐．素质教育读本 [M]．上海：上海交通大学出版社，2020．

[20] 何敏，谢亚双，杨萍．学科教学创新与素质教育 [M]．长春：吉林人民出版社，2020．

[21] 杨小京．传统文化与素质教育研究 [M]．长春：吉林人民出版社，2019．

[22] 林彩梅．创新思维与素质教育 [M]．长春：吉林大学出版社，2016．

[23] 刘晖．基层医务人员综合素质教育 [M]．北京：科学技术文献出版社，2018．

[24] 陈强．新时代高职院校人文素质教育研究 [M]．昆明：云南大学出版社，2020．

[25] 李石宝．基于文化素质教育视角的大学校园环境建设研究 [M]．北京：北京理工大学出版社，2019．

[26] 李晓建．素质教育新篇 [M]．合肥：安徽人民出版社，2015．

[27] 刘树春．医学信息素质教育探索与实践 [M]．北京：经济日报出版社，2017．